茆俊卿临证经验汇编

张传名　主编

學苑出版社

图书在版编目（CIP）数据

茆俊卿临证经验汇编 / 张传名编著 . — 北京 : 学苑出版社 , 2023.1

ISBN 978-7-5077-6571-7

Ⅰ. ①茆… Ⅱ. ①张… Ⅲ. ①中医临床—经验—中国—现代 Ⅳ . ① R249.7

中国版本图书馆 CIP 数据核字（2022）第 237417 号

责任编辑： 黄小龙　宋　铮
出版发行： 学苑出版社
社　　址： 北京市丰台区南方庄 2 号院 1 号楼
邮政编码： 100079
网　　址： www.book001.com
电子信箱： xueyuanpress@163.com
联系电话： 010-67601101（销售部）、010-67603091（总编室）
印 刷 厂： 北京兰星球彩色印刷有限公司
开本尺寸： 710mm × 1000mm　1/16
印　　张： 32.5 印张
字　　数： 419 千字
版　　次： 2023 年 1 月北京第 1 版
印　　次： 2023 年 1 月北京第 1 次印刷
定　　价： 88.00 元

编 委 会

专家委员会

前　言

中医药是在大量临床实践基础上建立的医学体系，而名老中医的临床经验更是其中的瑰宝。习近平总书记指出：中医药是中华文明的瑰宝。在中医药发展的过程中，我们不仅要传承精华，更要守正创新，这样才能加快推进中医药事业发展的步伐，推动中医药走向世界，充分发挥中医药防病治病的独特优势和作用，为建设健康中国、实现中华民族伟大复兴的中国梦贡献力量。

本书的特点之一是真实性，茆俊卿教授作为江苏省名中医，有着40余年的临床经验，书中案例均为茆教授在临床实践中遇到并认真总结收集的宝贵资料；特点之二是全面性，无论是肺病、心脑血管病等内科疾病，还是皮肤病、外科病、妇儿病或疑难杂病都有涉及；特点之三是实用性，不仅可以给予年轻医生、医学生们专业上的指导，也可作为患者养生防病的参考书籍。

书中处方中出现的bid指每日服用两次，tid指每日服用三次，qd指每日服用一次。特此说明，书中不再出注。

全书内容翔实，理法方药俱全，所举医案各具特点，强调“未病先防、既病防变”“辨病辨证相结合”等诊疗思维模式的重要性，注重祖国

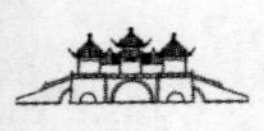

医学与现代医学相结合，体现出茆教授对于中医药防治疾病的独到学术见解，有着较高的理论性和临床实用价值，可供广大临床中医药工作者及中医院校师生参考。限于本人水平，错误难免，希望同仁及广大读者批评指正。

编　者

2022 年 5 月

序

“传承精华，守正创新”是习近平总书记对中医药工作作出的重要指示。传承精华，就是要让中医药发展源远流长，首要任务便是传承，因此做好名老中医学术思想和临床经验的传承对中医药事业发展具有重要意义。江苏省名中医茆俊卿教授坚持中医临床工作40余年，学贯中西、医术高超，医德高尚、一心为民，屡起沉疴、获誉满堂，同时具有严谨笃学、追求卓越的治学态度和甘为人梯的名师风范，其学术思想和临床经验为推进区域中医药事业高质量发展做出了重要贡献，并且必将对更多地区的中医药事业传承创新发展起到更大的促进作用。

《茆俊卿临证经验汇编》一书是对茆俊卿教授学术思想的传承与思考，全书从茆俊卿教授的临床经验方、临床医案、临证心得、随笔记录、学术论著等多方面深入阐述了茆教授的学术思想和临床经验。该书内容广博，涉及内、外、妇、骨伤、五官、皮肤等多个学科，既有汤剂、膏方等中医药传统剂型的应用，也有中西医结合用药诊治的实例，可谓衷中参西，深度契合习近平总书记所提出的“中西医并重”“中西医结合发展”的指导思想。书中还详细介绍了四季养生之法，凸显出“治未病”这个中医药文化精髓。

该书所载皆为苆俊卿教授平素诊疗的真实案例，是其40余载行医经验的精华提炼，文风严谨、医案翔实、效验桴鼓、启迪后学。余细读后，深觉该书是名老中医学术经验传承的佳作，是师承学生不可多得的学习用书，受苆教授邀请，遂不揣谫陋，草成此序，欲将该作推而广之，也是为传承创新发展中医药事业做出一份积极贡献。

扬州市中医院院长　孙德秋

2022年5月

茆俊卿简介

茆俊卿，江苏省名中医、扬州市中医院肺病科学科带头人、主任中医师、教授、硕士研究生导师、江苏省西学中高级人才研修项目师承导师、第七批全国老中医药专家学术经验继承工作指导老师，扬州市有突出贡献的中青年专家。江苏省中医学会常务理事、肺系专业委员会副主任委员，扬州市中医学会会长、肺系专业委员会主任委员，江苏省名老中医传承茆俊卿工作室和扬州市名师工作室领衔专家。扬州市中医院第一、二、三届及扬州市中医学术经验传承指导老师。曾经担任过扬州市中医院大内科主任兼呼吸内科主任，扬州市中医院副院长。江苏省中医学会名家流派研究专业委员会和中药饮片研究专业委员会常务委员。江苏省中西医结合呼吸专业委员会委员。

从事中医、中西医结合内科及呼吸内科临床工作40余年，先后在南京中医药大学硕士研究生课程班、上海瑞金医院呼吸内科、江苏省肿瘤医院肿瘤内科进修深造。擅长内科疑难杂病特别是呼吸系统疑难疾病的诊治，尤其对哮喘、慢性支气管炎、COPD、肺癌、肺结节、肺间质纤维化、慢性咳嗽、慢性呼衰之喘证、难治性感染、外感和内伤发热、干燥综合征、顽固性皮肤病、过敏性鼻炎、复发性口腔溃疡等疾病的中

医、中西医结合治疗有深入研究和独特经验；对肿瘤术后、放化疗后，亚健康、妇科疾患的调理，体质辨识和应用膏方调理体质以及在纤维支气管镜检查和镜下治疗等方面也都有着丰富的经验。强调以人为本，坚守整体观念和辨证论治。重视辨证和辨病的结合、辨证和对症的处理。重视脾胃功能的维护在疾病治疗中的地位。临床特色体现在“整体综合调节”“求衡性的防治原则”“个性化的诊治方案”“多样化的治疗手段”等，取得了满意的疗效。创立了扬州市中医院肺病科并建设成为省级中医重点专科和市级中医重点专科及重点学科。研制了确有疗效的系列院内制剂，包括平喘乳膏、止咳 1 号、止咳合剂、补肺止咳膏等，其中“补肺止咳膏”获得国家发明专利。

在国家及省级杂志上发表论文 30 余篇，主持、参加省市级科研课题 11 项，国家自然科学基金课题 2 项，获省卫生厅科技进步引进奖二等奖 1 项，市科技进步引进奖一等奖 1 项、二等奖 2 项，市科技进步奖 8 项、优秀论文奖 2 项。主编科普著作两部，其中《常见肺病 365 问》获新中国成立 60 周年全国中医药科普著作三等奖。申请国家发明专利 1 项。

目录

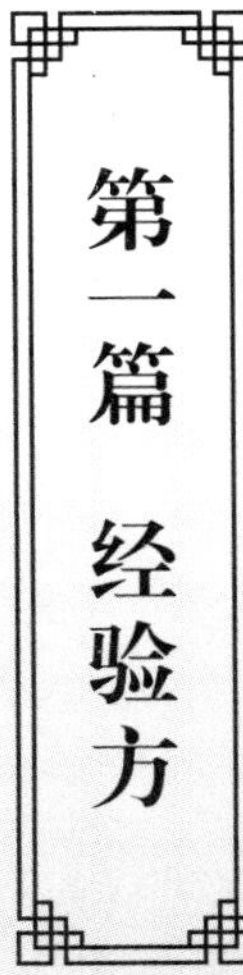

第一篇 经验方

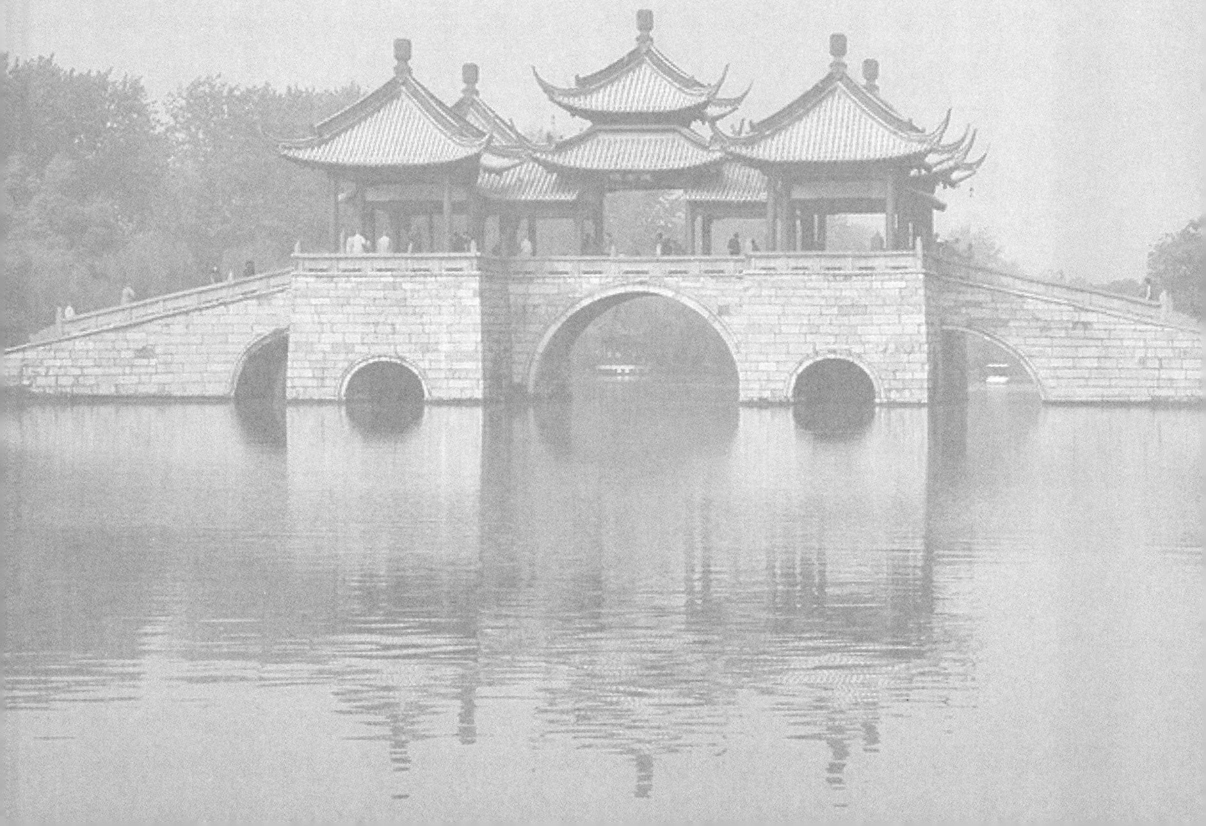

（一）补肺止咳膏

补肺止咳膏：具有健脾补肺，化痰止咳之功效。

党参 25g	黄芪 35g	白术 25g	茯苓 25g
山药 30g	山萸肉 25g	玄参 25g	当归 25g
赤芍 25g	白芍 25g	黄精 25g	天冬 25g
麦冬 25g	陈皮 25g	法半夏 25g	五味子 25g
南沙参 25g	北沙参 25g	杏仁 25g	前胡 25g
大贝母 25g	枇杷叶 25g	百部 25g	紫菀 25g
款冬花 25g	苏子 25g	苏叶 25g	生地 25g
白前 25g	砂仁 5g	沉香 3g	炙甘草 5g

（以上为成品膏方 500g 的药物含量）

主治：慢性支气管炎、COPD、支气管哮喘等反复发作性疾病的恢复期，或作肺癌放化疗后的调理。

用法用量：每日 1−2 次，每次 1 匙，约 20−30g。

方解：本方为六君合四物化裁。其中参、术、苓、草合黄芪、山药健脾补肺；归、芍、地黄补血；南、北沙参，天、麦冬滋阴润肺；陈皮理气行滞防止碍胃，合半夏、贝母化瘀止咳，五味子收敛肺气。慢支、

COPD、哮喘等均为反复发作性疾病，常出现气血阴阳亏虚、脏腑俱损的情况，肺癌患者在放化疗后也常出现气血不足、阴阳失调，或多或少兼有咳嗽咯痰等症。故本方在补益的基础上，加用止咳化痰之品。脾为后天之本、气血生化之源，大多数患者脾气虚弱，故补益剂中又以六君为主方，补中气健脾胃，脾气健则能补肺气之虚，此所谓“培土生金”。诸多药物制为膏方，服用简便，易于长期调补。

◎ 案例 1：冯某某，男，54 岁　门诊号：1207090077

就诊日期：2012－07－09

主症：哮喘又作 1 周，气喘咳嗽。

现病史：患者确诊哮喘 10 余年，反复发作。本次发作 1 周，气喘咳嗽，活动后尤甚，用舒利迭可减轻。

查体：神清，两肺呼吸音粗，未闻及干湿性啰音。舌红，边有齿痕，苔薄白，脉滑。

中医诊断：哮病－肺脾气虚

治疗：患者感受寒凉，急则治其标，予经验方“止咳 2 号方”加减，疏风宣肺，化痰止咳，参以健脾补肺。方药如下：

荆芥 10g	防风 12g	苏子 10g	紫苏叶 10g
白前 10g	前胡 10g	陈皮 12g	砂仁 6g
百部 10g	桔梗 12g	射干 12g	枇杷叶 12g
炙麻黄 12g	款冬花 10g	葶苈子 10g	黄精 10g
党参 10g	甘草 6g		

4 剂，颗粒剂，每日一剂，冲服两次

复诊日期：2012－07－13

现病史：气喘咳嗽稍减轻，但又诉小便不利，舌红，边有齿痕，苔薄白，脉滑。

治疗：前方加车前子 15g

5 剂，颗粒剂，每日一剂，冲服两次。

复诊日期：2012-09-07

现病史：患者经前治疗，气喘咳嗽缓解。期间停服中药一个半月，现诉鼻塞、气喘，咳嗽、咯黄痰，舌红，边有齿痕，苔薄白，脉滑。

治疗：脾肺气虚，风寒化热，予前方加减，方药如下：

桑白皮 10g	黄芩 10g	蒲公英 15g	杏仁 10g
白前 10g	前胡 10g	枇杷叶 12g	百部 10g
陈皮 12g	桔梗 6g	射干 6g	甘草 6g
细辛 3g	藿香 12g	辛夷花 6g	黄精 10g
党参 10g			

6 剂，颗粒剂，每日一剂，冲服两次

复诊日期：2012-09-13

现病史：药后病情好转，又出现小便不利，继续巩固治疗。舌红，边有齿痕，苔薄白，脉滑。

治疗：

桑白皮 10g	蒲公英 15g	杏仁 10g	枇杷叶 12g
百部 10g	陈皮 12g	射干 6g	甘草 6g
车前子 15g	泽泻 10g	猪苓 10g	木通 3g
山药 10g	黄精 10g		

14 剂，颗粒剂，每日一剂，冲服两次

复诊日期：2012-10-17

现病史：药后病情已缓，舌红，边有齿痕，苔薄白，脉沉。

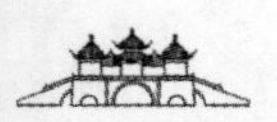

治疗：缓则治其本，予补肺止咳膏4瓶（每日两次，每次20g），巩固治疗，以防复发。

复诊日期：2012－11－28

现病史：感寒后气喘咳嗽再发，但病情较前为轻。舌淡，苔白，边有齿痕，脉浮紧。

治疗：

1. 急则治其标，再予方经验方“止咳2号方”加减，方药如下：

荆芥10g	防风6g	苏子10g	白前10g
葶苈子10g	陈皮6g	砂仁6g	百部10g
桔梗6g	紫菀6g	射干6g	甘草6g
山药20g	炙麻黄6g	款冬花10g	细辛3g

颗粒剂，每日一剂，冲服两次

2. 缓则治其本，病情缓解后继予补肺止咳膏4瓶序贯治疗（每日两次，每次20g）。

复诊日期：2013－01－02

现病史：患者无咳嗽气喘，舌淡，苔薄白，边有齿痕，脉缓。

治疗：继续配补肺止咳膏4瓶序贯治疗（每日两次，每次20g）。

复诊日期：2013－06－28

现病史：停用膏方5个月，感寒后，气喘咳嗽又作，咳黄痰。舌淡，苔薄白，边有齿痕，脉浮。

治疗：

1. 急则治其标，予经验方“止咳1号方”加减，方药如下：

桑白皮10g	黄芩10g	蒲公英15g	杏仁10g
枇杷叶12g	白前10g	前胡10g	百部10g

陈皮 12g	射干 6g	甘草 6g	桔梗 6g
大贝母 10g	款冬花 10g	全瓜皮 10g	葶苈子 10g

7 剂，颗粒剂，每日一剂，冲服两次

2. 气喘咳嗽缓解后继予补肺止咳膏口服。

复诊日期：2013－08－14

现病史：病情稳定，无咳嗽气喘。舌淡，苔薄白，边有齿痕，脉缓。

治疗：补肺止咳膏序贯。

复诊日期：2013－10－16

现病史：感寒后，气喘咳嗽又作，但比较轻，咳少量白痰。舌淡，苔薄白，边有齿痕，脉浮。

治疗：

1. 方拟“止咳 2 号方”加减，方药如下：

荆芥 10g	防风 12g	苏子 10g	紫苏叶 10g
积雪草 15g	陈皮 12g	砂仁 6g	百部 10g
桔梗 12g	射干 12g	甘草 6g	细辛 3g
白前 10g	桂枝 6g	前胡 10g	

7 剂，颗粒剂，每日一剂，冲服两次

2. 气喘咳嗽缓解后继予补肺止咳膏口服序贯治疗。

复诊日期：2013－12－18、2014－03－07、2014－07－16

治疗：

1. 病情稳定，继续配补肺止咳膏序贯。

2. 适逢夏季，加用穴位贴敷治疗：肺俞（双）、脾俞（双）、肾俞（双）、定喘（双），天突、膻中。

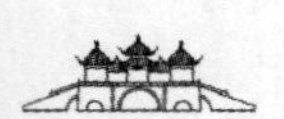

复诊日期：2014－12－10

现病史：感寒后，哮喘发作1周。

查体：两肺呼吸音粗，未闻及干湿性啰音，舌红，边有齿痕，苔薄白，脉滑。

治疗：予“止咳2号方”加减，方药如下：

荆芥10g	防风12g	苏子10g	紫苏叶10g
白前10g	前胡10g	陈皮12g	砂仁6g
百部10g	桔梗12g	射干12g	甘草6g
黄芩10g	橘红6g	黄精10g	炙麻黄6g
细辛3g	白芥子10g	白芷10g	生麻黄6g

7剂，颗粒剂，每日一剂，冲服两次

复诊日期：2014－12－16

现病史：病情明显好转。舌红，边有齿痕，苔白罩黄，脉滑。

治疗：

1. 中药前方加减。
2. 茶碱缓释胶囊0.1g bid

   肺力咳20ml tid

   三拗片2片tid

复诊日期：2015－06－19

治疗：

1. 补肺止咳膏
2. 茶碱缓释胶囊0.1g bid

复诊日期：2016－07－06、2017－07－05

期间间断服用补肺止咳膏。无明显不适主诉。

复诊日期：2018-12-19

治疗：

1.

荆芥 10g	防风 12g	苏子 10g	紫苏叶 10g
白前 10g	前胡 10g	陈皮 12g	砂仁 6g
百部 10g	桔梗 12g	射干 12g	甘草 6g
白芍 10g	川贝母 3g	玄参 10g	炙麻黄 6g
葶苈子 10g	款冬花 10g	莱菔子 10g	生麻黄 6g
桑白皮 10g	炙黄芪 10g		

5 剂，颗粒剂，每日一剂，冲服两次

2. 苏黄止咳胶囊 3 粒 tid

3. 补肺止咳膏

复诊日期：2019-03-22

辅助检查：血沉 35.00mm/h。血常规：单核细胞数目：0.69×10^{9}/L；痰培养（－）；

胸部 CT：（1）双肺支气管扩张伴感染。（2）双肺多发小结节，建议抗感染治疗后复查。（3）纵隔淋巴结稍大。（4）双侧胸膜局限性稍毛糙。（2010-03-22 扬州市中医院　检查号 701441）

治疗：

1.

桑白皮 15g	黄芩 10g	蒲公英 15g	射干 10g
枇杷叶 15g	前胡 10g	白前 10g	紫苏子 10g
川贝母 3g	葶苈子 10g	莱菔子 10g	鸡内金 6g
六曲 10g	砂仁 6g	百部 10g	橘红 10g
白芥子 10g	猫爪草 20g	地丁草 15g	鱼腥草 15g

金荞麦 10g

7 剂，颗粒剂，每日一剂，冲服两次

2. 三拗片 2 片 tid

3. 头孢丙烯 2 粒 bid

4. 罗红霉素胶囊 2 粒 qd

5. 茶碱缓释胶囊 0.1g bid

复诊日期：2019-03-27

治疗：

1. 病情好转，前方加苏梗 10g。7 剂，颗粒剂，每日一剂，冲服两次。

2. 三拗片 2 片 tid

3. 头孢丙烯 2 粒 bid

4. 罗红霉素胶囊 2 粒 qd

5. 茶碱缓释胶囊 0.1g bid

复诊日期：2019-07-10，2019-12-18，2020-12-18

期间服用补肺止咳膏，病情一直稳定，七年中无发作加重。期间每年冬季夏季各服 8 周，病情无明显加重。

◎ 案例 2：郭某某，男，70 岁，门诊号：1609070248

就诊日期：2018-08-27

主症：咳嗽反复发作 2 年。

现病史：患者 2018-03-16 于当地医院查胸部 CT 示：两下肺炎性病变，右上肺结节，右颈后脂肪瘤，予抗感染治疗半月。后复查胸部 CT 仍示两肺炎性病变，又予中西药治疗，病情未有缓解。于 2018-08-27 来我院初诊，就诊时仍咳嗽，胸部刺痛，间有咽部不适，舌红，苔薄黄，脉滑。

辅助检查：胸部 CT：两肺炎性病变。

治疗：补肺止咳膏 + 金荞麦片口服，后咳嗽缓解，一般情况良好。

复诊日期：2019-01-08

辅助检查：胸部 CT：右上肺小结节（右上肺胸膜下小结节，直径 0.2cm），较前（2018-08-27）未见明显变化；双肺纹理增多紊乱。

复诊日期：2021-02-04

现病史：患者因情志不遂，感寒后咳嗽再发，咳黄痰，无发热。于当地卫生院治疗后咳嗽减而未已，睡眠欠佳。再次来本院就诊。舌正红，苔薄黄，脉滑。

辅助检查：胸部 CT 示：1. 双肺细支气管周围炎症表现伴少许肺感染；2. 右肺下叶脊柱旁小结节（直径 0.8cm）；3. 双肺纹理紊乱，肺内斑点条索灶。痰培养（－）。血常规未见明显异常。

治疗：予“止咳 3 号方”加减，后咳嗽好转，方药如下：

防风 12g	前胡 10g	陈皮 6g	薄荷 6g
百部 10g	桔梗 6g	枇杷叶 12g	射干 6g
甘草 6g	桑白皮 10g	连翘 10g	杏仁 10g
苍耳子 10g	牛蒡子 10g	山栀 10g	葶苈子 10g
款冬花 10g	炙麻黄 6g	夜交藤 15g	酸枣仁 10g
肿节风 30g	鱼腥草 10g	猫爪草 30g	川贝母 3g

14 剂，颗粒剂，每日一剂，冲服两次

复诊日期：2021-03-10

现病史：患者睡眠改善，舌红有紫色、苔薄黄，脉滑。

治疗：予原方去苍耳子、夜交藤、酸枣仁、山栀、防风、前胡、炙

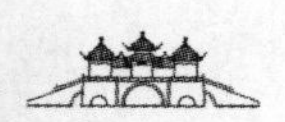

麻黄、川贝母，加红景天、麦冬、蝉衣、蒲公英、紫河车，方药如下：

桑白皮 10g	麦冬 10g	红景天 15g	陈皮 6g
百部 10g	桔梗 6g	枇杷叶 12g	射干 6g
甘草 6g	薄荷 6g	连翘 10g	杏仁 10g
鱼腥草 15g	牛蒡子 10g	葶苈子 10g	款冬花 10g
蝉衣 6g	猫爪草 30g	蒲公英 15g	紫河车 3g
肿节风 30g			

14 剂，颗粒剂，每日一剂，冲服两次

复诊日期：2021-03-26

现病史：咳嗽已止。舌红，苔薄黄，脉滑。

辅助检查：胸部 CT 较前好转，结节消失。[胸部 CT 示：1. 双肺细支气管周围炎表现伴少许肺感染，较前片（2021-02-04）稍吸收；2. 原右肺下叶脊柱旁小结节已消失，随访；3. 双肺纹理紊乱，肺内斑点条索灶；4. 右颈背部皮下脂肪瘤（44mm × 28mm）。]

治疗：继续予原方巩固治疗 2 周。后予补肺止咳膏续贯治疗。

茆按：补肺止咳膏是本人在长期临床实践中研制发明的专利，主要用于慢性支气管炎、慢性阻塞性肺病、支气管哮喘、慢性咳嗽等反复发作性疾病的恢复期，或作肺癌放化疗后的调理的膏方。已经在临床应用十余年，尤其适用于慢性肺系疾患的序贯治疗，取得了良好的疗效，没有发生过不良反应。

急则治其标，缓则治其本。患者咳嗽急性加重时，又通过辨证使用本人的经验方“止咳 3 号方”加减，对症治疗，取得了满意的治疗效果。不仅咳嗽缓解，肺结节也随之消失。

◎ 案例 3：嵇某某，女，38 岁　门诊号：1310210098，1909260495

就诊日期：2013－10－21

主症：咳嗽反复发作 3 年，加重 3 个月。

现病史：患者咳嗽反复发作 3 年，加重 3 个月，当地医院及苏北医院诊断为"咳嗽变异性哮喘"，经多种药物治疗，病情未能缓解。要求中药治疗。就诊时咳嗽，连续不断，咳嗽声音重浊，门诊楼都有震动的感觉，伴咽喉部不适，声音沙哑，舌红，苔黄，脉滑。

中医诊断：咳嗽－痰热郁肺

西医诊断：咳嗽变异性哮喘

治疗：予中药清肺化痰止咳，用本人经验方"止咳 1 号方"加减，方药如下：

桑白皮 10g	炒黄芩 10g	蒲公英 15g	杏仁 10g
前胡 10g	白前 10g	枇杷叶 6g	百部 10g
陈皮 6g	桔梗 6g	射干 12g	蝉衣 3g
积雪草 15g	青天葵 10g	生甘草 6g	

7 剂，颗粒剂，每日一剂，冲服两次

复诊日期：2013－10－28

现病史：患者 7 剂中药服完后，咳嗽明显缓解，咽喉部不适、声音沙哑减轻，舌红，苔黄，脉滑。

治疗：效不更方，原方继进，巩固疗效。7 剂，颗粒剂，每日一剂，冲服两次。

复诊日期：2013－11－04

现病史：迭进前方咳嗽已止，声音正常，舌红，苔黄，脉缓。

治疗：

1. 原方去杏仁 10g、积雪草 15g、青天葵 10g，方药如下：

桑白皮 10g	炒黄芩 10g	蒲公英 15g	前胡 10g
白前 10g	枇杷叶 6g	百部 10g	陈皮 6g
桔梗 6g	射干 12g	蝉衣 3g	党参 10g
黄精 10g	黄芪 15g	生甘草 6g	

7 剂，颗粒剂，每日一剂，冲服两次

2. 本人专利方——补肺止咳膏序贯治疗，巩固治疗，以防止复发。方药如下（4 瓶，每日 2 次，每次 20–30g，每瓶大约可以吃 7–10 天）：

党参 25g	黄芪 35g	白术 25g	茯苓 25g
山药 30g	山萸肉 25g	玄参 25g	当归 25g
赤芍 25g	白芍 25g	黄精 25g	天冬 25g
麦冬 25g	陈皮 25g	法半夏 25g	五味子 25g
南沙参 25g	北沙参 25g	杏仁 25g	前胡 25g
大贝母 25g	枇杷叶 25g	百部 25g	紫菀 25g
款冬花 25g	苏子 25g	苏叶 25g	生地 25g
白前 25g	砂仁 5g	沉香 3g	炙甘草 5g

此后患者遵医嘱分别于 2013–11–18，2014–01–06，2014–06–23，2014–12–24，2015–07–06，2016–02–29，2016–04–11，2016–12–16，2017–07–03，2017–11–20，2018–07–09，2018–11–20，2019–07–01，2019–11–18，2020–06–04，2020–11–30，2021–06–28，配补肺止咳膏 4–6 瓶，进行冬夏季保养，病情控制，无一次复发。精神饱满，生活质量得到极大提高。

按：本案年轻女性，咳嗽变异性哮喘患者。病程 3 年余，其咳嗽非常严重，实证。经中药治疗后迅速得到有效控制。病情稳定后，患者遵医嘱用中药膏方补肺止咳膏治疗，巩固疗效，得到了满意的效果。病情稳定后，又在冬夏季服用补肺止咳膏保养，8年没有复发，生活质量得到极大提高。

◎ 案例4：金某某，女，78岁　门诊号：1000224223

就诊日期：2015－12－31

主症：咳嗽反复发作10多年，加重伴气喘半月。

现病史：患者10多年前开始反复出现咳嗽、咳痰，每年累计超过3个月。近半个月加重，有痰咳不出，伴气喘，活动后加重。但无发热及咯血、盗汗。在当地医院诊断为“1. COPD急性加重期；2. 冠心病I度房室传导阻滞”，经对症治疗后病情没有缓解，要求中药治疗。

查体：两肺呼吸音粗，未闻及干湿性啰音，呼气延长；心率80次/分，律齐。舌红，苔白罩黄，脉滑。

中医诊断：肺胀－脾肺气虚，痰浊内阻

西医诊断：1.COPD急性加重期 2.冠心病I度房室传导阻滞

治疗：

1. 急则治其标，先予“清肺化痰、止咳平喘”之剂口服治其标，病情缓解后再予“健脾补肺”治其本。本人经验方“止咳1号方”加减，方药如下：

桑白皮15g	炒黄芩10g	蒲公英15g	杏仁10g
白前10g	枇杷叶15g	百部10g	陈皮6g
川贝母粉3g	射干12g	炙麻黄6g	葶苈子10g
款冬花10g	苏子10g	瓜蒌皮10g	甘草6g

7剂，颗粒剂，每日一剂，冲服两次

2. 嘱注意忌口（忌虾、蟹等海鲜，花椒、大料等辛辣之物）；戒烟酒。

3. 痰培养。

复诊日期：2016-01-07

现病史：药后病情好转，咳嗽、气喘明显减轻，便溏，痰培养（-），舌红，苔白罩黄，脉滑。

治疗：原方去瓜蒌皮10g，加砂仁6g。7剂，颗粒剂，每日一剂，冲服两次。

复诊日期：2016-01-14

现病史：迭进前方，病情进一步好转，大便正常，舌红，苔黄，脉滑。

治疗：

1. 原方去杏仁10g、白前10g，加党参15g、黄精15g。10剂，颗粒剂，每日一剂，冲服两次。

2. 补肺止咳膏4瓶，每日2次，每次20-30g序贯治疗（大约可服1个月左右）。

复诊日期：2016-02-30

治疗：

1. 病情稳定，续配补肺止咳膏6瓶，用法同前。

2. 建议夏季进行冬病夏治，穴位敷贴。

2016-06-28，2016-11-10，2017-06-26，2017-12-29，2018-07-10，2018-11-22，2019-06-04，2019-11-30，2020-07-07，2020-12-03，2021-06-28

患者从2016年到本次就诊前，每逢夏季进行冬病夏治。1. 穴位敷贴：取穴肺俞、脾俞、膻中、气海、肾俞、定喘、神阙、天突，平喘乳膏交替穴位敷贴，每周 2–3 次，共 10 次，在夏天完成。2. 配补肺止咳膏 4–6 瓶，每日 2 次，每次 20–30g。每逢冬季服用膏方 8–10 瓶，用法同前。患者病情稳定，没有发作加重，身体状况良好，偶尔感冒，很快痊愈。能正常做家务劳动。大大提高了生活质量。

◎ 案例 5：孟某某，女，42 岁　门诊号：1207270210

就诊日期：2012–07–27

现病史：哮喘反复发作 10 余年，经中药治疗后缓解，予补肺止咳膏序贯治疗，1 年未发，要求膏方继续巩固治疗。

查体：神清，心肺（–），舌红，苔薄黄，脉滑。

治疗：予补肺止咳膏 6 瓶（每日两次，每次 20g）。每瓶方药如下：

党参 25g	黄芪 35g	白术 25g	茯苓 25g
山药 30g	山萸肉 25g	玄参 25g	当归 25g
赤芍 25g	白芍 25g	黄精 25g	天冬 25g
麦冬 25g	陈皮 25g	法半夏 25g	五味子 25g
南沙参 25g	北沙参 25g	杏仁 25g	前胡 25g
大贝母 25g	枇杷叶 25g	百部 25g	紫菀 25g
款冬花 25g	苏子 25g	苏叶 25g	生地 25g
白前 25g	砂仁 5g	沉香 3g	炙甘草 5g

复诊日期：2013–09–07

现病史：病情稳定，哮喘未发作，神清，两肺呼吸音清，舌红，苔薄黄，脉缓。

治疗：予补肺止咳膏 6 瓶（每日 2 次，每次 20g）。

复诊日期：2014–08–01

现病史：病情稳定，哮喘未发作，舌红，苔薄黄，脉缓。

治疗：予补肺止咳膏6瓶（每日2次，每次20g）。

此后每年夏季均配制补肺止咳膏巩固治疗。随访6年，患者病情稳定，哮喘未发作。

◎ 案例6：陶某某，女，28岁　门诊号：1306040372

就诊日期：2010–05–10

主症：咳嗽5个月，加重半月。

现病史：患者5个月前就出现咳嗽，咳黄白痰，近半个月加重，但无发热及咯血、盗汗。在当地医院经对症治疗后，病情未缓，反咳嗽加重，且日轻夜重，寐差乏力。当地胸部CT检查提示：两肺支气管扩张合并感染，要求中药治疗。

既往史：肺结核病史，经治已愈。

查体：神清，形体消瘦，两肺呼吸音粗，闻及痰鸣音，舌红，苔黄，脉沉。

中医诊断：咳嗽－痰热郁肺，脾肺气虚

西医诊断：支气管扩张合并感染

治疗：

1. 急则治其标，先予“清肺化痰止咳”治其标，病情缓解后再予“健脾补肺”治其本。本人经验方“止咳1号方”加减，方药如下：

桑白皮10g	炒黄芩10g	蒲公英15g	杏仁10g
白前10g	枇杷叶12g	百部10g	陈皮6g
川贝母粉3g	射干12g	葶苈子10	款冬花10g
瓜蒌皮10g	橘红5g	猫爪草15g	鱼腥草15g

地丁草 15g　　山栀 10g　　黄精 15g　　生甘草 6g

7 剂，颗粒剂，每日一剂，冲服两次

2. 嘱忌虾、蟹等海鲜，花椒、大料等辛辣之物，配合食疗。

3. 痰培养。

复诊日期：2010-05-17

现病史：诸症好转，痰培养（-）。舌红，苔薄黄，脉沉。

治疗：效不更方，原方 10 剂，颗粒剂，每日一剂，冲服两次。

复诊日期：2010-05-27

现病史：咳嗽已缓，咳痰明显减少，口干。舌红，苔薄黄，脉沉。

治疗：

1. 原方去杏仁 10g、枇杷叶 12g，加麦冬 10g、党参 15g，方药如下：

桑白皮 10g　　炒黄芩 10g　　蒲公英 15g　　白前 10g

百部 10g　　陈皮 6g　　川贝母粉 3g　　射干 12g

葶苈子 10　　款冬花 10g　　瓜蒌皮 10g　　橘红 5g

猫爪草 15g　　鱼腥草 15g　　地丁草 15g　　山栀 10g

党参 15g　　黄精 15g　　麦冬 10g　　生甘草 6g

10 剂，颗粒剂，每日一剂，冲服两次

2. 补肺止咳膏 4 瓶（可服一个月），序贯治疗。每日 2 次，每次 20–30g。

3. 嘱忌虾、蟹等海鲜，花椒、大料等辛辣之物，配合食疗。

4. 嘱膏方服完后可继续服用 1–2 个月巩固疗效，防止复发加重。

复诊日期：2010-07-05

现病史：病情稳定，无咳嗽乏力，精神饱满。当地复查胸部 CT 示：

支气管扩张，感染大部分吸收。

治疗：补肺止咳膏继续巩固治疗。

复诊日期：2013-06-04，2013-10-08，2014-07-07，2015-02-02，2015-08-03，2016-01-28，2016-07-29，2017-01-08，2017-07-18，2018-01-15，2018-08-02，2019-02-01，2019-11-28，2020-05-26，2020-11-15，2021-06-28

每年冬季和夏季，患者配补肺止咳膏 8-10 瓶口服，一直到 2021-06-28 再次配膏方时，身体状况良好，精神饱满，无急性发作加重，偶尔感冒，很快痊愈。

◎ 案例 7：袁某某，男，64 岁　门诊号：10473652

就诊日期：2012-08-07

主症：咳嗽反复发作 4 年余，加重伴气喘半月。

现病史：患者 4 年余前开始反复出现咳嗽、咳痰，每年累计超过 3 个月，冬季加重。近半个月发作加重，有痰咳不出，气喘活动后尤甚，但无发热、咯血及盗汗。否认肝炎、结核及糖尿病史。在当地医院经对症治疗后，病情没有缓解。要求中药治疗。

查体：神清，两肺呼吸音粗，未闻及干湿性啰音，可闻及痰鸣音，呼气延长。舌红，苔白罩黄，脉滑。

中医诊断：肺胀 - 脾肺气虚，痰浊内阻

西医诊断：COPD 急性加重期

治疗：

1. 急则治其标，先予“清肺化痰、止咳平喘”之剂口服治其标，病情缓解后再予“健脾补肺”之剂治其本。本人经验方“止咳 1 号方”加

减，方药如下：

桑白皮 10g	炒黄芩 10g	蒲公英 15g	杏仁 10g
白前 10g	枇杷叶 6g	百部 10g	陈皮 6g
桔梗 6g	射干 12g	葶苈子 10g	皂角刺 6g
款冬花 10g	苏子 10g	瓜蒌皮 10g	炙麻黄 8g
川贝母粉 3g	橘红 6g	莱菔子 15g	甘草 6g

7 剂，颗粒剂，每日一剂，冲服两次

2. 嘱注意忌口（忌虾、蟹等海鲜，花椒、大料等辛辣之物）；戒烟酒；注意保暖。

复诊日期：2012–08–14

现病史：经治疗后咳嗽气喘明显好转，痰易咯出。

查体：两肺呼吸音粗，未闻及干湿性啰音，呼气延长。舌红，苔白罩黄，脉滑。

治疗：

1. 原方去苏子、瓜蒌皮，加党参 15g、黄精 15g。7 剂，颗粒剂，每日一剂，冲服两次。

2. 穴位敷贴：肺俞、脾俞、膻中、气海、肾俞、定喘、神阙、天突，平喘乳膏穴位敷贴，每周 2–3 次，共 10 次。在夏天完成。

3. 补肺止咳膏 4 瓶（大约可服一个月左右），每日 2 次，每次 20–30g 序贯治疗。每瓶含方药如下：

党参 25g	黄芪 35g	白术 25g	茯苓 25g
山药 30g	山萸肉 25g	玄参 25g	当归 25g
赤芍 25g	白芍 25g	黄精 25g	天冬 25g
麦冬 25g	陈皮 25g	法半夏 25g	五味子 25g
南沙参 25g	北沙参 25g	杏仁 25g	前胡 25g

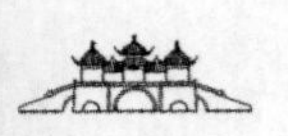

大贝母 25g	枇杷叶 25g	百部 25g	紫菀 25g
款冬花 25g	苏子 25g	苏叶 25g	生地 25g
白前 25g	砂仁 5g	沉香 3g	炙甘草 5g

浓煎后，蜂蜜收膏

复诊日期：2012–11–26

现病史：经中药汤剂及补肺止咳膏序贯治疗，配合穴位敷贴，患者3个月没有发作加重，一般情况良好。

治疗：继予补肺止咳膏巩固治疗。10瓶，每日2次，每次20–30g。患者仍然吸烟，劝其戒烟，冬季注意保暖，各种注意事项再次说明。

复诊日期：2013–07–10

现病史：近1年发作明显减少，即使发作，也很轻微，很快痊愈。已经戒烟。

查体：两肺呼吸音粗，未闻及干湿性啰音，呼气延长。舌红，苔白，脉沉。

治疗：

1. 配补肺止咳膏10瓶，用法同前。

2. 穴位敷贴：肺俞、脾俞、膻中、气海、肾俞、定喘、神阙、天突，平喘乳膏穴位敷贴，每周2–3次，共10次。在夏天完成。

患者2014年夏季又作穴位敷贴一个疗程。并于每年冬季和夏季，配补肺止咳膏8–10瓶口服，一直到2021–06–28再次配膏方时，身体状况良好，精神饱满，无急性发作加重，偶尔感冒，很快痊愈。

（二）健脾补肺系列方

1. 健脾补肺方： 益气补中、健脾补肺基本方

党参 10g	白术 10g	茯苓 10g	甘草 3g
陈皮 6g	姜半夏 6g	大枣 10g	黄芪 10g
砂仁 6g	木香 6g		

主治： 脾胃气虚，运化乏力。症见面色萎白、四肢无力、肠鸣泄泻、吐逆，或大便溏软、舌质淡、苔薄白，脉虚软无力。

方解： 本文为香砂六君子汤去生姜加黄芪、大枣而成。方中党参白术茯苓甘草为四君子汤，益气健脾，加黄芪加强益气健脾补肺的功效，木香、陈皮、砂仁、姜半夏，理气和中，疏郁宽胸。

2. 健脾补肺止咳方： 健脾补肺方合止嗽散加减而成。健脾补肺，止咳化痰。

党参 15g	白术 10g	黄芪 10g	陈皮 10g
法半夏 6g	砂仁 5g	木香 5g	橘红 5g
蜜百部 10g	射干 6g	蜜枇杷叶 15g	前胡 6g
白前 10g	莱菔子 10g	干地黄 15g	酒黄精 10g
紫河车 3g	炙甘草 6g		

主治： 用于各类慢性肺系疾患缓解期更有咳嗽者。临床症见神疲乏力，咳声无力，咳嗽咳痰，舌淡苔白脉细者，包括哮喘、慢性支气管炎、COPD 等多种慢性咳嗽以及肺癌术后以及化疗后的辅助治疗。

加减：

（1）燥热伤肺，干咳少痰者可加川贝、瓜蒌、北沙参润燥化痰；

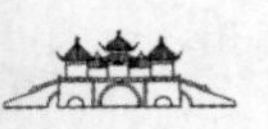

（2）咳嗽痰多，色白易咯，舌淡苔白或腻者加茯苓、白芥子、皂角刺燥湿化痰。

3. 健脾补肺化痰方

党参 10g	白术 10g	茯苓 10g	甘草 3g
炙黄芪 10g	陈皮 6g	姜半夏 6g	木香 6g
砂仁 6g	桔梗 6g	竹茹 6g	枳实 6g
生姜 3g	大枣 10g		

主治：湿痰咳嗽，症见痰多色白，胸膈胀满，恶心呕吐，或头眩心悸，舌淡苔白润。

加减：

（1）属寒者加干姜、细辛以温化寒痰；

（2）属痰热者加瓜蒌皮、竹茹、黄芩、大贝母、泽漆以清热化痰；

（3）属食痰者加莱菔子、枳壳以消食化痰；

（4）属顽痰者加礞石、海浮石以攻逐陈积深伏之痰。

4. 健脾补肺平喘方：健脾补肺方合三子养亲汤加减。健脾补肺，温肺降气平喘的作用，

党参 15g	炒白术 10g	陈皮 10g	法半夏 6g
砂仁 5g	木香 5g	黄芪 10g	炒紫苏子 10g
白芥子 10g	莱菔子 10g	蜜百部 12g	射干 12g
蜜枇杷叶 15g	白前 10g	炙麻黄 6g	炙甘草 6g

主治：用于多种肺系疾患缓解期兼有气喘者。

5. 健脾补肺固本方：健脾补肺方合平喘固本汤加减。健脾补肺，益肾固本。

人参（或党参）10g 白术 10g 茯苓 10g 炙甘草 3g
黄芪 10g 制黄精 10g 沉香 2g 五味子 6g
胡桃肉 10g 葶苈子 10g 紫菀 6g 苏子 10g
熟地 10g 补骨脂 10g 蛤蚧（研粉装胶囊每粒 0.3g）
紫河车 3g

目前冬虫夏草昂贵改用金水宝（人工合成的冬虫夏草）代替，原本有坎脐，难取，用紫河车代替，沉香也比较贵，减量使用。

主治：各种慢性肺系疾患缓解期，以脾肺肾俱虚，咳嗽气喘，动则尤甚者。

6. 健脾补肺滋肾方：健脾补肺方合左归丸加减。健脾补肺，滋养肝肾。

人参（或党参）10g 白术 10g 茯苓 10g 炙甘草 6g
炙黄芪 10g 陈皮 10g 木香 6g 熟地 10g
山药 10g 枸杞 10g 山萸肉 10g 菟丝子 10g
鹿角片 3g 龟板 10g

主治：各种慢性肺系疾患表现为咳嗽气喘，声低气怯，动则气喘尤甚，伴见腰酸耳鸣、盗汗、口干舌燥、小便自遗等。

7. 健脾补肺温肾方：健脾补肺方合右归丸加减。健脾益肺，温补肾阳。

人参（或党参）10g 白术 10g 茯苓 10g 炙甘草 6g
炙黄芪 10g 陈皮 10g 木香 6g 熟地 10g
山药 10g 山萸肉 6g 枸杞 10g 杜仲 10g
菟丝子 10g 制附子 3g 肉桂 3g 当归 10g
鹿角片 6g

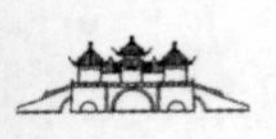

主治：各种慢性肺系疾患证见咳嗽气喘，动则尤甚，乍寒乍热，自汗盗汗，神疲乏力，畏寒肢冷，四肢不温，小便清长，腰膝脚软等。

8. 健脾补肺益肾方：健脾补肺方合左归丸、右归丸加减。健脾补肺，益肾健骨。

人参（或党参）10g	白术 10g	茯苓 10g	炙甘草 6g
炙黄芪 10g	陈皮 10g	木香 6g	熟地 10g
山药 10g	山萸肉 6g	菟丝子 10g	鹿角片 6g
龟板 10g	紫河车 6g	黄精 15g	益智仁 10g

主治：各种慢性肺系疾患证见咳嗽气喘，动则尤甚，自汗盗汗，神疲乏力，畏寒肢冷，小便清长或小便自遗，或小便淋沥，腰膝脚软等。

9. 健脾补肺抗痨方：健脾补肺方合月华丸加减。健脾补肺，抗痨杀虫。

人参（或党参）10g	白术 10g	茯苓 10g	炙甘草 6g
炙黄芪 10g	陈皮 10g	木香 6g	天冬 10g
麦冬 10g	生地 10g	熟地 10g	山药 10g
百部 15g	川贝母 3g	阿胶 6g	蒲公英 15g
猫爪草 20g			

主治：肺痨、虚劳，体虚气喘，咳嗽咯血，甚至骨蒸潮热、盗汗自汗、消瘦气短等。这个“痨”主要指肺痨，即现代医学所讲的肺结核。

10. 健脾补肺抗癌方：由健脾补肺方加具有抗癌作用的中药组成。健脾补肺，扶正抗癌。

党参 10g	白术 10g	茯苓 10g	黄芪 15g
山药 10g	炙甘草 6g	陈皮 6g	木香 6g

砂仁 6g	生地 10g	制黄精 10g	丹参 10g
灵芝 6g	野葡萄根 15g	藤梨根 15g	肿节风 15g

主治：用于肺癌患者（也可用于其他肿瘤患者）的治疗，如配合手术、放疗、化疗、靶向治疗或免疫治疗，可进一步提高疗效。

方解：健脾补肺抗癌方（扶正抗癌方）由健脾补肺方加具有抗癌作用的中药组成。方中用健脾补肺方益气补中，健脾益肺，加补肾益肺之灵芝、生地、黄精以加强扶正；丹参、野葡萄藤、藤梨根、肿节风活血解毒散结以抗癌。共奏扶正抗癌之效。

11. 健脾补肺平纤方：健脾补肺汤合平纤宁肺汤（自拟方）加减而成。健脾补肺，平纤宁肺。

人参（或党参）10g	白术 10g	茯苓 10g	甘草 6g
黄芪 10g	陈皮 6g	木香 6g	制黄精 10g
桑白皮 10g	虎杖 15g	银花藤 10g	丹参 10g
红景天 15g	当归 10g	川芎 6g	干地黄 10g

主治：肺间质纤维化证见咳嗽气喘或进行性呼吸困难、紫绀、胸闷等。

方解：健脾补肺平纤汤是健脾补肺汤合平纤宁肺方加减而成。方中用健脾补肺汤益气补中，健脾益肺；平纤宁肺汤平纤宁肺，合之具有健脾补肺，平纤宁肺的作用。

加减：

（1）有表证，卫外不固，自汗者，加生黄芪益气固表敛汗；

（2）气喘较甚者，加炙麻黄、葶苈子、款冬花或加三子养亲汤；

（3）燥热伤肺，干咳少痰者可加川贝、麦冬、北沙参润燥化痰；

（4）咳嗽痰多，色白易咯，舌淡苔白或腻者加法半夏、茯苓、白芥

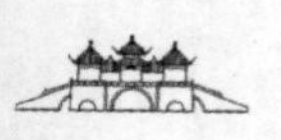

子、橘红、猪牙皂（或皂角刺）燥湿化痰；

（5）属寒痰者加干姜、细辛以温化寒痰；

（6）属热痰者加瓜蒌、竹茹、黄芩以清热化痰；

（7）属食痰者加莱菔子、枳壳以消食化痰；

（8）属顽痰者加礞石、海浮石以攻逐陈积深伏之痰；

（9）食欲不振者加鸡内金、六曲、山楂、谷麦芽等消导助运；

（10）失眠多梦者加夜交藤、酸枣仁、合欢皮养心安神，或加珍珠母、龙齿重镇安神。

12. 健脾补肺散结方：健脾补肺方加具有活血、解毒、散结的药物加减而成。具有健脾补肺，扶正散结的作用。这里的“结”是指影像检查发现的结节，不是肉眼所见之“结”。

党参 10g	白术 15g	茯苓 15g	黄芪 15g
炒山药 15g	炙甘草 6g	陈皮 10g	木香 10g
砂仁 6g	生地 15g	黄精 15g	丹参 15g
灵芝 15g	肿节风 15g	莪术 15g	醋鳖甲 15g
熟地 15g	夏枯草 15g		

主治：用于肺结节或者肺小结节，病患者治疗。尤其适用于肺微小结节的治疗。

13. 健脾补肺益智方：健脾补肺方加益智醒脑作用的中药加减而成。具有健脾补肺、益智醒脑的作用。

木香 12g	砂仁 6g	党参 20g	白术 10g
陈皮 12g	姜半夏 6g	茯苓 10g	甘草 6g
谷芽 10g	炒麦芽 10g	鸡内金 6g	白芍 10g
黄连 6g	石菖蒲 12g	制黄精 10g	郁金 10g

远志 6g　　人参叶 30g　　龟板 10g　　鹿角片 6g
生地 10g　　丹参 10g

主治：用于嗜睡或时时欲睡，呼之能醒，醒后复睡的多寐症。或者由于脑力衰弱，记忆力减退，遇事善忘的健忘症。

14. 健脾补肺凉血止痒方：健脾补肺方合过敏煎加减而成。具有健脾补肺，凉血止痒，抗过敏的作用。

党参 15g　　白术 15g　　生甘草 6g（或用六一散）
茯苓 10g　　木香 10g　　陈皮 10g　　砂仁 6g
生黄芪 10g　　五味子 10g　　防风 10g　　乌梅 6g
丹皮 10g　　地肤子 10g　　白鲜皮 10g　　生地 10g
紫草 10g

主治：用于久治难愈的皮肤瘙痒症、荨麻疹、慢性湿疹、神经性皮炎等。

15. 健脾补肺通窍方：健脾补肺方加具有通窍、抗过敏作用的中药而成。

党参 10g　　白术 10g　　茯苓 10g　　黄芪 10g
木香 10g　　陈皮 10g　　黄精 15g　　五味子 12g
防风 12g　　乌梅 6g　　甘草 6g　　藿香 10g
辛夷花 12g　　胆南星 6g　　白芷 10g　　苍耳子 10g

主治：用于久治难愈的过敏性鼻炎，萎缩性鼻炎，慢性鼻炎等。

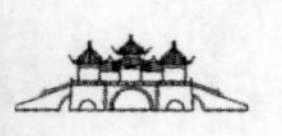

（三）止咳系列方

1. 止咳 1 号：清肺化痰止咳。

桑白皮 10g	炒黄芩 10g	蒲公英 15g	杏仁 10g
白前 10g	枇杷叶 6g	百部 10g	陈皮 6g
桔梗 6g	射干 12g	葶苈子 10g	款冬花 10g
苏子 10g	瓜蒌皮 10g	甘草 6g	

主治：用于痰热郁肺，症见咳嗽、痰黄，黏稠难咯。胸闷痞满，甚至气急。舌红，苔黄，脉滑数。

2. 止咳 2 号：疏风解表，化痰止咳。

荆芥 10g	防风 12g	苏子 10g	紫苏叶 10g
白前 10g	前胡 10g	陈皮 12g	砂仁 6g
百部 10g	桔梗 12g	射干 12g	甘草 6g

主治：用于外感风寒感冒、咳嗽，症见恶寒或发热，咳嗽咯白痰，甚至气喘，鼻塞流涕，舌淡，苔白，脉浮。

3. 止咳 3 号：疏风清热，化痰止咳。

防风 12g	桑叶 10g	前胡 10g	陈皮 6g
百部 10g	桔梗 6g	枇杷叶 12g	射干 6g
薄荷 6g	连翘 10g	杏仁 10g	牛蒡子 10g
山栀 10g	葶苈子 10g	款冬花 10g	甘草 6g

主治：用于外感风热感冒、咳嗽，或者内热体质感受寒凉之症。症见恶寒或发热，咳嗽咯白痰或者咯黄痰，咽喉疼痛，甚至气喘，鼻塞流

涕，舌红，苔薄黄，脉浮或浮数。

4. 止咳合剂： 疏风解表，清热化痰止咳。

荆芥 30g　防风 30g　桑白皮 30g　连翘 30g
黄芩 30g　杏仁 30g　蒲公英 30g　白前 30g
枇杷叶 30g　百部 30g　陈皮 30g　甘草 15g
桔梗 30g

主治： 外感风寒或风热感冒、咳嗽，或者分不清寒热者。可供非专科医生选用。

（四）心脑血管病系列方

1. 平肝熄风方： 平肝潜阳，镇肝熄风。

天麻 12g　钩藤 10g　桑寄生 10g　山栀 10g
石决明 30g　夜交藤 15g　僵蚕 10g　千里光 10g
密蒙花 10g　枸杞子 10g　菊花 12g　决明子 10g
砂仁 6g　陈皮 12g

主治： 用于肝阳上亢，表现为头晕头痛，头胀。耳鸣、失眠、多梦，面色潮红，急躁易怒。口苦，舌红，苔黄，脉弦者。

加减：

（1）眩晕头痛甚者加羚羊角、龙齿、牡蛎以加强平肝熄风潜阳的作用；

（2）肝火盛，口苦目赤，心烦易怒者加龙胆草、夏枯草以加强清肝泻火之功；

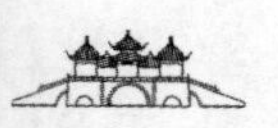

（3）潮热盗汗者加银柴胡、地骨皮、青蒿、浮小麦、糯稻根清虚热、止盗汗；

（4）兼心悸者加龙齿、牡蛎、柏子仁、黄连；

（5）兼失眠者加酸枣仁、柏子仁、茯神、合欢皮、秫米等；

（6）合并糖尿病者加黄连；

（7）高脂血症者加决明子、焦山楂等。

2. 养心安神方：补养心脾，安神定志。

党参 15g	白术 10g	茯神 10g	熟地 10g
阿胶 6g	黄连 6g	山栀 10g	夜交藤 15g
合欢皮 10g	柏子仁 10g	酸枣仁 10g	当归 10g
麦冬 10g	远志 6	五味子 12g	陈皮 6g
木香 6g	炙甘草 6g		

主治：心脾两虚出现多梦易醒，心悸健忘，头晕目眩，肢倦乏力，食欲不振，面色少华，舌淡，苔薄，脉细者。

加减：

（1）失眠重者加龙齿、珍珠母、灵芝以加强养心安神作用，加琥珀粉、牡蛎、磁石以加强重镇安神的作用；

（2）血虚甚者加熟地、当归；气虚甚者加黄芪、黄精；

（3）眩晕耳鸣者加龟板胶或鳖甲胶、磁石；

（4）肝火上炎、胸闷善太息者加龙胆草、郁金、夏枯草、竹茹；

（5）胸闷嗳气，脘腹不适者加陈皮、半夏、佛手、香附、莱菔子；

（6）心烦不寐，心惊不安者加莲子心、丹皮、赤芍、淡竹叶，重用珍珠母、龙齿；

（7）阴虚火旺，虚火上扰者加天门冬、南沙参、北沙参、旱莲草、龟板胶、鳖甲胶。

3. 益气养阴敛汗方：六味地黄汤合玉屏风散加减。具有益气养阴敛汗的作用。

当归 10g	黄连 6g	黄芩 10g	熟地 10g
生地 10g	黄芪 10g	白术 10g	防风 10g
浮小麦 30g	桃奴 15g	五味子 10g	夜交藤 15g
砂仁 6g	木香 6g	鸡内金 10g	生甘草 6g

主治：自汗、盗汗。汗出恶风易于感冒，体倦乏力，面色少华，舌淡，苔白，脉细。或者乍寒乍热，半身汗出，或者伴有五心烦热或午后潮热，舌红少苔，脉细数等。

加减：

（1）如果湿热内盛，表现为口苦，舌红，苔黄厚腻者加苍术、厚朴、陈皮；

（2）伴有失眠者加酸枣仁、合欢皮、珍珠母、灵芝以加强养心安神的作用；失眠甚者加龙齿、琥珀粉、牡蛎、磁石以加强重镇安神的作用；

（3）血虚甚者加熟地、当归；气虚甚者加党参、黄精；

（4）眩晕耳鸣者加龟板胶或鳖甲胶、磁石；

（5）肝火上炎，胸闷善太息者加龙胆草、郁金、夏枯草、竹茹；

（6）胸闷嗳气，脘腹不适者加陈皮、半夏、佛手、香附、莱菔子；

（7）心烦不寐，心惊不安者加莲子心、丹皮、赤芍、淡竹叶，重用珍珠母、龙齿；

（8）阴虚火旺，虚火上扰甚者加天门冬、南沙参、北沙参、旱莲草、龟板胶、鳖甲胶、地骨皮、青蒿、银柴胡等。

（五）五官科系列方

1. 鼻炎方：健脾补肺，疏风通窍。

党参 10g	白术 10g	茯苓 10g	黄芪 10g
五味子 12g	苍耳子 10g	蝉衣 6g	藿香 10g
辛夷花 12g	胆南星 6g	防风 12g	甘草 6g

主治：用于慢性鼻炎，表现为鼻塞、流涕、鼻干、鼻痒、喷嚏、嗅觉减退，或有眼部或咽喉部痒感不适等。

2. 口糜方：清热泻火，化湿和中。

黄连 6g	炒黄芩 10g	姜半夏 6g	人参叶 10g
银花 12g	连翘 10g	蒲公英 10g	木香 12g
香附 10g	白芍 10g	藿香 10g	砂仁 6g
荷叶 10g	生甘草 6g		

主治：用于口糜口臭、胃脘不适或疼痛。舌红，苔黄或黄腻，脉滑者。

3. 视物昏渺方：滋补肝肾，养阴润燥明目。

生地 10g	熟地 10g	山萸肉 10g	怀山药 15g
菊花 10g	枸杞 10g	密蒙花 10g	白蒺藜 10g
千里光 10g	青葙子 15g	决明子 15g	车前子 15g
楮实子 10g	石斛 10g	砂仁 6g	生甘草 6g

主治：用于视瞻昏渺病，视力减退，视物模糊不清，但外眼无异常的病症。可见于现代医学的脉络膜、视网膜炎、糖尿病、眼病、白内障、

眼底病变等。平时饮食要清淡，避免辛辣刺激性食物。

4. 耳鸣耳聋方：补益肝肾，清窍止鸣。

生地 10g	熟地 10g	山萸肉 10g	怀山药 15g
炙龟板 10g	枸杞 10g	天麻 10g	钩藤 10g
山栀 10g	黄芩 10g	川牛膝 10g	桑寄生 10g
石决明 30g	磁石 30g	珍珠母 30g	生甘草 6g

主治：症见患者自觉耳内鸣响，如闻蝉声、轰鸣声，或如潮声。伴有不同程度的听觉减退，甚至消失，或者兼有头晕目眩，腰酸遗精；或兼有肢软腰冷，阳痿早泄。舌红苔黄或少苔，脉弦数等。

（六）妇科系列方

1. 养血调经方：养血活血调经。

当归 10g	熟地 10g	白芍 10g	川芎 10g
玫瑰花 12g	香附 10g	陈皮 12g	阿胶 6g
红花 10g	益母草 15g	鬼箭羽 10g	甘草 6g

主治：用于妇女月经过少、月经延期、经期腹痛等。

2. 养血安神、调经祛斑方：具有养血安神，调经祛斑的作用。

党参 10g	白术 10g	茯苓 10g	熟地 10g
山萸肉 6g	当归 10g	玫瑰花 6g	丹参 10g
香附 10g	益母草 15g	红花 10g	桃仁 10g
炒白芍 10g	夜交藤 15g	酸枣仁 15g	生甘草 6g

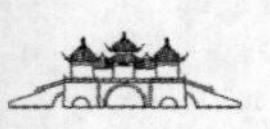

主治：用于妇女月经过少、月经延期、经期腹痛伴有失眠多梦、面部雀斑或黄褐斑等。

3. 平痤通经方：具有清热平痤，活血通经的作用。

黄连 3g	炒黄芩 10g	山栀 10g	银花 10g
连翘 10g	蒲公英 15g	淡竹叶 10g	车前子 15g
桑白皮 10g	陈皮 12g	苡仁 10g	白术 10g
紫草 10g	野菊花 10g	玫瑰花 6g	虎杖 10g
益母草 15g	王不留行子 10g	丹参 10g	生甘草 6g

主治：用于月经量少、月经延期、经期腹痛伴有面部痤疮者。

4. 妊娠咳嗽方：具有疏风清热，化痰止咳的作用。

防风 6g	前胡 10g	陈皮 6g	百部 10g
枇杷叶 12g	射干 6g	薄荷 6g	牛蒡子 10g
连翘 10g	桑白皮 10g	鱼腥草 15g	砂仁 6g
炒黄芩 10g	莱菔子 10g	北沙参 10g	甘草 3g

主治：用于妇女妊娠咳嗽、咯黄痰或者白痰者。

5. 更年安方：具有疏肝解郁，养血安神的作用。

柴胡 12g	陈皮 12g	姜半夏 12g	枳壳 12g
丹皮 12g	黄连 6g	阿胶 10g	山栀 10g
佛手 12g	白芍 10g	香附 10g	川芎 12g
夜交藤 10g	酸枣仁 10g	麦冬 10g	甘草 6g

主治：用于妇女围绝经期，临床主要表现为月经紊乱、心悸不寐、烦躁易怒、潮热阵汗、头痛头晕、手指麻木、关节酸痛、皮肤有蚁走感、口舌干燥、小便频急等。

加减：

（1）头晕头痛明显者加天麻、钩藤、石决明；

（2）失眠心悸者加龙齿、珍珠母、秫米、磁石、合欢皮、五味子、柏子仁；

（3）烘热盗汗者加龟板、鳖甲、浮小麦、地骨皮、糯稻根、桃奴；

（4）腰膝酸软，五心烦热，小便短赤者加知母、黄柏、莲子心、淡竹叶、车前子；

（5）经行不畅，经色紫暗夹有血块者，加益母草、泽兰、桃仁、赤芍、丹参以清热活血；

（6）兼有腰背酸冷者，加补骨脂、菟丝子、淫羊藿、杜仲、附子、肉桂、肉苁蓉；

（7）口苦口干，郁火较甚者加龙胆草、生地、青蒿、地骨皮。

（七）骨伤、风湿科系列方

1. 健脾益肾强筋方：健脾益肾，强筋止痛。

党参 15g	白术 15g	黄芪 15g	黄精 15g
茯苓 15g	炙甘草 10g	桑寄生 15g	知母 10g
白芍 15g	补骨脂 15g	杜仲 10g	续断 10g
怀牛膝 10g	龟板 10g	木瓜 10g	伸筋草 10g

主治：用于慢性颈肩腰腿痛，表现为以肌肉、筋骨、关节发生酸痛、麻木、重着、屈伸不利，甚或关节肿大灼热等为主要临床表现的病症。

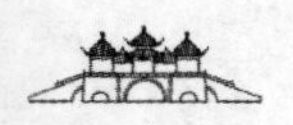

2. 祛风通络止痛：祛风除湿，通络止痛。

防风 12g	荆芥 10g	威灵仙 10g	秦艽 10g
怀牛膝 10g	路路通 10g	鸡血藤 15g	海风藤 10g
独活 10g	青风藤 10g	防己 10g	细辛 3g
丹参 10g	红花 12g	白芍 20g	甘草 6g

主治：用于风湿、类风湿性关节炎等风湿类疾病，表现为全身大、小关节疼痛，遇寒或阴天下雨及劳累后发作或加重。

3. 补气养血止痛方：补气血、益肝肾、止痹痛。

炙黄芪 15g	党参 10g	当归 10g	炒白芍 10g
川芎 10g	熟地 10g	红花 6g	五灵脂 10g
羌活 10g	秦艽 10g	独活 10g	牛膝 10g
地龙 10g	桑寄生 15g	杜仲 10g	炙甘草 6g

主治：用于慢性筋骨病气血亏虚，肝肾不足，风湿痹阻，主要表现为肌肉、筋骨、关节等酸痛、麻木、重着、屈伸不利等。也可应用于风湿类疾病后期，表现为肌肉、筋骨、关节酸痛不适，迁延不愈者。对腰椎间盘突出症、颈肩腰椎痛、膝骨关节炎缓解期、腰肌劳损、骨质疏松等疼痛也有一定的作用。

加减：

（1）慢性筋骨病出现心烦意乱、失眠多梦者加酸枣仁、夜交藤、远志、合欢皮、柏子仁、龙齿等；

（2）疼痛酸甚者加没药、五灵脂、蒲黄、延胡索、地龙、川草乌、附子、乌药、桃仁、莪术等；

（3）兼有头晕头痛目眩者加天麻、钩藤、石决明、密蒙花、白蒺藜、磁石；

（4）兼有酸痛麻木迁延难愈者加鸡血藤、青风藤、络石藤（三藤汤）、海马、穿山龙等；

（5）腰膝酸软、四肢不举、弛缓，甚则肌肉萎缩者加巴戟天、肉苁蓉、山萸肉、补骨脂、菖蒲；

（6）关节乏力重者可加炙龟板、鹿角片或者二仙汤：仙茅、淫羊藿、巴戟天、黄柏、当归，温补填精；

（7）局部肿胀甚者加泽泻、猪苓、车前子利水通络消肿。

（八）皮肤、外科系列方

1. 清热养血生发方：

黄连 6g	炒黄芩 10g	银花 10g	山栀 10g
熟地 10g	吴茱萸 9g	制首乌 10g	枸杞 10g
旱莲草 10g	当归 10g	阿胶 6g	火麻仁 10g
淡竹叶 10g	甘草 3g		

主治：用于脂溢性脱发。患者头发稀疏，脱落，出油。也可出现头皮瘙痒症状，抓挠后头发脱落，或有头皮屑出现，抑或出现丘疹等。

2. 清热养血止痒方：

生地 10g	桑白皮 10g	地肤子 10g	防风 6g
木香 6g	白术 10g	苦参 10g	炒黄芩 10g
白鲜皮 10g	苍耳子 10g	丹皮 10g	紫草 10g
鸡血藤 15g	砂仁 6g	夜交藤 15g	生甘草 6g

主治：用于皮肤瘙痒症，患症见皮肤瘙痒，皮肤上如有蚂蚁爬行，严重的甚至发生睡眠障碍。由于瘙痒，患者会反复抓挠，皮肤可发红、粗糙、隆起，严重者可流血甚至继发感染。

3. 清热燥湿平痤方：

黄连 6g　炒黄芩 10g　山栀 10g　银花 10g
连翘 10g　蒲公英 15g　淡竹叶 10g　车前子 15g
桑白皮 10g　陈皮 12g　苡仁 10g　紫草 10g
砂仁 6g　野菊花 10g　丹皮 10g　虎杖 10g

主治：用于痤疮患者，症见面部或者胸部、背部生痘，面部潮红，皮肤瘙痒，舌红、苔黄或苔薄黄或黄腻等。其病损的部位也可出现凹凸不平或留下疤痕。女性患者可出现月经不调、月经过少，甚至不孕等。

4. 平痤泡服方：

银花 30g　荷叶 30g　淡竹叶 30g　决明子 75g
野菊花 45g　苦丁茶 30g

主治：用于痤疮患者的序贯治疗或同步治疗（加强疗效）。每次 10–15g，泡服或煎水代茶饮。

5. 清热凉血止痛方：

蒲公英 15g　银花 10g　乌梅 10g　白芍 20g
当归 10g　生地 10g　丹皮 10g　红花 6g
丝瓜络 10g　鸡血藤 15g　黄芪 10g　生甘草 6g

主治：用于治疗带状疱疹。发生于患者身体任何部位，如胸部、腹部及四肢，出现皮肤灼热或者神经痛，甚至头、面（特别是眼睛症状最重）部出现疼痛。随后出现皮疹，主要是丘疱疹和水疱。水疱和结痂可以互见。也可伴有全身乏力、低热、纳差等。

6. 足癣泡足方：具有清热利湿，疗癣的作用，其中多数药物具有抗真菌作用。

藿香 30g	地肤子 30g	白鲜皮 30g	土茯苓 30g
苦参 30g	蒲公英 30g	生地 10g	当归 10g
六一散 15g	苡仁 30g	土荆皮 30g	花椒 6g

* 上方去土荆皮、花椒，减半量可以内服，用于足癣合并感染者

7. 十全大补汤：

熟地 10g	白芍 10g	当归 10g	川芎 12g
党参 10g	白术 10g	茯苓 10g	甘草 6g
黄芪 20g	黄精 20g	木香 12g	砂仁 6g
陈皮 12g	阿胶 10g	鹿角片 3g	龟板 10g

主治：用于各种皮肤病、外科疮疡，久治不愈。表现为正气不足，气血亏虚，阴阳失调者。

第二篇 临证医案

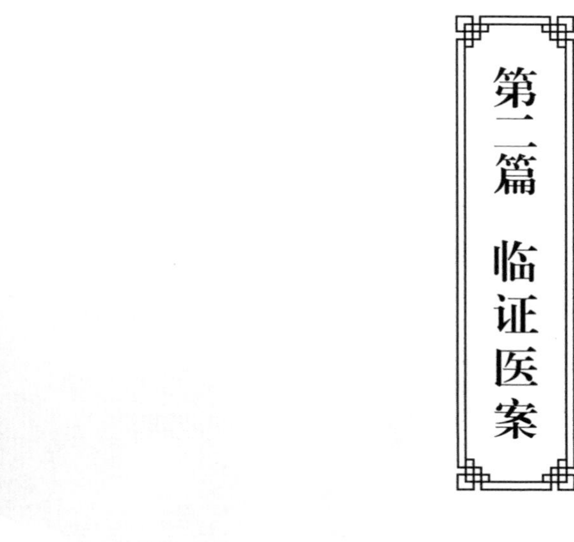

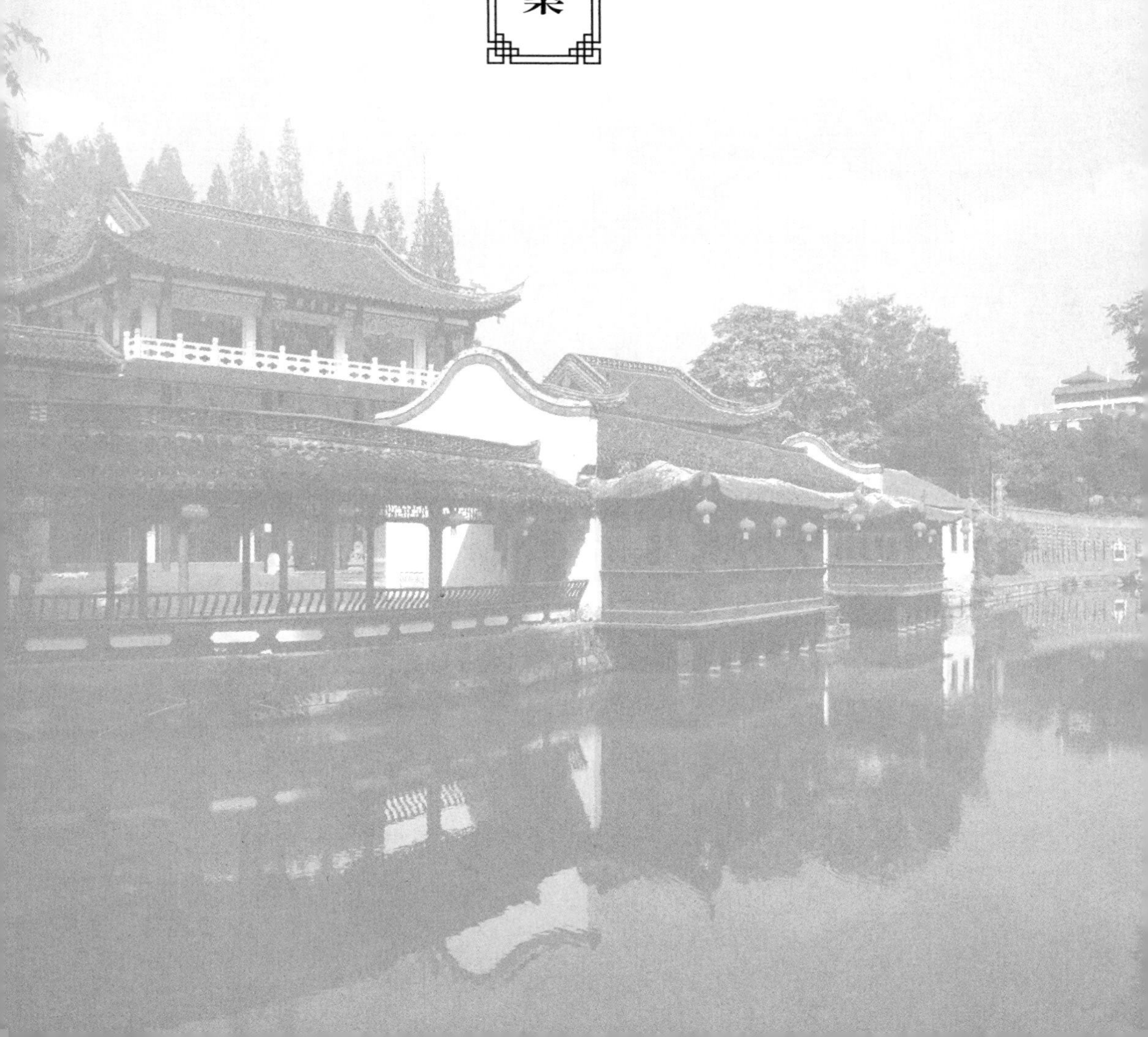

（一）咳嗽

◎ 案例 1：曹某某，男，61 岁　门诊号：10526046

就诊日期：2011－08－17

主症：咳嗽 3 个月。

现病史：患者 3 个月前就出现咳嗽，咳少量黄痰，但无发热及咯血、盗汗。在当地医院胸部 CT 检查提示：两下肺炎症。在单位医院住院经抗生素及对症治疗后，病情减而未已，仍然咳嗽，无痰，咽部疼痛，间有盗汗、体乏无力，要求中药治疗。追诉，患者病程中无咯血、发热，有头孢菌素过敏史。

查体：神清，咽部充血，两肺呼吸音粗，未闻及干湿性啰音。舌红，苔白罩黄，脉滑。

中医诊断：咳嗽 － 风热犯肺，肺肾亏虚

西医诊断：两下肺炎症

治疗：

1. 急则治其标，先予疏风清肺止咳之剂治其标，病情缓解后再予补肺益肾之剂治其本，予经验方“止咳 3 号方”加减，方药如下：

防风 12g　　荆芥 10g　　前胡 10g　　陈皮 6g

百部 10g	桔梗 6g	枇杷叶 12g	射干 6g
薄荷 6g	连翘 10g	杏仁 10g	苏子 10g
牛蒡子 10g	山栀 10g	葶苈子 10g	川贝母粉 3g
桑白皮 10g	炒黄芩 10g	黄精 15g	生甘草 6g

5 剂，颗粒剂，每日一剂，冲服两次

2. 胖大海 1-2 枚，木蝴蝶、金银花、麦冬各 3-5g 泡服，代茶饮。

3. 嘱忌虾、蟹等海鲜，花椒、大料等辛辣之物，配合食疗。

复诊日期：2011-08-22

现病史：咳嗽好转，咽痛，盗汗，乏力减轻，舌红，苔薄黄，脉滑。

治疗：效不更方，原方 7 剂，颗粒剂。每日一剂，冲服两次。

复诊日期：2011-09-01

现病史：咳嗽乏力进一步减轻，精神饱满。昨天当地医院复查胸部 CT：两肺炎症较前明显吸收。

查体：神清，咽部无充血，两肺呼吸音稍粗，舌红，苔薄黄，脉沉。

治疗：

1. 继予原方加减，方药如下：

桑白皮 10g	炒黄芩 10g	前胡 10g	陈皮 6g
百部 10g	桔梗 6g	枇杷叶 12g	射干 6g
薄荷 6g	连翘 10g	杏仁 10g	苏子 10g
牛蒡子 10g	山栀 10g	党参 15g	熟地 10g
黄精 15g	生甘草 6g		

7 剂，颗粒剂，每日一剂，冲服两次。

2. 补肺止咳膏 4 瓶（可服一个月），每日 2 次，每次 20-30g，序贯治疗，健脾补肺益肾治其本。

复诊日期：2011－10－10

现病史：经服用中药汤剂及膏方序贯治疗，患者已无咳嗽乏力，一般情况良好。当地医院复查胸部 CT：两肺炎症已吸收。

治疗：继予紫河车 100g、蛤蚧 2 对、西洋参 100g 研粉装胶囊。每日 2 次，每次 3 粒，巩固疗效。

随访一年，患者无不适，体质较前增强，也很少感冒。

按：肺炎患者，经抗感染等对症处理后，病情减而未已，且体质已虚，这时予中药治疗，是很好的选择。先予汤药及中药泡服，疏风清肺止咳治其标，病情缓解后再予膏方及补益中药研粉装胶囊口服，补肺益肾治其本。中药多途径、多方法治疗，使患者很快恢复，炎症很快消失吸收，而且体质得到增强。

◎ 案例 2：董某某，男，20 岁　门诊号：1608290099

就诊日期：2016－08－29

主症：咳嗽、鼻塞 2 天 .

现病史：2 天前患者出现咳嗽，咯少量黄白痰，伴鼻塞流涕，无发热。

中医诊断：咳嗽 － 风热犯肺，肺脾气虚

西医诊断：上呼吸道感染

治疗：予疏风清热化痰止咳之剂，经验方“止咳 3 号方”加减，方药如下：

防风 12g	荆芥 6g	桑叶 10g	前胡 10g
陈皮 6g	百部 10g	桔梗 6g	枇杷叶 12g
薄荷 6g	连翘 10g	杏仁 10g	射干 6g

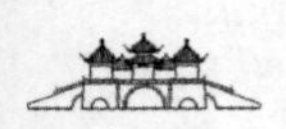

牛蒡子 10g	藿香 10g	辛夷花 6g	甘草 6g

4 剂，颗粒剂，每日一剂，冲服两次

追诉患者服用 2 剂后，病情缓解。

◎ 案例 3：冯某某，男，81 岁　门诊号：12021400062

就诊日期：2021－05－10

主症：咳嗽 3 个月，加重半月。

现病史：患者 3 个月前就出现咳嗽，咳少量白痰，近半个月加重，但无发热及咯血、盗汗。在当地医院经对症治疗后，病情未缓，反咳嗽加重，且日轻夜重，寐差乏力。当地胸部 CT 检查提示：慢支，右肺中叶慢性炎症。要求中药治疗。

查体：两肺呼吸音粗，舌红，少苔，脉沉。

中医诊断：咳嗽－痰热郁肺，脾肺气虚

西医诊断：1. 支气管炎；2. 慢性肺炎

治疗：

1. 急则治其标，先予清肺化痰止咳之剂，参以养心安神剂口服治其标，病情缓解后再予健脾补肺之剂治其本，予本人经验方“止咳 1 号方”加减，方药如下：

桑白皮 10g	炒黄芩 10g	蒲公英 15g	杏仁 10g
白前 10g	枇杷叶 12g	百部 10g	陈皮 6g
川贝母粉 3g	射干 12g	葶苈子 10	款冬花 10g
五味子 10g	凤凰衣 5g	猫爪草 15g	鱼腥草 15g
肿节风 15g	茯神 10g	酸枣仁 15g	生甘草 6g

7 剂，颗粒剂，每日一剂，冲服两次

2. 嘱忌虾、蟹等海鲜，花椒、大料等辛辣之物，配合食疗。

复诊日期：2021—05—17

现病史：诸症好转，舌红，苔薄黄，脉沉。

治疗：效不更方，原方 7 剂，颗粒剂，每日一剂，冲服两次。

复诊日期：2021—05—24

现病史：咳嗽已缓，睡眠转佳。舌红，苔薄黄，脉沉。

治疗：

1. 原方加减，去杏仁 10g、枇杷叶 12g，加麦冬 10g、黄精 15g，方药如下：

桑白皮 10g	炒黄芩 10g	蒲公英 15g	白前 10g
百部 10g	陈皮 6g	川贝母粉 3g	射干 12g
葶苈子 10	款冬花 10g	五味子 10g	凤凰衣 5g
猫爪草 15g	鱼腥草 15g	肿节风 15g	茯神 10g
酸枣仁 15g	麦冬 10g	黄精 15g	生甘草 6g

10 剂，颗粒剂，每日一剂，冲服两次

2. 补肺止咳膏 4 瓶（可服一个月），每日 2 次，每次 20—30g，序贯治疗。

复诊日期：2021—07—12

现病史：病情稳定，无咳嗽乏力，精神饱满。

治疗：补肺止咳膏继续巩固治疗，复查胸部 CT。

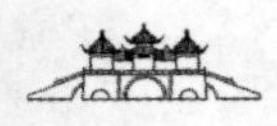

◎ 案例 4：杭某某，女，60 岁　门诊号：1904100366

就诊日期：2019－06－17

主症：咳嗽、无痰 1 个月，伴不寐。

现病史：患者 1 月前出现咳嗽，无痰，自服消炎药无明显缓解。后 2019－06－08 在当地健康体检中心体检，查胸部 CT：两肺纹理增多，两肺多发微小结节，直径约 2mm－3mm，右肺下叶后基底段见结节状钙化灶。现来院要求中药治疗。刻下：咳嗽，无痰，劳累后加重，入睡困难，睡眠欠安。舌红，苔黄根腻，边有齿痕，脉沉。

既往史：有“系统性红斑狼疮”病史 40 年余，现“强的松（泼尼松）5mg qd”维持治疗 30 余年。

中医诊断：1. 咳嗽；2. 肺积　中医辨证：脾肺气虚，痰热瘀结

西医诊断：1. 支气管炎；2. 肺结节病

治疗：予健脾补肺止咳之剂，参以安神散结，方药如下：

党参 30g	白术 20g	黄芪 10g	炙甘草 6g
陈皮 6g	木香 6g	砂仁 6g	熟地 10g
黄精 30g	肿节风 15g	莪术 15g	醋鳖甲 15g
夏枯草 15g	葶苈子 10g	桑白皮 10g	百部 10g
川贝母 3g	射干 12g	五味子 6g	款冬花 10g
苏子 10g	人参叶 10g	夜交藤 30g	酸枣仁 10g
猫爪草 30g			

7 剂，颗粒剂，每日一剂，冲服两次

复诊日期：2019－06－24

现病史：药后咳嗽好转，睡眠改善，舌红，苔黄，边有齿痕，脉沉。

治疗：效不更方，原方继服 10 剂，颗粒剂，每日一剂，冲服两次。

复诊日期：2019－07－04

现病史：咳嗽已止，舌红，苔黄，边有齿痕，脉沉。

治疗：原方加减，继续巩固治疗，方药如下：

党参 30g	白术 20g	黄芪 10g	炙甘草 6g
陈皮 6g	木香 6g	砂仁 6g	熟地 10g
黄精 30g	肿节风 15g	莪术 15g	醋鳖甲 15g
夏枯草 15g	桑白皮 10g	百部 10g	山慈菇 10g
夜交藤 30g	酸枣仁 10g	猫爪草 30g	石见穿 10g

14 剂，颗粒剂，每日一剂，冲服两次

复诊日期：2019－07－19

治疗：诸症已缓，原方继服 14 剂，巩固治疗。

停药 2 个月后，复查胸部 CT 示：两肺纹理增多。

◎ 案例 5：何某某，女，30 岁　门诊号 2101190150

就诊日期：2021－05－11

主症：咳嗽反复发作 8 月，加重 1 月。

现病史：患者曾在外院用抗菌药物及对症处理，病情未缓，支气管舒张试验（+），就诊时咳嗽频作，咳少量黄白痰，不易咳出，舌红，苔黄，脉滑。

既往史：有过敏性鼻炎病史。

中医诊断：咳嗽 － 痰热郁肺

西医诊断：咳嗽变异性哮喘

治疗：予经验方“止咳 1 号方”加减，清肺化痰止咳，参以健脾补肺，方药如下：

桑白皮 10g	炒黄芩 10g	蒲公英 15g	杏仁 10g
白前 10g	枇杷叶 6g	百部 10g	陈皮 6g
桔梗 6g	射干 12g	甘草 6g	葶苈子 10g
款冬花 10g	苏子 10g	瓜蒌皮 10g	苍耳子 10g
蝉衣 6g	川贝母 3g	五味子 6g	黄精 20g
党参 20g			

7 剂，颗粒剂，每日一剂，冲服两次

复诊日期：2021-05-19

治疗：症状缓解，原方五味子改牛蒡子继服，方药如下：

桑白皮 10g	炒黄芩 10g	蒲公英 15g	杏仁 10g
白前 10g	枇杷叶 6g	百部 10g	陈皮 6g
桔梗 6g	射干 12g	甘草 6g	葶苈子 10g
款冬花 10g	苏子 10g	瓜蒌皮 10g	苍耳子 10g
蝉衣 6g	川贝母 3g	牛蒡子 10g	黄精 20g
党参 20g			

7 剂，颗粒剂，每日一剂，冲服两次

按：该患者咳嗽 8 个月，在外院一直治疗，咳嗽不缓解，诊断为“咳嗽变异性哮喘”。就诊的时候咳嗽较重，咳嗽，咯黄白痰。既往有过敏性鼻炎病史。中医诊断：咳嗽；中医辨证：痰热郁肺。所以予本人的经验方“止咳 1 号方”加减，以清肺化痰止咳，因为病程较久，估计有脾虚肺虚，所以在“止咳 1 号方”的基础上，加用了健脾补肺的党参、黄精以辅助正气，使痰清咳止，为防止复发予补肺止咳膏序贯治疗，健脾补肺。

◎ 案例6：梁某，男，35岁　门诊号：1702230212

就诊日期：2017－02－23

主症：反复咳嗽7年，加重3个月。

现病史：患者七年前就开始出现反复咳嗽、咯痰，痰色或黄或白，经中西药治疗后病情未缓。刻下：咳嗽、咯痰，或黄或白，劳累后加重，乏力。舌红，苔薄黄，边有齿痕。脉沉。

既往史：有“过敏性鼻炎”病史20余年。

辅助检查：胸部CT检查未见明显异常。

中医诊断：咳嗽－脾肺肾虚，痰热郁肺

西医诊断：咳嗽变异性哮喘

治疗：予健脾补肺益肾、化痰止咳通窍之剂，方药如下：

党参 30g	白术 20g	黄芪 10g	炙甘草 6g
陈皮 6g	木香 6g	砂仁 6g	熟地 10g
黄精 30g	鹿角片 6g	炙龟板 10g	北沙参 15g
葶苈子 10g	款冬花 10g	桑白皮 10g	百部 10g
瓜蒌皮 10g	藿香 12g	玄参 6g	苍耳子 10g
辛夷花 10g	蝉衣 3g	防风 10g	人参叶 10g

7剂，颗粒剂，每日一剂，冲服两次

复诊日期：2017－03－02

现病史：服用前方后，病情明显好转。舌红，苔薄黄罩白，脉沉。

治疗：

1. 原方去蝉衣3g，加白芷10g。继服10剂，颗粒剂，每日一剂，冲服两次。

2. 原方加减后加味加量，浓煎后加蜂蜜收膏，上方服完后，序贯治疗，方药如下：

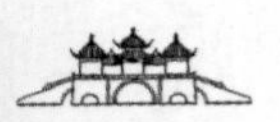

党参 250g	白术 250g	黄芪 250g	炙甘草 180g
陈皮 250g	木香 250g	砂仁 250g	熟地 300g
黄精 300g	鹿角胶 200g	炙龟板胶 200g	北沙参 250g
怀山药 300g	山萸肉 250g	何首乌 250g	当归 250g
枸杞子 250g	茯苓 250g	补骨脂 250g	鸡内金 250g
六曲 250g	谷芽 250g	焦山楂 250g	五味子 250g
款冬花 250g	紫菀 250g	桑白皮 250g	黄芩 250g
瓜蒌皮 250g	藿香 250g	玄参 250g	苍耳子 250g
防风 250g	蛤蚧 2 对	沉香 60g	西洋参 100g

每日两次，每次 20g

随访三年没有复发。

◎ 案例 7：刘某，男，24 岁　门诊号：2105030186

就诊日期： 2021-05-03

主症： 持续咳嗽 6 年。

现病史： 肺结核病史 6 年，在当地传染病院抗痨治疗，疗程已结束。但一直咳嗽，无痰。多家医院治疗后未缓解，焦虑。来我院门诊就诊，要求中药治疗。舌红，苔黄底白，脉滑。

中医诊断： 咳嗽 – 肺脾肾虚，痰热郁肺

治疗：

1. 方以健脾补肺益肾、清肺化痰止咳之剂，参以疏郁，予本人经验方“健脾补肺止咳方”加减，方药如下：

党参 30g	白术 10g	茯苓 10g	甘草 3g
陈皮 10g	姜半夏 6g	黄芪 10g	木香 6g
紫河车 3g	黄精 30g	大贝母 10g	桑白皮 10g

射干 12g　　百部 12g　　猫爪草 20g　　蒲公英 30g
蝉衣 10g　　牛蒡子 10g　　橘红 6g　　佛手 10g
香附 10g

7 剂，颗粒剂，每日一剂，冲服两次

2. 金水宝片（每天 3 次，每次 5 片）。

复诊日期：2021－05－10

现病史：药后咳嗽稍减轻，舌红，苔薄黄，脉沉。

辅助检查：（2021－04－30 扬州市三院）复查胸部 CT：1. 左肺上叶结核，较前片（2019－01－04 CT）大致相仿；2. 左侧胸膜局限性增厚粘连。

治疗：

1. 中药前方加减，方药如下：

党参 30g　　白术 10g　　甘草 3g　　麦冬 10g
陈皮 10g　　石榴皮 10g　　黄芪 20g　　木香 6g
紫河车 3g　　黄精 30g　　大贝母 10g　　桑白皮 10g
射干 12g　　百部 12g　　猫爪草 30g　　蒲公英 30g
蝉衣 10g　　牛蒡子 10g　　橘红 6g　　诃子 10g

10 剂，颗粒剂，每日一剂，冲服两次

2. 金水宝片（每天 3 次，每次 5 片）。

复诊日期：2021－06－01

现病史：咳嗽已止，无明显不适，寐安，食纳佳。

治疗：

1. 中药原方 14 剂继服，每日一剂，水煎服两次。

2. 金水宝片（每天 3 次，每次 5 片）。

复诊日期：2021–06–15

现病史：病情尚稳定，精神较前好转，一般情况良好。舌红，苔薄白，边有齿痕，但较前好转，脉沉。

治疗：原方 14 剂继服，每日一剂，水煎服两次，巩固治疗。

复诊日期：2021–09–03

辅助检查：复查胸部 CT：左肺结核病灶已钙化。

治疗：继予补肺止咳膏 4 瓶（每日 2 次，每次 20–30g），序贯治疗，巩固疗效。

◎ 案例 8：毛某某，男 66 岁　门诊号：1707170180

就诊日期：2021–05–17

现病史：喉中多痰，反复发作 30 余年，伴活动后咳嗽气喘，血尿酸高，舌红，苔黄，脉滑。

中医诊断：咳嗽 – 痰热郁肺

治疗：予清肺化痰、止咳平喘之剂，本人经验方“止咳 1 号方”加减，方药如下：

桑白皮 20g	炒黄芩 10g	蒲公英 15g	杏仁 10g
白前 10g	枇杷叶 6g	百部 10g	陈皮 6g
桔梗 6g	射干 12g	甘草 6g	葶苈子 10g
款冬花 10g	苏子 10g	瓜蒌皮 10g	白芥子 10g
猫爪草 20g	泽泻 10g	鱼腥草 15g	茵陈 15g
川贝母 4g	紫菀 6g		

4 剂，每日一剂，煎服两次

复诊日期：2021—05—21

现病史：咳嗽气喘好转，咯痰减少，舌红，苔黄，脉滑。痰培养阴性。

治疗：中药原方去泽泻 10g，加车前子 10g，方药如下：

桑白皮 20g	牛蒡子 10g	蒲公英 15g	杏仁 10g
白前 10g	枇杷叶 6g	百部 10g	陈皮 6g
桔梗 6g	射干 12g	甘草 6g	葶苈子 10g
款冬花 10g	苏子 10g	瓜蒌皮 10g	白芥子 10g
猫爪草 20g	鱼腥草 15g	茵陈 15g	川贝母 4g
紫菀 6g	车前子 10g		

7 剂，每日一剂，煎服两次

复诊日期：2021—05—28

现病史：病情继续好转，间有胃气上逆之感，舌红，苔黄，脉滑。

治疗：中药原方加旋覆花、代赭石加减，方药如下：

桑白皮 20g	牛蒡子 10g	蒲公英 15g	杏仁 10g
白前 10g	枇杷叶 6g	百部 10g	陈皮 6g
桔梗 6g	射干 12g	甘草 6g	葶苈子 10g
款冬花 10g	苏子 10g	瓜蒌皮 10g	白芥子 10g
猫爪草 20g	泽泻 10g	鱼腥草 15g	川贝母 4g
紫菀 6g	车前子 10g	旋覆花 12g	代赭石 30g

7 剂，每日一剂，煎服两次

复诊日期：2021—06—04

现病史：诸证消失，舌红，苔黄，脉滑。

治疗：原方去苏子、杏仁，加党参、黄精，巩固疗效，方药如下：

桑白皮 20g	牛蒡子 10g	蒲公英 15g	黄精 20g

白前 10g	枇杷叶 6g	百部 10g	陈皮 6g
桔梗 6g	射干 12g	甘草 6g	葶苈子 10g
款冬花 10g	党参 20g	瓜蒌皮 10g	白芥子 10g
猫爪草 20g	泽泻 10g	鱼腥草 15g	川贝母 4g
紫菀 6g	车前子 10g	旋覆花 12g	代赭石 30g

14 剂，每日一剂，煎服两次

◎ 案例 9：陶某某，女，49 岁　门诊号：2101140416

就诊日期：2021-01-25

主症：失眠反复发作 1 年余，伴咳嗽、咯黄白痰 1 周 .

现病史：患者夜寐欠安，难以入睡 1 年余。1 周前因受凉又增加咳嗽，咯吐黄白黏痰，外院胸部 CT 检查示：两肺纹理增多。已予以口服药物对症治疗，现咳嗽稍有减轻，但仍然咯吐黄白黏痰，并诉肢体关节酸痛，伴有夜寐欠安，入睡困难，醒后难以入睡。要求中药治疗。刻诊：神清，精神萎靡，焦虑面容。舌红，苔薄黄，脉浮缓。

中医诊断：1. 咳嗽；2. 不寐　　**中医辨证**：1. 风寒化热，肺失清肃；2. 心血不足，心神失养

西医诊断：1. 支气管炎；2. 神经衰弱

治疗：急则治其标，拟方疏风清肺、化痰止咳佐以养血安神，以经验方“止咳 3 号方”加减，方药如下：

防风 12g	前胡 10g	陈皮 6g	百部 10g
桔梗 6g	枇杷叶 10g	射干 6g	甘草 6g
薄荷 6g	连翘 10g	山栀 10g	橘红 6g
葶苈子 10g	款冬花 10g	桑白皮 15g	威灵仙 10g
川贝母 3g	鸡血藤 10g	秦艽 10g	夜交藤 15g

酸枣仁 15g　　夜交藤 15g

7 剂　每日一剂，水煎服

复诊日期：2021–02–01

现病史：患者诉咳嗽、咳痰明显减轻，肢体酸痛缓解，睡眠较前改善，舌红，苔薄黄，脉浮缓。

治疗：予以原方加白芍，方药如下：

防风 12g　　前胡 10g　　陈皮 6g　　百部 10g
桔梗 6g　　枇杷叶 10g　　射干 6g　　甘草 6g
薄荷 6g　　连翘 10g　　夜交藤 15g　　山栀 10g
葶苈子 10g　　款冬花 10g　　桑白皮 15g　　橘红 6g
川贝母 3g　　鸡血藤 10g　　秦艽 10g　　威灵仙 10g
酸枣仁 15g　　白芍 20g

7 剂，每日一剂，水煎服

复诊日期：2021–02–08

现病史：患者诉经前治疗后咳嗽偶尔发作，但仍时有咯吐少量黄白黏痰，夜间睡眠明显改善，但诉偶有头晕不适，舌红，苔薄黄，脉浮缓。

治疗：予以原方去橘红 6g，加天麻、钩藤，方药如下：

防风 12g　　前胡 10g　　陈皮 6g　　百部 10g
桔梗 6g　　枇杷叶 10g　　射干 6g　　甘草 6g
薄荷 6g　　连翘 10g　　夜交藤 15g　　山栀 10g
葶苈子 10g　　款冬花 10g　　桑白皮 15g　　川贝母 3g
鸡血藤 10g　　秦艽 10g　　威灵仙 10　　酸枣仁 15g
白芍 20g　　天麻 10g　　钩藤 10g

14 剂，每日一剂，水煎服

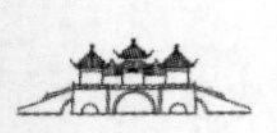

复诊日期：2021--05-18

现病史：患者诉此前经中药对症治疗后诸症消除，近期因侄女病情心情抑郁，再次有失眠头晕症状，1 周前不慎受凉后咳嗽再作，咯吐少许黄白黏痰，不易咯出，局部肢体酸痛隐作，故再次就诊。刻诊：神清，焦虑面容，舌红，苔薄黄，脉浮。

治疗：方药如下：

桔梗 6g	枇杷叶 10g	射干 6g	甘草 6g
薄荷 6g	连翘 10g	夜交藤 15g	山栀 10g
葶苈子 10g	款冬花 10g	桑白皮 15g	橘红 6g
川贝母 3g	鸡血藤 10g	秦艽 10g	威灵仙 10g
酸枣仁 15g	炙麻黄 3g	白芍 20g	天麻 10g

14 剂，每日一剂，水煎服

复诊日期：2021－06－01

现病史：患者经前治疗，诸症明显好转，原方巩固治疗 1 周缓解。

◎ 案例 10：熊某某，女，35 岁　门诊号：1810090328

就诊日期：2021－06－16

主症：咳嗽发作 1 月余。

现病史：患者 1 月余前出现咳嗽、胸闷，咳少量白痰，在外院诊断为“咳嗽变异性哮喘”，经中西药治疗后未见缓解，要求中药治疗。

既往史：有“过敏性鼻炎”病史 10 余年，咳嗽反复发作。

中医诊断：咳嗽 － 肺脾肾虚，痰浊内阻

治疗：

1. 方拟健脾补肺益肾、化痰止咳通窍之剂，予本人“健脾补肺止咳方”加减，方药如下：

党参 15g	白术 10g	茯苓 10g	甘草 3g
炙黄芪 10g	陈皮 10g	法半夏 6g	木香 6g
砂仁 6g	桔梗 6g	紫菀 6g	蜜百部 10g
白前 10g	苍耳子 10g	藿香 10g	辛夷花 6g
麦冬 10g	北沙参 10g	五味子 6g	黄精 20g

7 剂，颗粒剂，每日一剂，冲服两次

2. 黄龙咳喘胶囊（每天 3 次，每次 4 粒）。

3. 肺力咳合剂（每天 3 次，每次 20ml）。

4. 嘱忌口（忌虾、蟹等海鲜，花椒、大料等辛辣之物），注意保暖及生活起居。

复诊日期：2021－06－23

现病史：患者诉服药后咳嗽胸闷缓解，无痰。舌红，苔薄黄，脉滑。

治疗：

1. 原方去北沙参，加党参 20g，继服 7 剂，颗粒剂，每日一剂，冲服两次。

2. 膏方继服序贯治疗，作夏季保养，巩固疗效，方药如下：

党参 25g	黄芪 35g	白术 25g	茯苓 25g
山药 30g	山萸肉 25g	玄参 25g	当归 25g
赤芍 25g	白芍 25g	黄精 25g	天冬 25g
麦冬 25g	陈皮 25g	法半夏 25g	五味子 25g
南沙参 25g	北沙参 25g	杏仁 25g	前胡 25g
大贝母 25g	枇杷叶 25g	百部 25g	紫菀 25g
款冬花 25g	苏子 25g	苏叶 25g	生地 25g
白前 25g	砂仁 5g	沉香 3g	炙甘草 5g

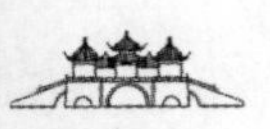

◎ 案例 11：徐某，女，46 岁　门诊号：1000319424

就诊日期：2016－10－19

主症：咳嗽 10 月余，伴皮肤瘙痒。

现病史：患者 10 月余前就出现咳嗽，咳少量白痰，不易咯出。3 个月前于江都人民医院作胸部 CT 检查：提示左肺少许炎症、纤维灶。经抗感染治疗后，病情未缓，后又去苏北医院门诊，经对症治疗后病情仍未缓，要求中药治疗。病程中，伴皮肤瘙痒，不寐，但无发热及咯血、盗汗。曾经去南京皮肤病防治所就诊，诊断为：皮肤真菌感染，已予对症治疗。

查体：神清，咽部充血，双手满布皮疹抓痕，浅表淋巴结未及，两肺呼吸音粗，舌红，苔白罩黄，脉滑。

辅助检查：胸部 CT 示：两肺炎性病变，左肺上叶为著，大部分呈慢性改变，两肺纹理增多。血常规正常。

既往史：有子宫肌瘤（37mm × 32mm）、盆腔积液、乳腺增生、腋下淋巴结肿大病史。

中医诊断：1. 咳嗽　　中医辨证：痰热郁肺，脾肺气虚；2. 皮肤瘙痒－湿热浸淫

西医诊断：1. 慢性肺炎；2. 支气管炎；3. 皮肤真菌感染

治疗：

1. 急则治其标，先予清肺化痰止咳、清热利湿止痒之剂，病情缓解后再予健脾补肺之剂治其本，予经验方“止咳 1 号方”加减，方药如下：

桑白皮 10g	炒黄芩 10g	蒲公英 15g	杏仁 10g
白前 10g	枇杷叶 12g	百部 10g	陈皮 6g
川贝母粉 3g	射干 12g	葶苈子 10	款冬花 10g
凤凰衣 5g	猫爪草 15g	鱼腥草 15g	五味子 10g

茯神 10g	地肤子 15g	白鲜皮 15g	生甘草 6g

7 剂，每日一剂，煎服两次。药渣煎水可泡手脚，不超过 20 分钟

2. 嘱忌虾、蟹等海鲜，花椒、大料等辛辣之物，配合食疗。

复诊日期：2016−10−26

现病史：咳嗽好转，皮肤瘙痒减轻，睡眠稍改善，舌红，苔薄黄，脉滑。

治疗：效不更方，原方 7 剂，每日一剂，煎服两次。药渣煎水可泡手脚，不超过 20 分钟。

复诊日期：2016−11−01

现病史：咳嗽明显好转，睡眠转佳，皮肤瘙痒明显减轻，舌红，苔薄黄，脉滑。

治疗：

1. 原方加减，去杏仁 10g、枇杷叶 12g，加麦冬 10g、黄精 15g，方药如下：

桑白皮 10g	炒黄芩 10g	蒲公英 15g	白前 10g
百部 10g	陈皮 6g	川贝母粉 3g	射干 12g
葶苈子 10g	款冬花 10g	五味子 10g	凤凰衣 5g
猫爪草 15g	鱼腥草 15g	地肤子 15g	茯神 10g
白鲜皮 15g	麦冬 10g	黄精 15g	生甘草 6g

7 剂，每日一剂，煎服两次。药渣煎水可泡手脚，不超过 20 分钟

复诊日期：2016−11−08

现病史：咳嗽已缓，皮肤瘙痒进一步减轻，睡眠明显改善，精神饱满，舌红，苔薄黄，脉滑。

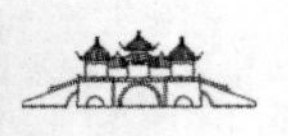

治疗：

1. 原方去川贝母粉 3g、凤凰衣 5g，加党参 15g、熟地 10g。10 剂，每日一剂，煎服两次。药渣煎水可泡手脚，不超过 20 分钟。

2. 膏方序贯治疗，健脾补肺益肾治其本。上方加减后，加味加量浓煎后加蜂蜜 1000 克收膏，每日两次，每次 20–30g，继用。方药如下：

党参 250g	茯苓 250g	白术 250g	陈皮 250g
半夏 250g	木香 250g	砂仁 250g	山药 300g
熟地 300g	山萸肉 250g	北沙参 250g	当归 250g
黄精 300g	黄芪 250g	紫河车 100g	蛤蚧 2 对
枸杞 250g	麦芽 250g	谷芽 250g	鸡内金 250g
六曲 250g	焦山楂 250g	桑白皮 250g	黄芩 250g
蒲公英 250g	猫爪草 250g	鱼腥草 250g	百部 250g
紫菀 250g	葶苈子 250g	款冬花 250g	苏子 250g
夜交藤 250g	酸枣仁 250g	五味子 250g	苦参 250g
地肤子 250g	白鲜皮 250g	甘草 250g	东阿阿胶 250g

3. 仍嘱忌口。

4. 膏方服完后，择期复查胸部 CT。

经前汤药和膏方序贯治疗，患者病情逐步好转，诸症消失。膏方服完后，当地医院复查胸部 CT 提示肺部炎症已吸收消失，少许纤维化，两肺纹理增多。此后每年冬季均配制膏方巩固疗效，预防复发。随访 3 年，病情稳定，平素也注意了生活起居和忌口，皮肤病也未复发。

按：患者肺部炎症合并皮肤真菌感染，西医治疗后病情未缓，要求中医治疗。中医诊断为：1. 咳嗽 2. 皮肤瘙痒症；辨证属于痰热郁肺，脾肺气虚，湿热浸淫皮肤。故治疗先予清肺化痰止咳、清热利湿止痒之剂治其标，病情缓解后，继予健脾补肺益肾膏方序贯治疗治其本，加上每年冬季的中医中药保健，注意生活起居和忌口，病情稳定无复发，而且皮肤病也未复发，此印证了肺主皮毛的理论。

◎ 案例12：周某，女，24岁 门诊号：1909020413

就诊日期：2021－05－25

主症：咳嗽反复发作2年，加重3天。

现病史：患者咳嗽反复发作2年，每年累计发作超过3个月，在多家医院治疗，病情未缓。胸部CT示：两肺纹理增多，支气管舒张试验阴性。近3天咳嗽加重，咯白痰，舌红，苔白，脉浮紧。

中医诊断：咳嗽－肺脾气虚，风寒袭肺

西医诊断：慢性支气管炎急性发作

治疗：

1. 急则治其标，予经验方“止咳2号方”加减，疏风宣肺、化痰止咳参以补肺，方药如下：

荆芥10g	防风10g	前胡10g	陈皮6g
百部10g	桔梗6g	枇杷叶12g	射干6g
甘草6g	薄荷6g	连翘10g	杏仁10g
五味子10g	牛蒡子10g	山栀10g	葶苈子10g
款冬花10g	穿山龙10g	黄精20g	党参20g

7剂，每日一剂，水煎服，每日两次

复诊日期：2021－06－01

现病史：咳嗽已缓，无痰。舌红，苔白，脉浮紧。

治疗：

1. 予前方加减，去荆芥，加麦冬。7剂，每日一剂，水煎服，每日

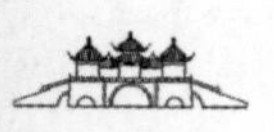

两次。

2. 缓则治其本，予本人经验方补肺止咳膏4瓶（每日2次，每次20g），序贯治疗，以防复发。补肺止咳膏每瓶方药如下：

党参 25g	黄芪 35g	白术 25g	茯苓 25g
山药 30g	山萸肉 25g	玄参 25g	当归 25g
赤芍 25g	白芍 25g	黄精 25g	天冬 25g
麦冬 25g	陈皮 25g	法半夏 25g	五味子 25g
南沙参 25g	北沙参 25g	杏仁 25g	前胡 25g
大贝母 25g	枇杷叶 25g	百部 25g	紫菀 25g
款冬花 25g	苏子 25g	苏叶 25g	生地 25g
白前 25g	砂仁 5g	沉香 3g	炙甘草 5g

◎ 案例13：朱某某，男，12岁　门诊号：2101260258

就诊日期：2021-01-27

主症：咳嗽1周。

现病史：患者咳嗽1周，偶有白痰，夜间稍明显，无胸闷气喘，无畏寒发热，无夜间盗汗，间有鼻塞流涕，口服“阿奇霉素”等，症状未见好转。2天前咳嗽较前加重，伴咽痛。病程中，患者无腹痛腹泻，饮食睡眠尚可，大小便正常。个人史及家族史无特殊，出生时足月顺产。

查体：神清，咽部充血，两侧扁桃体不肿大，舌红，苔薄黄，脉浮。体重55公斤。

中医诊断：咳嗽－风热犯肺

西医诊断：上呼吸道感染

治疗：予疏风宣肺、化痰止咳的经验方“止咳3号方”加减，方药如下：

桑白皮 10g	防风 12g	前胡 10g	陈皮 6g
百部 10g	桔梗 6g	枇杷叶 12g	射干 6g
甘草 6g	薄荷 6g	连翘 10g	杏仁 10g
苍耳子 10g	牛蒡子 10g	山栀 10g	葶苈子 10g
款冬花 10g	炙麻黄 4g		

5 剂，颗粒剂，每日一剂，冲服两次

3 天咳嗽咽痛诸症明显减轻，服用 5 天咳嗽停止，又巩固治疗 2 天。共服用 1 周痊愈。

◎ 案例 14：赵某，男，50 岁　门诊号：1902130071

就诊日期：2019－02－13

主诉：咳嗽反复发作 8 年余，加重半月。

现病史：咳嗽反复发作 8 年余，发作加重半月，咳少许白黏痰，活动后稍气喘，但无畏寒发热，无胸痛、心慌，无夜间阵发性呼吸困难，无咯血盗汗。个人史及家族史无特殊；否认高血压病、冠心病、糖尿病史。

查体：神清，咽部（－），两肺呼吸音粗，未闻及干湿性啰音。舌正红，苔黄底白，边有齿痕，脉滑。

中医诊断：咳嗽－肺脾气虚，风寒袭肺化热

西医诊断：慢性支气管炎急性发作

治疗：急则治其标，先予疏风清热散寒、化痰止咳平喘之剂，予经验方“止咳 2 号方”加味，方药如下：

荆芥 10g	防风 12g	苏子 10g	紫苏叶 10g
白前 10g	前胡 10g	陈皮 12g	砂仁 6g
百部 10g	桔梗 12g	射干 12g	桑白皮 10g

炒黄芩 10g	蒲公英 15g	杏仁 10g	枇杷叶 6g
葶苈子 10g	款冬花 10g	炙麻黄 6g	生甘草 6g

7 剂，每日一剂，煎服两次

疏风清热散寒、化痰止咳平喘方，治疗 1 周后咳嗽气喘缓解。继续予原方巩固治疗 3 天。缓则治其本，予健脾补肺兼以化痰的补肺止咳膏序贯治疗，每日 2 次，每次 20g 口服，防止复发。后来又在夏季进行了冬病夏治的综合治疗，目前病情稳定。

◎ 案例 15：宗某，女，54 岁　门诊号：1812120199

就诊日期：2020-04-06

主症：咳嗽反复发作 2 年余，加重 1 月。

现病史：咳嗽反复发作 2 年余，加重 1 月。咳嗽，咽痒，痒即咳嗽，咳少许白痰或呛咳阵作，偶有气急，遇外界寒热变化、嗅异味后会突发或加重，夜卧咳剧，呈反复性发作，自服多种抗生素及止咳药物病情未缓。某三甲医院做支气管舒张试验（+）；血常规嗜酸粒细胞稍增高；胸部 CT 检查未见异常。其他各种检查正常。诊断为“咳嗽变异性哮喘”，予支气管舒张药物、糖皮质激素治疗一度有效，但患者未遵医嘱治疗。

既往史：有“过敏性鼻炎”病史；其余个人史及家族史无特殊。否认高血压病、冠心病、糖尿病史。

查体：神清，咽部（-），两肺呼吸音稍粗，未闻及干湿性啰音，舌苔薄白，边有齿痕，脉弦。

中医诊断：咳嗽 - 肺脾气虚，风盛挛急

西医诊断：咳嗽变异性哮喘

治法：疏风宣肺，解痉止咳，健脾补肺。

治疗：

1. 急则治其标，先予苏黄止咳汤加减，方药如下：

炙麻黄 6g	蝉蜕 3g	紫苏叶 10g	紫苏子 10g
前胡 10g	五味子 10g	牛蒡子 10g	枇杷叶 15g
荆芥 6g	防风 10g	百部 10g	桔梗 10g
射干 10g	生甘草 6g		

7 剂，每日一剂，煎服两次

2. 并嘱忌口，忌发物（如公鸡、鲤鱼、猪头肉、老鹅、韭菜、洋葱、麻辣之物、花椒、大茴等）。

3. 做痰培养检查。

7 剂中药服完后，咳嗽、咽痒好转，已无气急，痰培养检查（–），继续巩固治疗 1 周，咳嗽缓解。拟予健脾补肺膏方序贯治疗，防止复发，但患者拒绝。

复诊日期：2020–11–16

现病史：患者咳嗽再次发作 2 天，就诊时仍然为干咳无痰，咽痒，偶有气急，流鼻涕。

查体：神清，咽部（–），两肺呼吸音稍粗，未闻及干湿性啰音，舌苔薄白，边有齿痕，脉弦。

诊断辨证与 4 月 6 日相同。故予原方加辛夷 10g，7 剂中药服完后，咳嗽、咽痒好转，已无气急，继续巩固治疗 1 周，咳嗽缓解。后予健脾补肺止咳膏方序贯治疗，补肺止咳膏每日 2 次，每次 20g 口服，防止复发，这次患者没有拒绝。也同意今年夏天冬病夏治。

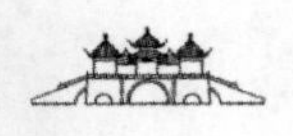

（二）哮喘

◎ 案例 1：冯某某，男，54 岁　门诊号：1207090077

就诊日期：2012-07-09

主症：哮喘发作 1 周，伴咳嗽。

现病史：患者确诊哮喘 10 余年，反复发作。本次发作 1 周，气喘咳嗽，活动后尤甚，用舒利迭可减轻。

查体：神清，两肺呼吸音粗，未闻及干湿性啰音，舌红，边有齿痕，苔薄白，脉滑。

中医诊断：哮病－肺脾气虚，感受寒凉

西医诊断：支气管哮喘急性发作期

治疗：急则治其标，予经验方“止咳 2 号方”加减，疏风宣肺，化痰止咳，参以健脾补肺，方药如下：

荆芥 10g	防风 12g	苏子 10g	紫苏叶 10g
白前 10g	前胡 10g	陈皮 12g	砂仁 6g
百部 10g	桔梗 12g	射干 12g	枇杷叶 12g
炙麻黄 12g	款冬花 10g	葶苈子 10g	黄精 10g
党参 10g	甘草 6g		

4 剂，颗粒剂，每日一剂，冲服两次

复诊日期：2012-07-13

现病史：气喘咳嗽稍减轻，但又诉小便不利，舌红，边有齿痕，苔薄白，脉滑。

治疗：前方加车前子 15g。5 剂，颗粒剂，每日一剂，冲服两次。

复诊日期：2012－09－07

现病史：患者经前治疗，气喘咳嗽缓解。期间停服中药一个半月，又现诉鼻塞、气喘，咳嗽、咯黄痰，舌红，边有齿痕，苔薄白，脉滑。

治疗：

桑白皮 10g	黄芩 10g	蒲公英 15g	杏仁 10g
白前 10g	前胡 10g	枇杷叶 12g	百部 10g
陈皮 12g	桔梗 6g	射干 6g	甘草 6g
细辛 3g	藿香 12g	辛夷花 6g	黄精 10g
党参 10g			

6 剂，颗粒剂，每日一剂，冲服两次

复诊日期：2012－09－13

现病史：药后病情好转，又出现小便不利，继续巩固治疗。舌红，边有齿痕，苔薄白，脉滑。

治疗：

桑白皮 10g	蒲公英 15g	杏仁 10g	枇杷叶 12g
百部 10g	陈皮 12g	射干 6g	甘草 6g
车前子 15g	泽泻 10g	猪苓 10g	木通 3g
山药 10g	黄精 10g		

14 剂，颗粒剂，每日一剂，冲服两次

复诊日期：2012－10－17

现病史：药后病情已缓，舌红，边有齿痕，苔薄白，脉沉。

治疗：缓则治其本，予补肺止咳膏 4 瓶（每日 2 次，每次 20g），巩固治疗，以防复发。

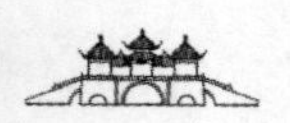

复诊日期：2012-11-28

现病史：感寒后气喘咳嗽再发，但病情较前为轻。舌淡，苔白，边有齿痕，脉浮紧。

治疗：

1. 急则治其标，再予方经验方"止咳 2 号方"加减，方药如下：

荆芥 10g	防风 6g	苏子 10g	白前 10g
葶苈子 10g	陈皮 6g	砂仁 6g	百部 10g
桔梗 6g	紫菀 6g	射干 6g	甘草 6g
山药 20g	炙麻黄 6g	款冬花 10g	细辛 3g

14 剂，颗粒剂，每日一剂，冲服两次

2. 缓则治其本，病情缓解后继予补肺止咳膏 4 瓶序贯治疗（每日 2 次，每次 20g）。

复诊日期：2013-01-02

现病史：无咳嗽气喘，舌淡，苔薄白，边有齿痕，脉缓。

治疗：继续配补肺止咳膏 4 瓶序贯治疗（每日 2 次，每次 20g）。

复诊日期：2013-06-28

现病史：停用膏方 5 个月，感寒后气喘咳嗽又作，咳黄痰。舌淡，苔薄白，边有齿痕，脉浮。

治疗：

1. 急则治其标，予经验方"止咳 1 号方"加减，方药如下：

桑白皮 10g	黄芩 10g	蒲公英 15g	杏仁 10g
枇杷叶 12g	白前 10g	前胡 10g	百部 10g
陈皮 12g	射干 6g	甘草 6g	桔梗 6g
大贝母 10g	款冬花 10g	瓜蒌皮 10g	葶苈子 10g

7 剂，颗粒剂，每日一剂，冲服两次

2. 气喘咳嗽缓解后继予补肺止咳膏。

复诊日期：2013−08−14

现病史：病情稳定，无咳嗽气喘。舌淡，苔薄白，边有齿痕，脉缓。

治疗：补肺止咳膏序贯治疗。

复诊日期：2013−10−06

现病史：感寒后，气喘咳嗽又作，但较前为轻，咳少量白痰。舌淡，苔薄白，边有齿痕，脉浮。

治疗：

1. 方拟“止咳2号方”加减，方药如下：

荆芥 10g	防风 12g	苏子 10g	紫苏叶 10g
积雪草 15g	陈皮 12g	砂仁 6g	百部 10g
桔梗 12g	射干 12g	甘草 6g	细辛 3g
白前 10g	桂枝 6g	前胡 10g	

7剂，颗粒剂，每日一剂，冲服两次

2. 气喘咳嗽缓解后继予补肺止咳膏口服序贯治疗。

复诊日期：2013−12−18，2014−03−07，2014−07−16

治疗：

1. 病情稳定，继续配补肺止咳膏序贯治疗。

2. 适逢夏季，加用穴位贴敷治疗：肺俞（双）、脾俞（双）、肾俞（双）、定喘（双），天突、膻中。

复诊日期：2014−12−10

现病史：感寒后，哮喘发作1周，症状较轻。

查体：两肺呼吸音粗，未闻及干湿性啰音，舌红，边有齿痕，苔薄

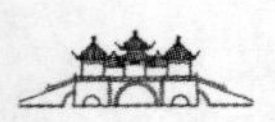

白，脉滑。

治疗：予“止咳2号方”加减，方药如下：

荆芥 10g	防风 12g	苏子 10g	紫苏叶 10g
白前 10g	前胡 10g	陈皮 12g	砂仁 6g
百部 10g	桔梗 12g	射干 12g	甘草 6g
黄芩 10g	橘红 6g	黄精 10g	炙麻黄 6g
细辛 3g	白芥子 10g	白芷 10g	生麻黄 6g

7剂，颗粒剂，每日一剂，冲服两次

复诊日期：2014-01-16

现病史：病情明显好转，舌红，边有齿痕，苔白罩黄，脉滑。

治疗：中药前方加减，7剂，颗粒剂，每日一剂，冲服两次。

复诊日期：2015-06-19，2016-07-01，2017-07-05，2018-07-10，2018-12-19，2019-07-10，2019-12-18，2020-01-18。期间间断服用补肺止咳膏6-8周。无明显不适主诉，病情一直稳定，7年中无发作加重。

◎ 案例2：郭某某，女，72岁　门诊号：2105280079

就诊日期：2021-05-28

主症：咳嗽气喘1年余。

现病史：患者咳嗽气喘1年余，在当地医院诊断为“支气管哮喘”，经对症处理后病情未缓。长期使用“舒利迭气雾剂 50ug/250ug 1吸 bid”。要求中药治疗。

查体：神志清楚，气喘貌，两肺呼吸音粗，呼气延长，闻及痰鸣音。舌红，苔黄，中有裂纹，脉滑。

辅助检查：胸部 CT、血常规、血沉正常。

中医诊断：哮病－肺肾亏虚，痰热郁肺

西医诊断：支气管哮喘

治疗：

1. 急则治其标，先予本人经验方“止咳 1 号方”加减，清肺化痰、止咳平喘治其标，后再予补肺益肾治其本，方药如下：

桑白皮 10g	炒黄芩 10g	蒲公英 15g	杏仁 10g
白前 10g	枇杷叶 6g	百部 10g	陈皮 6g
桔梗 6g	射干 12g	葶苈子 10g	款冬花 10g
苏子 10g	瓜蒌皮 10g	川贝母粉 3g	炙麻黄 8g
橘红 6g	北沙参 10g	甘草 6g	

7 剂，颗粒剂，每日一剂，冲服两次

2. 并嘱注意忌口（忌虾、蟹等海鲜，花椒、大料等辛辣之物）；戒烟酒。

3. 痰培养。

复诊日期：2021－06－04

现病史：服药后咳嗽明显好转，但仍有活动后气喘，精神转佳。舌红，苔黄，脉滑。痰培养检查（－）。

治疗：效不更方，继予原方加黄精 15g。14 剂，颗粒剂，每日一剂，冲服两次。

复诊日期：2021－06－28

现病史：患者迭进前方，诸症缓解，活动后已无气喘，舌红，苔黄，脉沉。

治疗：

1. 继续予原方加减方，巩固治疗，方药如下：

桑白皮 10g	炒黄芩 10g	杏仁 10g	白前 10g
枇杷叶 6g	百部 10g	陈皮 6g	射干 12g
葶苈子 10g	款冬花 10g	苏子 10g	川贝母粉 3g
麦冬 10g	北沙参 10g	黄精 15g	甘草 6g

7 剂，颗粒剂，每日一剂，冲服两次

予本人的专利方，补肺止咳膏序贯治疗，4 瓶（每瓶可服用一个月），每日 2 次，每次 20—30g。

茆按：补肺止咳膏是本人在长期临床实践中研制发明的专利，原来是用于慢性阻塞性肺病患者的序贯治疗，取得了良好的疗效，其在临床上应用 10 余年，没有发生过不良反应。近年来推广应用于慢性支气管炎、支气管哮喘等反复发作性疾病的恢复期，或作肺癌放化疗后的调理膏方，同样取得了良好的疗效。该患者支气管哮喘发作后，在当地医院经对症治疗后，病情未好转，来我院要求用中药治疗。辨证属脾肺气虚，痰热郁肺。故予本人的经验方，急则治其标，先予本人经验方“止咳 1 号方”加减，清肺化痰、止咳平喘治其标。好转后以原方加减，增加补肺益肾的麦冬、黄精治其本。取得满意效果后，改用本人的专利膏方补肺止咳膏序贯治疗，预防复发加重。

◎ 案例 3：何某某，男，52 岁　门诊号：1604110582

就诊日期：2019—07—08

主症：咳嗽气喘 44 年。

现病史：患者从 8 岁起就出现咳嗽气喘，已经反复发作 44 年，在当地医院诊断为“支气管哮喘”，经常住院治疗，经对症处理后病情可缓解。长期使用“舒利迭气雾剂 50ug/250ug 1 吸 bid”，仍有发作，且经常皮肤瘙痒、乏力。否认高血压、糖尿病病史，要求中药治疗。

查体：神志清楚，精神萎靡，气喘貌，周身皮肤可见抓痕，两肺呼吸音粗，呼气延长，闻及痰鸣音。舌红，苔黄，中有裂纹，脉滑。

辅助检查：胸部 CT：两肺纹理增多；右肺上叶稍高密度影；两肺少量陈旧性病灶组；肺上叶局限性肺气肿，肺大泡；肝脏钙化灶，食管裂孔疝；左肺下一小片状影及粟粒状高密度影。血常规、血沉正常。

中医诊断 1. 哮病；2. 肺胀　　中医辨证：肺肾亏虚，痰热郁肺，湿热浸淫

西医诊断：1. 支气管哮喘；2. COPD；3. 皮肤瘙痒症

治疗：

1. 急则治其标，先予经验方“止咳 1 号方”加减清肺化痰、止咳平喘参以清热利湿止痒治其标，后再予补肺益肾治其本，方药如下：

桑白皮 10g	炒黄芩 10g	蒲公英 15g	杏仁 10g
白前 10g	枇杷叶 6g	百部 10g	陈皮 6g
桔梗 6g	射干 12g	葶苈子 10g	款冬花 10g
苏子 10g	瓜蒌皮 10g	川贝母 3g	炙麻黄 8g
鱼腥草 15g	地肤子 15g	龟板 10g	甘草 6g

4 剂，颗粒剂，每日一剂，冲服两次

2. 嘱注意忌口（忌虾、蟹等海鲜，花椒、大料等辛辣之物）；戒烟酒。

3. 痰培养。

复诊日期：2019－07－12

现病史：服药后咳嗽气喘明显好转，但仍有活动后气喘，精神转佳。

舌红，苔黄，脉滑。痰培养检查（－）。

治疗：效不更方，继予原方去鱼腥草15g，加生地6g。3剂，颗粒剂，每日一剂，冲服两次。

复诊日期：2019－07－15

现病史：患者迭进前方，诸症缓解，活动后已无气喘，舌红，苔黄，脉沉。

治疗：原方4剂，颗粒剂，每日一剂，冲服两次。

复诊日期：2019－07－19

现病史：经前治疗，咳嗽气喘已止，皮肤瘙痒明显减轻，睡眠改善，精神饱满，舌红，苔黄，脉沉。

治疗：继续予原方加减方，原方去川贝母3g、炙麻黄8g，生地加至12g，加苦参10g，方药如下：

桑白皮10g	炒黄芩10g	杏仁10g	白前10g
百部10g	陈皮6g	射干12g	猫爪草30g
桑白皮15g	白鲜皮15g	丹皮10g	苦参10g
地肤子15g	龟板10g	党参15g	白术10g
酒黄精15g	紫河车6g	生地12g	生甘草6g

7剂，颗粒剂，每日一剂，冲服两次

复诊日期：2019－07－26

现病史：病情进一步好转，一般情况良好。舌红，苔薄黄，脉沉。

治疗：原方去龟板10g，加黄芪10g。7剂，颗粒剂，每日一剂，冲服两次。

复诊日期：2019－08－02

现病史：诸症已除，能正常工作，爬楼也无气喘，舌红，苔薄黄，脉沉。

治疗：

1. 效不更方，原方 10 剂，颗粒剂，每日一剂，冲服两次。

2. 膏方序贯治疗，巩固疗效，方药如下：

党参 250g	茯苓 250g	白术 250g	陈皮 250g
半夏 250g	木香 250g	砂仁 250g	山药 300g
熟地 300g	山萸肉 250g	北沙参 250g	当归 250g
黄精 300g	黄连 200g	紫河车 100g	蛤蚧 2 对
枸杞 250g	麦芽 250g	谷芽 250g	鸡内金 250g
六曲 250g	焦山楂 250g	桑白皮 250g	黄芩 250g
百部 250g	川贝母粉 100g	葶苈子 250g	款冬花 250g
苏子 250g	莱菔子 250g	五味子 250g	龟板 250g
东阿阿胶 250g	西洋参 100g	苦参 250g	荷叶 250g
白鲜皮 250g	丹皮 250g	地肤子 250g	甘草 180g

上方浓煎后加蜂蜜 1000g 收膏，每日 2 次，每次 20—30g

复诊日期：2019—12—15

现病史：患者经前汤药及膏方序贯治疗，病情控制良好，自觉是 40 多年来最好状态。要求继续配膏方巩固治疗。

治疗：原膏方去荷叶 250g，加黄芪 250g，浓煎后加蜂蜜 1000g 收膏，每日 2 次，每次 20—30g。

复诊日期：2020—07—16

现病史：1 年来病情稳定，要求继续中药治疗，冬病夏治。舌红，苔薄黄，脉缓。2020—05—28 外院胸部 CT 示：两肺纹理增多，右肺上叶稍高密度影；两肺少量陈旧性病灶；肺上叶局限性肺气肿、肺大泡；肝脏钙化灶；食管裂孔疝；左肺下一小片状影及粟粒状高密度影部分吸收。

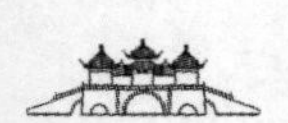

辅助检查：血常规、血沉正常。

治疗：

1. 汤药开路，方药如下：

党参 15g	白术 10g	陈皮 10g	法半夏 6g
砂仁 6g	木香 5g	黄芪 15g	生地 12g
酒黄精 15g	紫河车 6g	龟板 10g	猫爪草 30g
鱼腥草 15g	肿节风 20g	桑白皮 15g	射干 12g
白鲜皮 15g	丹皮 10g	地肤子 15g	生甘草 6g

4 剂，颗粒剂，每日一剂，冲服两次

2. 膏方序贯，方药如下：

党参 250g	茯苓 250g	白术 250g	陈皮 250g
半夏 250g	木香 250g	砂仁 250g	山药 300g
熟地 300g	山萸肉 250g	北沙参 250g	黄精 300g
黄连 200g	紫河车 100g	蛤蚧 2 对	沉香 60g
枸杞 250g	麦芽 250g	谷芽 250g	鸡内金 250g
六曲 250g	焦山楂 250g	桑白皮 250g	黄芩 250g
百部 250g	川贝母粉 100g	葶苈子 250g	款冬花 250g
苏子 250g	莱菔子 250g	五味子 250g	龟板 250g
东阿阿胶 250g	西洋参 100g	苦参 250g	荷叶 250g
白鲜皮 250g	丹皮 250g	地肤子 250g	甘草 180g

上方浓煎后加蜂蜜 1000g 收膏，每日 2 次，每次 20—30g

复诊日期：2020—12—15

治疗：病情稳定，续配膏方一剂。

复诊日期：2021－07－08

现病史：2 年来，病情稳定，无咳嗽气喘发作，一般情况良好，生活质量提高。2021－06－08 外院胸部 CT 示：右肺上叶稍高密度影；两肺少量陈旧性病灶；肺上叶局限性肺气肿、肺大疱；肝脏钙化灶；食管裂孔疝。与前片 2020－05－28 相比，左肺下一小片状影及粟粒状高密度影基本吸收。舌红，苔薄黄，脉缓。

治疗：膏方继续巩固治疗，方药如下：

党参 250g	茯苓 250g	白术 250g	陈皮 250g
木香 250g	砂仁 250g	山药 300g	熟地 300g
生地 300g	山萸肉 250g	龟板 150g	北沙参 250g
炙黄芪 250g	黄精 300g	枸杞子 250g	紫河车 100g
蛤蚧 2 对	西洋参 100g	黄芪 250g	麦芽 250g
谷芽 250g	鸡内金 250g	六曲 250g	焦山楂 250g
桑白皮 250g	百部 250g	紫菀 250g	葶苈子 250g
款冬花 250g	苏子 250g	荷叶 250g	五味子 200g
射干 250g	黄连 250g	黄芩 250g	苦参 250g
丹皮 250g	地肤子 250g	甘草 180g	东阿阿胶 250g

按：患者有哮喘病史 40 余年，从童年就开始发病，成年后又合并肺气肿，实际上是一个重叠综合征，有皮肤瘙痒症。所以病情重、病程缠绵，为本虚标实之证。本虚在肺肾两虚，气阴两虚。标实为痰热郁肺，湿热浸淫。故治疗予标本兼治。清肺化痰、止咳平喘、清热止痒治其标，继予益气养阴、补益肺肾。病情稳定后予膏方序贯治疗，所以取得了满意的疗效。本例患者治疗的小细节：1. 用补益肝肾，清热凉血的生地时，防止碍胃，先用小剂量 6g，使用后，无不适，剂量增大到 12g，也可先用龟板养阴。2. 配制膏方时，注意时令用药，患者有皮肤瘙痒症，

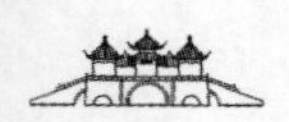

加用荷叶清热祛暑，以加强清热利湿止痒的作用。

◎ 案例 4：李某，女，46 岁　门诊号：1606100010

就诊日期：2016－03－10

现病史：哮喘病多年的厦门女患者，长年医治用药，花钱无数却始终未能得到有效控制，通过其他患者的介绍来到扬州。通过望闻问切，分析该患者中医辨证属于肺肾亏虚，痰浊内阻化热。舌淡，苔白罩黄，根腻，脉滑。

治疗：

1. 先予中药汤剂清肺化痰止咳平喘之剂治其标，后予有健脾补肺益肾之剂治其本，拟“止咳 1 号方”加减，方药如下：

桑白皮 10g	炒黄芩 10g	蒲公英 15g	杏仁 10g
白前 10g	枇杷叶 6g	百部 10g	陈皮 6g
桔梗 6g	射干 12g	葶苈子 10g	前胡 10g
款冬花 10g	苏子 10g	瓜蒌皮 10g	川贝母 3g
橘红 6g	鸡内金 10g	厚朴 6g	甘草 6g

7 剂，颗粒剂，每日一剂，冲服两次

2. 嘱忌口。

复诊日期：2016－03－17

现病史：咳嗽气喘好转，间有口干，舌淡，苔白罩黄，脉滑。

治疗：

1. 原方去前胡 10g，加北沙参 10g。

2. 予补肺止咳膏序贯治疗，终于使这位哮喘病患者的病情得到有效的控制和缓解。而且通过缓解期的中药补肺止咳膏膏方预防治疗，目前患者已 5 年没有发作，生活质量得到很大提高。

◎ 案例 5：时某某，男，58 岁　门诊号：1906240938

就诊日期：2021-03-05

现病史：哮喘反复发作 7 年余，几乎每月均有发作。本次发作后在当地医院经治疗后减而未已，要求采用中药继续巩固治疗，并希望通过中药预防复发。当地胸部 CT 示两肺纹理增多，支气管舒张试验（+）。刻下夜间气喘，白天活动、爬楼加重，晨起流鼻涕，多痰色黄。但无发热、咯血。

查体：两肺呼吸音粗，闻及痰鸣音，舌红，苔薄黄，边有齿痕，脉沉。

中医诊断：哮病　　中医辨证：肺脾气虚，痰热郁肺。

治疗：

1. 予以健脾补肺、清肺化痰、止咳平喘之剂，拟本人经验方“健脾补肺平喘方”加减，方药如下：

党参 15g	白术 10g	陈皮 10g	法半夏 6g
砂仁 5g	木香 6g	酒黄精 10g	橘红 6g
蜜百部 10g	射干 10g	桑白皮 10g	黄芩 10g
蜜枇杷叶 10g	前胡 10g	川贝母粉 3g	炙麻黄 6g
辛夷花 6g	生甘草 6g		

7 剂，每日一剂，煎服两次

2. 送痰培养。

复诊日期：2021-03-29

现病史：服用前方后咳嗽气喘好转，咯痰减少，无流涕，舌红，苔

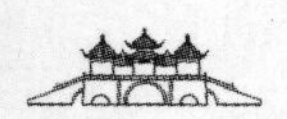

薄黄，边有齿痕，脉沉。痰培养（-）

治疗：效不更方，原方继服7剂，每日一剂，煎服两次。

复诊日期：2021-06-18

现病史：迭进前方咳嗽气喘已缓，无流涕及咯痰。负重、爬楼均无气喘。舌红，苔薄黄，边有齿痕，脉沉。

治疗：

1. 继予原方加减巩固治疗，方药如下：

党参30g	白术10g	陈皮10g	法半夏6g
砂仁5g	木香6g	酒黄精30g	橘红6g
蜜百部10g	射干10g	桑白皮10g	蜜枇杷叶10g
黄芪30g	炙甘草6g		

14剂，每日一剂，煎服两次

2. 本人的专利方，补肺止咳膏序贯治疗，4瓶（每瓶可吃一个月），每日2次，每次20—30g。

茆按：补肺止咳膏是本人在长期临床实践中研制发明的专利，原来是用于慢性阻塞性肺病患者的序贯治疗，取得了良好的疗效，其在临床上应用10余年，没有发生过不良反应。近年来推广应用于慢性支气管炎、支气管哮喘等反复发作性疾病的恢复期，或作肺癌放化疗后的调理的膏方，同样取得了良好的疗效。该患者支气管哮喘发作好转后，要求用中药治疗。辨证属脾肺气虚，痰热郁肺。故与本人经验方健脾补肺平喘方加减口服，通过健脾补肺、清肺化痰、止咳平喘治疗，取得满意效果后，改用本人的专利膏方，补肺止咳膏序贯治疗。

◎ 案例 6：严某某，女 53 岁 门诊号：1311150182

就诊日期：2013－11－15

主症：咳嗽气喘 5 年余，发作加重 3 天。

现病史：患者咳嗽气喘 5 年余，发作加重 3 天。在当地医院诊断为支气管哮喘，经对症处理后病情未缓。要求中药治疗。有支气管哮喘病史 5 年，长期使用舒利迭气雾剂（50ug/250ug，每日两次，每次一吸）。

查体：神志清楚，气喘貌，两肺呼吸音粗，可闻及哮鸣音。舌红苔黄，中有裂纹，脉滑。

辅助检查：胸部 X 线检查：两肺纹理增多，血常规正常，血沉正常。

中医诊断：哮病－肺肾亏虚，痰热郁肺

西医诊断：支气管哮喘

治疗：

1. 急则治其标，先予本人经验方“止咳 1 号方”加减，清肺化痰，止咳平喘治其标，后再予补肺益肾治其本，方药如下：

桑白皮 15g	炒黄芩 10g	蒲公英 15g	杏仁 10g
白前 10g	枇杷叶 6g	百部 10g	陈皮 6g
射干 12g	葶苈子 10g	通天草 10g	积雪草 10g
瓜蒌皮 10g	川贝母粉 3g	炙麻黄 8g	橘红 6g
北沙参 10g	甘草 6g		

7 剂，颗粒剂，每日一剂，冲服两次

2. 并嘱注意忌口（忌虾、蟹等海鲜，花椒、大料等辛辣之物）；戒烟酒。

3. 痰培养。

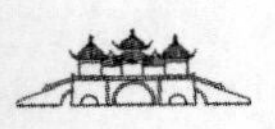

复诊日期：2013-11-22

现病史：服药后咳嗽明显好转，但仍有活动后气喘，精神转佳。舌红痰黄，脉滑。痰培养检查（-）。

治疗：

1. 效不更方，继予原方去通天草10g，加黄精15g。14剂，颗粒剂，每日一剂，冲服两次。

2. 膏方序贯治疗，原方加减，加味加量，浓煎后加蜂蜜1000克收膏，每日两次，每次20-30g，方药如下：

党参250g	茯苓250g	白术250g	陈皮250g
半夏250g	木香250g	砂仁250g	山药300g
熟地300g	山萸肉250g	北沙参250g	当归250g
黄精300g	黄芪250g	紫河车100g	蛤蚧2对
枸杞250g	狗脊250g	麦芽250g	谷芽250g
鸡内金250g	六曲250g	焦山楂250g	桑白皮250g
黄芩250g	橘红200g	百部250g	川贝母粉100g
紫菀250g	葶苈子250g	款冬花250g	苏子250g
莱菔子250g	苍耳子250g	五味子250g	龟板150g
鹿角片150g	补骨脂250g	甘草250g	东阿阿胶250g

复诊日期：2014-04-14

现病史：患者迭进前方，诸症缓解，活动后已无气喘，仍用舒利迭气雾剂（50ug/250ug，每日一次，每次一吸）。舌红，苔黄，脉沉。

治疗：

1. 继续予原膏方加减方，巩固治疗。

2. 嘱继续忌口，注意生活起居，指导食疗。

此后，每年冬季均以原膏方加减服用巩固治疗。已经停用舒利迭气雾剂。随访至2021-10-25，患者病情稳定。八年来无发作加重，即使偶尔感冒，很快痊愈。

茆按：支气管哮喘属于反复发作性慢性肺系疾病。发作期，遵循急则治其标的原则；缓解期，遵循缓则治其本的原则。该患者支气管哮喘发作后，在当地医院经对症治疗后，病情未好转，来我院要求用中药治疗。辨证属肺肾亏虚，痰热郁肺。故急则治其标，先予本人经验方止咳1号加减方，清肺化痰，止咳平喘治其标。好转后以原方加减，膏方序贯治疗，原方加减，加味加量，浓煎后加蜂蜜收膏，巩固疗效。健脾补肺益肾，兼以化痰，止咳平喘。取得满意效果后，在每年的冬季继续服用膏方，预防复发加重。另外，嘱注意忌口，注意生活起居，指导食疗，配合治疗。患者八年来无发作加重，病情稳定。即使偶尔感冒，很快痊愈。还停用了长期使用的西药。

◎ 案例7：周某某，女，43岁　门诊号：1901280182

就诊日期：2021-01-20

主症：咳喘反复发作10余年，加重半年。

现病史：患者咳嗽气喘反复发作10余年，加重半年，在当地医院诊断为“支气管哮喘”，经对症处理及间断使用舒利迭气雾剂后，病情未缓且多汗，咯少量黄痰，要求中药治疗。

辅助检查：支气管舒张试验（+）；胸部CT、血常规、血沉正常。

查体：神志清楚，气喘貌，两肺呼吸音粗，闻及少许哮鸣音。舌红，苔黄，中有裂纹，脉滑。

中医诊断：哮病－肺肾亏虚，痰热郁肺

西医诊断：支气管哮喘

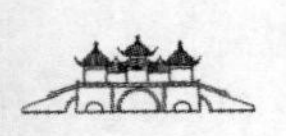

治疗：

1. 急则治其标，先予本人经验方“止咳1号方”加减，清肺化痰、止咳平喘，参以敛汗治其标，尔后再予补肺益肾治其本，方药如下：

桑白皮 10g	炒黄芩 10g	蒲公英 15g	猫爪草 15g
鱼腥草 15g	枇杷叶 15g	百部 10g	陈皮 6g
橘红 6g	射干 12g	葶苈子 10g	款冬花 10g
川贝母粉 3g	炙麻黄 8g	苏子 10g	五味子 10g
浮小麦 30g	糯稻根 30g	太子参 10g	甘草 6g

7剂，颗粒剂，每日一剂，冲服两次

2. 并嘱注意忌口（忌虾、蟹等海鲜，花椒、大料等辛辣之物）；戒烟酒。

3. 痰培养。

复诊日期：2021-01-29

现病史：服药后咳嗽气喘明显好转，汗出减少，精神转佳。舌红，苔薄黄，脉滑。痰培养检查（-）。

治疗：效不更方，原方7剂，颗粒剂，每日一剂，冲服两次。

复诊日期：2021-02-05

现病史：咳嗽气喘进一步好转，汗出继续减少，舌红，苔薄黄，脉沉。

治疗：继予原方去炙麻黄8g，加黄精15g，方药如下：

桑白皮 10g	炒黄芩 10g	蒲公英 15g	猫爪草 15g
鱼腥草 15g	枇杷叶 15g	百部 10g	陈皮 6g
橘红 6g	射干 12g	葶苈子 10g	款冬花 10g
川贝母粉 3g	苏子 10g	五味子 10g	浮小麦 30g

糯稻根 30g	黄精 15g	太子参 10g	甘草 6g

14 剂，颗粒剂，每日一剂，冲服两次

复诊日期：2021-02-22

现病史：患者迭进前方，诸症缓解，但仍有汗出，家中不愉快，舌红，苔薄黄，脉沉。

治疗：继续予原方加减，巩固治疗。原方去川贝母粉 3g、苏子 10g、葶苈子 10g、款冬花 10g，加桃奴 30g、佛手 10g、黄芪 15g，太子参改党参 10g，方药如下：

桑白皮 10g	炒黄芩 10g	蒲公英 15g	猫爪草 15g
鱼腥草 15g	枇杷叶 15g	百部 10g	陈皮 6g
橘红 6g	射干 12g	桃奴 30g	佛手 10g
黄芪 15g	党参 10g	五味子 10g	浮小麦 30g
糯稻根 30g	黄精 15g	甘草 6g	

10 剂，颗粒剂，每日一剂，冲服两次

复诊日期：2021-03-01

现病史：服用前方后诸症已除，情志调畅。舌正红，苔薄黄，脉沉。

治疗：

1. 继续予原方巩固治疗，颗粒剂，每日一剂，冲服两次。

2. 继予健脾补肺益肾，参以止咳平喘敛汗膏方序贯治疗，原方加味加量，方药如下：

党参 200g	茯神 180g	白术 200g	陈皮 180g
半夏 180g	木香 180g	砂仁 180g	山药 250g
熟地 250g	山萸肉 180g	北沙参 180g	当归 180g
黄精 300g	黄芪 250g	紫河车 80g	蛤蚧 2 对
浮小麦 350g	桃奴 350g	麦芽 180g	谷芽 180g

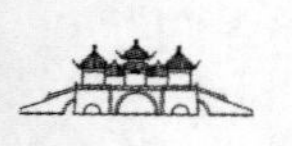

鸡内金 180g	六曲 180g	焦山楂 180g	桑白皮 250g
黄芩 180g	橘红 150g	百部 180g	川贝母粉 75g
紫菀 180g	莱菔子 250g	白芥子 250g	五味子 250g
佛手 180g	补骨脂 180g	甘草 150g	东阿阿胶 150g

浓煎后加蜂蜜 1000g 收膏，每日 2 次，每次 20g。

复诊日期：2021-07-07

现病史：患者经汤药及膏方治疗后，病情稳定，未再有发作。要求原膏方继续巩固治疗。舌正红，苔薄，脉缓。

治疗：原方去川贝母粉 75g，加沉香 60g，浓煎后加蜂蜜 1000g 收膏，每日 2 次，每次 20g。

茆按：患者哮喘反复发作 10 余年，加重半年。辨证属肺肾亏虚，痰热郁肺。根据急则治其标，缓则治其本的治疗原则，先予清肺化痰、止咳平喘治其标，因其患者病史已有 10 年，本虚较甚，故在治标的基础上参以太子参以补虚，患者出汗较多，浮小麦、糯稻根敛汗。好转后以原方加减后加味加量，浓煎加蜂蜜收膏，健脾补肺益肾，参以止咳平喘敛汗膏方序贯治疗，主方以本人的健脾补肺方，党参、茯神、白术、陈皮、半夏、木香、砂仁、山药、黄芪健脾补肺，黄精、紫河车、蛤蚧、补骨脂、熟地、山萸肉益肾，黄芩、橘红、百部、川贝母粉、紫菀、莱菔子、白芥子、五味子清肺化痰止咳平喘，浮小麦、桃奴敛汗，佛手疏郁，麦芽、谷芽、鸡内金、六曲、焦山楂消导助运，防止补益药碍胃，增强患者脾胃吸收功能。阿胶补益兼收膏。经汤药及膏方序贯治疗，取得了良好的疗效，而且没有发生过不良反应。近年来膏方广泛应用于支气管哮喘、慢性支气管炎、COPD 等反复发作性慢性肺系疾病的恢复期，或作急性期好转后的序贯治疗，对巩固治疗和预防复发加重，起到了很好的作用。量身订制膏方，针对性强，治疗效果好。

（三）喘证

◎ 案例 1：匡某某，女，51 岁 门诊号：1000178445

就诊日期：2015-05-19

主症：咳嗽气喘胸闷 11 个月，伴纳差、失眠。

现病史：患者从 2014 年 6 月起出现咳嗽、气喘、胸闷，逐渐加重，在苏北医院作胸部 CT 提示：两肺纵隔占位可能，收住呼吸科。经住院治疗后确诊为“肺结节病”，予强的松等药物治疗后，病情稍减轻出院，带强的松继续口服维持治疗。就诊前强的松已减量至 10mg 口服 bid，复查胸部 CT 示：纵隔淋巴结显影，但较 2014 年有所缩小。但患者仍咳嗽，无痰，活动后气喘，胸闷较甚，纳谷不馨，心烦不眠，视物模糊，大便干结，要求中药治疗。

查体：神清，精神萎靡，形体肥胖，满月脸，轻度气喘貌，两肺呼吸音粗，舌红，苔白罩黄，脉滑。

中医诊断：1. 喘证；2. 不寐　　中医辨证：痰热郁肺，痰热扰心

西医诊断：肺结节病

治疗：

1. 治疗予清肺化痰、止咳平喘、和中安神之剂，方药如下：

桑白皮 15g	炒黄芩 10g	蒲公英 15g	杏仁 10g
白前 10g	炙麻黄 6g	百部 10g	陈皮 10g
桔梗 6g	射干 10g	莱菔子 10g	紫菀 6g
葶苈子 10g	款冬花 10g	积雪草 15g	菊花 12g
千里光 10g	密蒙花 10g	酸枣仁 10g	龙齿 15g
珍珠母 30g	夜交藤 15g	火麻仁 10g	甘草 6g

7 剂，颗粒剂，每日一剂，冲服两次

2. 忌口（韭菜、洋葱、花椒、大料及麻辣、香燥之品）。

3. 注意生活起居，调畅情志。

复诊日期：2015－05－26

现病史：药后患者咳嗽、胸闷稍减轻，活动后仍有气喘，视物模糊减轻，睡眠稍改善，大便干结好转，舌红，苔白罩黄、根腻，脉滑。

治疗：原方去菊花 12g，加莪术 10g。14 剂，颗粒剂，每日一剂，冲服两次。

复诊日期：2015－06－08

现病史：诸症明显好转，纳谷正常，气喘胸闷已缓，微咳，睡眠改善，舌红，苔黄，脉滑。

治疗：原方加减，方药如下：

桑白皮 15g	炒黄芩 10g	蒲公英 15g	杏仁 10g
白前 10g	炙麻黄 6g	百部 10g	陈皮 10g
射干 10g	莱菔子 10g	葶苈子 10g	款冬花 10g
积雪草 15g	千里光 10g	密蒙花 10g	酸枣仁 10g
龙齿 15g	珍珠母 30g	夜交藤 15g	火麻仁 10g
莪术 10g	全瓜蒌 10g	山栀 10g	甘草 6g

14 剂，每日一剂，煎服两次，药渣煎水，泡足一次，不超过 20 分钟

复诊日期：2015－06－22

现病史：病情进一步好转，但间有口干，舌红，苔薄黄，脉滑。

治疗：

1. 原方继用 14 剂，每日一剂，煎服两次。药渣煎水，泡足一次，不超过 20 分钟。

2. 加中药泡服方，生地、麦冬、太子参、金银花、菊花各 3g，煎水

代茶饮。

复诊日期：2015—07—07

现病史：诸症继续好转，体重有所减轻（下降 1.5 公斤），满月脸改善，月经 3 月未来潮，已经排除妊娠。舌红，苔薄黄，脉滑。

治疗：予原方加减，原方去炙麻黄 6g、射干 10g、莱菔子 10g，加丹参 10g、益母草 15g、红花 10g 调经之品，方药如下：

桑白皮 15g	炒黄芩 10g	蒲公英 15g	杏仁 10g
白前 10g	百部 10g	陈皮 10g	葶苈子 10g
款冬花 10g	积雪草 15g	千里光 10g	密蒙花 10g
酸枣仁 10g	龙齿 15g	珍珠母 30g	夜交藤 15g
火麻仁 10g	莪术 10g	全瓜蒌 10g	山栀 10g
丹参 10g	益母草 15g	红花 10g	甘草 6g

14 剂，每日一剂，煎服两次。药渣煎水，泡足一次，不超过 20 分钟

复诊日期：2015—07—21

现病史：服药 10 剂后，月经来潮 3 天，月经量少，已尽。余诸症继续改善。舌红，苔薄白，脉滑。

治疗：予原方去龙齿 15g，加黄精 15g。14 剂，每日一剂，煎服两次。药渣煎水，泡足一次，不超过 20 分钟。

复诊日期：2015—08—03

现病史：诸症进一步好转，强的松已经减量至 15mg 口服 qd，当地复查胸部 CT：两肺纵隔淋巴结显影，但较 2014 年 6 月进一步缩小。舌红，苔白，脉滑。

治疗：

1. 原方加减，方药如下：

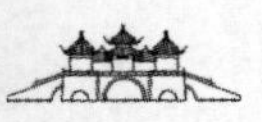

桑白皮 15g	炒黄芩 10g	蒲公英 15g	杏仁 10g
白前 10g	百部 10g	陈皮 10g	葶苈子 10g
款冬花 10g	积雪草 15g	千里光 10g	车前子 10g
酸枣仁 10g	珍珠母 30g	夜交藤 15g	火麻仁 10g
莪术 10g	全瓜蒌 10g	山栀 10g	丹参 10g
生地 15g	石见穿 10g	黄精 15g	甘草 6g

21 剂，每日一剂，煎服两次。药渣煎水，泡足一次，不超过 20 分钟。

2. 继续忌口。

复诊日期：2015-08-25，2015-09-22，2015-10-06，2015-10-23，2015-11-06，2015-12-04，2016-01-05，2016-02-02，2016-03-04。患者在上述时间，以上方加减，每日一剂服用，目前已无不适主诉，体重下降 3 公斤，强的松已经减量至 10mg 口服 qd。舌红，苔白，脉滑。

治疗：前方加减，继续巩固治疗，方药如下：

桑白皮 10g	黄芩 10g	百部 10g	橘红 10g
葶苈子 10g	款冬花 10g	陈皮 6g	射干 6g
山栀 10g	车前子 10g	千里光 10g	莪术 10g
石见穿 10g	丹参 15g	酸枣仁 10g	珍珠母 30g
火麻仁 10g	太子参 15g	醋鳖甲 15g	黄精 15g
生地 15g	泽泻 15g	知母 10g	甘草 6g

21 剂，每日一剂，煎服两次。药渣煎水，泡足一次，不超过 20 分钟。

复诊日期：2016-03-28

现病史：患者病情稳定，无咳嗽胸闷，饮食正常，睡眠尚可，体重恢复正常，身体轻盈。强的松已经减至 10mg，qd × 3 天，5mg，qd × 1 天，交替使用。

查体：神清，两肺呼吸音粗，舌红，苔白根腻，脉滑。

治疗：原方去知母 10g，加砂仁 6g，30 剂，每日一剂，煎服两次。药渣煎水，泡足一次，不超过 20 分钟。

复诊日期：2016-04-29，2016-05-30，2016-07-04，2016-08-01，2016-08-29。患者以上方加减巩固治疗，病情稳定，无明显不适。当地医院复查胸部 CT 示：两肺纹理增多，未见纵隔淋巴结显影。强的松已经停药 1 月余。

查体：神清，两肺呼吸音稍粗，舌红，苔薄白，脉滑。原方继续巩固治疗 1 个月停药。

此后每年冬季和夏季，最冷最热的季节，均服用中药调理。随访 6 年，身体状况良好，肺结节病无复发。

按：该患者西医诊断为“肺结节病”。肺结节病是结节病的肺部表现，结节病是一种原因未明的多系统肉芽肿性疾病，属自身免疫性疾病，可损害多个器官，临床表现多种多样，最常累及的器官有肺，临床 90% 以上有肺的改变称为肺结节病，其次是皮肤结节病变和眼的病变，浅表淋巴结、胃肠、肝、脾、肾、心脏等均可受累。女性略多见。国内较少见。任何年龄均可发病，发病年龄多见于 20—50 岁。临床表现多种多样，缺乏典型性。西医多采用强的松治疗。中医没有对应的诊断。患者就诊时，以咳嗽胸闷、活动后气喘、不寐为主诉，故中医诊断：1. 喘证 2. 不寐，中医辨证：痰热郁肺，痰热扰心。故先治疗予清肺化痰、止咳平喘、和中安神之剂，同时嘱忌口（韭菜、洋葱、花椒、大料，麻辣、香燥之品）。首方中桑白皮、炒黄芩、蒲公英清化痰热，杏仁、白前、炙麻黄、百部、陈皮、桔梗、射干、莱菔子、紫菀、葶苈子、款冬花化痰止咳平喘，陈皮还可理气解郁；积雪草、菊花、千里光、密蒙花清热利

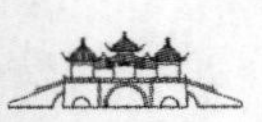

湿解毒消肿，兼以明目；酸枣仁、龙齿、珍珠母、夜交藤安神定志；火麻仁润肠通便；甘草调和诸药。此后又加入石见穿、莪术、丹参活血散结，月经不调时加入益母草调经，车前子、泽泻利水消肿，减轻强的松水钠潴留。病情缓解后，又根据辨证加用健脾补肺益肾之品，加快了患者的痊愈，而且减轻了强的松的副作用，改善了患者的生活质量。此后每年冬季和夏季，最冷最热的季节，均服用中药调理，进一步增强了体质。故随访6年，身体状况良好，肺结节病无复发。

◎ 案例2：钱某某，女，65岁　门诊号：1000365018

就诊日期：2012－02－13

主症：咳嗽气喘反复发作3年，加重1周。

现病史：患者3年前就开始反复出现咳嗽，咳痰，每年累计超过3个月。冬季加重。近1周发作加重，有痰咳不出，气喘活动后尤甚，但无发热、咯血及盗汗。否认肝炎、结核及糖尿病史。在当地医院经抗感染、对症治疗后，病情没有缓解。要求中药治疗。

辅助检查：胸片提示：慢性支气管炎合并感染，肺气肿。

查体：神清，两肺呼吸音粗，未闻及干湿性啰音，呼气延长。舌红苔黄，边有齿痕，脉滑。

中医诊断：喘证－脾肺气虚，痰热郁肺

西医诊断：COPD急性加重期

治疗：

1. 急则治其标，先予清肺化痰，止咳平喘剂口服治其标，病情缓解后再予健脾补肺治其本。本人经验方“止咳1号方”加减，方药如下：

桑白皮10g　炒黄芩10g　蒲公英15g　杏仁10g
白前10g　枇杷叶12g　百部10g　陈皮6g

桔梗 6g	射干 12g	葶苈子 10g	白芥子 10g
款冬花 10g	苏子 10g	瓜蒌皮 10g	炙麻黄 8g
川贝母粉 3g	橘红 6g	莱菔子 15g	甘草 6g

4 剂，颗粒剂，每日一剂，冲服两次

2. 并嘱注意忌口（忌虾、蟹等海鲜，花椒、大料等辛辣之物）；戒烟酒；注意保暖。

复诊日期：2012–02–17

现病史：服药治疗后咳嗽气喘好转，痰易咯出。但是感到乏力。

查体：两肺呼吸音粗，未闻及干湿性啰音，呼气延长。舌红苔白罩黄，边有齿痕，脉滑。

治疗：

1. 原方去瓜蒌皮 10g，加黄精 15g。7 剂，颗粒剂，每日一剂，冲服两次。

2. 痰培养。

复诊日期：2012–02–24

现病史：迭进前方，患者咳嗽气喘明显好转，乏力减轻，痰培养（–）。舌红苔黄，边有齿痕，脉滑。

治疗：

1. 原方加减巩固治疗，方药如下：

桑白皮 10g	炒黄芩 10g	蒲公英 15g	杏仁 10g
白前 10g	枇杷叶 12g	百部 10g	陈皮 6g
桔梗 6g	射干 12g	葶苈子 10g	白芥子 10g
款冬花 10g	炙麻黄 8g	川贝母粉 3g	橘红 6g
莱菔子 15g	党参 30g	黄精 30g	炙甘草 6g

14 剂，颗粒剂，每日一剂，冲服两次。

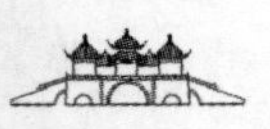

2. 继续忌口。

3. 原方加减加味加量，浓煎后加蜂蜜 1000 克收膏，每日两次，每次 20-30g，方药如下：

党参 250g	茯苓 250g	白术 250g	陈皮 250g
半夏 250g	木香 250g	砂仁 250g	山药 300g
熟地 300g	山萸肉 250g	北沙参 250g	当归 250g
黄精 300g	黄芪 250g	紫河车 100g	蛤蚧 2 对
枸杞 250g	狗脊 250g	麦芽 250g	谷芽 250g
鸡内金 250g	六曲 250g	焦山楂 250g	桑白皮 250g
黄芩 250g	橘红 200g	百部 250g	川贝母粉 100g
紫菀 250g	葶苈子 250g	款冬花 250g	莱菔子 250g
白芥子 250g	五味子 250g	猫爪草 250g	蒲公英 250g
鱼腥草 250g	补骨脂 250g	甘草 250g	东阿阿胶 250g

复诊日期：2012-06-22

现病史：经前治疗患者病情稳定，咳嗽气喘未再发作。舌红苔薄黄，边有齿痕，脉沉。

辅助检查：当地复查胸部 CT：两肺纹理增多，肺气肿。

治疗：

1. 补肺止咳膏 4 瓶（大约可服一个月左右），每日两次，每次 20-30g 序贯治疗，每瓶含方药如下：

党参 25g	黄芪 35g	白术 25g	茯苓 25g
山药 30g	山萸肉 25g	玄参 25g	当归 25g
赤芍 25g	白芍 25g	黄精 25g	天冬 25g
麦冬 25g	陈皮 25g	法半夏 25g	五味子 25g
南沙参 25g	北沙参 25g	杏仁 25g	前胡 25g

大贝母 25g	枇杷叶 25g	百部 25g	紫菀 25g
款冬花 25g	苏子 25g	苏叶 25g	生地 25g
白前 25g	砂仁 5g	沉香 3g	炙甘草 5g

浓煎后，蜂蜜收膏

2. 适逢夏季，故予平喘乳膏穴位敷贴，配合治疗。交替选穴：肺俞、脾俞、膻中、气海、肾俞、定喘、神阙、天突，平喘乳膏穴位敷贴，每周 2—3 次，共 10 次。在夏季完成。

复诊日期：2012—12—26

现病史：经中药汤剂、膏方及补肺止咳膏序贯治疗，配合穴位敷贴，患者没有发作加重，一般情况良好。

治疗：继予补肺止咳膏巩固治疗。10 瓶，每日两次，每次 20—30g。患者已经戒烟，嘱冬季注意保暖，各种注意事项再次说明，配合食疗。

复诊日期：2013—07—10

现病史：近 1 年多未有发作，即使感冒，也很轻微，很快痊愈。

查体：两肺呼吸音粗，未闻及干湿性啰音，呼气延长。舌红，苔白，脉沉。

治疗：

1. 配补肺止咳膏 10 瓶，用法同前。

2. 穴位敷贴：肺俞、脾俞、膻中、气海、肾俞、定喘、神阙、天突，平喘乳膏穴位敷贴，每周 2—3 次，共 10 次。在夏季完成。

患者 2014 年夏季又作穴位敷贴一个疗程。并于每年冬季和夏季，配补肺止咳膏 8—10 瓶口服，一直到 2021—09—27 再次配膏方时，身体状况良好，精神饱满。无急性发作加重，偶尔感冒，很快痊愈。当地复查胸部 CT：两肺纹理增多，肺气肿。

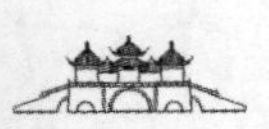

按：患者为：COPD急性加重期　中医诊断：喘证－脾肺气虚，痰热郁肺。1.急则治其标，先予清肺化痰，止咳平喘剂口服治其标，病情缓解后再予健脾补肺治其本。通过汤药治疗、膏方（量身定制膏方加补肺止咳膏成品膏方）穴位敷贴等综合治疗。患者取得了满意疗效，减少了发作，提高了生活质量。经验方补肺止咳膏有健脾补肺，化痰止咳的作用。本方为六君合四物化裁。其中参术苓草合黄芪、山药健脾补肺；归、芍、地黄补血；南沙参、北沙参、天冬、麦冬滋阴润肺，陈皮理气行滞防止碍胃，合半夏、贝母化瘀止咳，五味子收敛肺气。慢支、COPD、哮喘等均为反复发作性疾病，常出现气血阴阳亏虚、脏腑俱损的情况，肺癌患者在放化疗后也常出现气血不足、阴阳失调，或多或少兼有咳嗽咯痰等症。故本方在补益的基础上，加用止咳化痰之品。脾为后天之本、气血生化之源，大多数患者脾气虚弱，故补益剂中又以六君为主方，补中气健脾胃，脾气健则能补肺气之虚，此所谓"培土生金"。诸多药物制为膏方，服用简便，易于长期调补。适用于慢性肺系疾患如慢性支气管炎、COPD、支气管哮喘等反复发作性疾病的缓降期，也可以用于肺癌放化疗后恢复期的调理。

◎ 案例3：吴某某，男，55岁　门诊号：1000703573

就诊日期：2020-07-24

主症：咳嗽反复发作3年余，加重伴气喘半月。

现病史：患者3年余前就开始反复出现咳嗽、咳痰，每年累计超过3个月，逢季节变化时加重。近半个月发作加重，有痰咳不出，间有气喘，活动后加重。但无发热及咯血、盗汗。在西医院经多种治疗后，病情没有缓解。既往有糖尿病病史，血糖控制良好。要求中药治疗。

查体：两肺呼吸音粗，未闻及干湿性啰音，舌红，苔白罩黄，脉滑。

中医诊断：喘证－脾肺气虚，痰浊内阻

西医诊断：1. 慢性支气管炎急性加重期；2. 2 型糖尿病

治疗：

1. 急则治其标，先予清肺化痰、止咳平喘剂口服治其标，病情缓解后再予健脾补肺治其本，本人经验方“止咳 1 号方”加减，参以健脾补肺之品，方药如下：

桑白皮 10g	炒黄芩 10g	蒲公英 15g	杏仁 10g
白前 10g	枇杷叶 6g	百部 10g	陈皮 6g
莱菔子 15g	射干 12g	葶苈子 10g	川贝母粉 3g
款冬花 10g	苏子 10g	山栀 10g	猫爪草 15g
鱼腥草 15g	党参 10g	黄精 10g	甘草 6g

7 剂，每日一剂，煎服两次

2. 并嘱注意忌口（忌虾、蟹等海鲜，花椒、大料等辛辣之物）；戒烟酒；注意保暖；糖尿病宣教。

复诊日期：2020－07－31

现病史：咳嗽减轻，痰易咯出。但仍有气喘，活动后加重。舌红，苔薄黄，脉滑。

治疗：原方去猫爪草 15g，加炙麻黄 10g，7 剂，每日一剂，煎服两次。

复诊日期：2020－08－07

现病史：迭进前方，咳嗽气喘明显好转，但闻烟味及异味后咽喉瘙痒。

治疗：

1. 原方去莱菔子、射干、葶苈子、苏子，加防风 6g、牛蒡子 10g、蝉衣 3g、金果榄 10g，继续服用，方药如下：

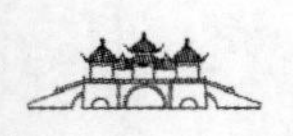

桑白皮 10g	炒黄芩 10g	蒲公英 15g	杏仁 10g
白前 10g	枇杷叶 6g	百部 10g	陈皮 6g
川贝母粉 3g（冲服）	防风 6g	牛蒡子 10g	蝉衣 3g
金果榄 10g	款冬花 10g	山栀 10g	猫爪草 15g
鱼腥草 15g	党参 10g	黄精 10g	甘草 6g

10 剂，每日一剂，煎服两次

2. 追诉，平素间有失眠，冬季怕冷。舌红，苔白，脉滑。膏方序贯治疗以防复发，方药如下：

党参 250g	茯神 250g	白术 250g	陈皮 250g
半夏 250g	木香 250g	砂仁 250g	山药 300g
熟地 300g	山萸肉 250g	北沙参 250g	当归 250g
黄精 300g	黄芪 250g	紫河车 100g	蛤蚧 2 对
枸杞 250g	狗脊 250g	麦芽 250g	谷芽 250g
鸡内金 250g	六曲 250g	焦山楂 250g	桑白皮 250g
黄芩 250g	橘红 200g	百部 250g	川贝母粉 100g
紫菀 250g	葶苈子 250g	款冬花 250g	苏子 250g
莱菔子 250g	黄连 200g	五味子 250g	珍珠母 500g
鹿角片 250g	补骨脂 250g	甘草 250g	东阿阿胶 250g

上方浓煎后加木糖醇 1000g 收膏，每日两次，每次 20–30g

3. 穴位敷贴：肺俞、脾俞、膻中、气海、肾俞、定喘、神阙、天突等穴位，平喘乳膏交替敷贴。每周 2 次。

4. 嘱每年冬季膏方保养，夏季冬病夏治。巩固治疗，防止复发。

复诊日期：2021–07–08

现病史：患者经前治疗，冬季未有发作加重，精神转佳。1 年来，偶尔感冒，很快痊愈。要求继续巩固治疗。

查体：神清，精神饱满，两肺呼吸音清，舌红，苔白，脉滑。

治疗：

继予冬病夏治（穴位敷贴）。

原膏方加减，序贯治疗。

各种注意事项再次说明。

◎ 案例 4：周某，女，48 岁　门诊号：1809200170

就诊日期：2018–09–20

主症：气喘伴咳嗽、咳痰 2 月进行性加重。

现病史：因气喘伴咳嗽咳痰进行性加重 2 月余，于 2018 年 9 月 10 号到 9 月 14 号在上海职业病防治医院住院治疗，诊断为"间质性肺病、支气管扩张、高血压病、高脂血症"，予拉氧头孢加莫西沙星抗感染，尤米诺抗炎，兰苏、中畅、苏黄止咳胶囊等止咳化痰，多索茶碱解痉平喘及对症处理等治疗病情稍减，但肝功能异常，经对症处理，肝功能好转后出院，带强的松口服 6 片 qd、富露施 1 片 qd。但仍有气喘胸闷，活动后加重，咳嗽，咯白黏痰，伴胸部隐痛，来我院门诊就诊。

辅助检查：（2018–09–10）心电图：窦性心律，部分 T 波低平、倒置。（2018–09–11）病理常规细胞检测报告：未见癌细胞；病理液基细胞检测报告：未见癌细胞。支气管镜检查：支气管镜经鼻进入顺利，声门闭合可，气管环清晰，隆突锐利，双侧各叶段管腔通畅，黏膜稍充血。未见新生物。未见出血，见少许黏痰，已吸除。于右下叶背段灌洗液送检查，刷检找脱落细胞（－）、结核菌（－）及液基细胞学检查（－）。（2018–09–12）胸部动脉成像（CTA）：1. 两肺间质纤维化改变伴炎症，右肺下叶支扩，纵隔部分淋巴结稍大。2. CTA 胸主动脉及其主要分支未

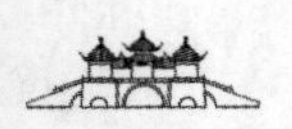

见明显异常。心脏彩超：心脏各房室腔大小正常，左室舒张功能减退，左室收缩功能正常。

血常规：白细胞 9.75×10^{9}/L；肿瘤标志物：CEA15.03，CA5035.55，CA19910.30。过敏原检测（－）；呼吸道九项病毒检测（－）；风湿加白介素检测正常（－）；肝炎病毒检测：乙肝表面抗体（+）乙肝核心抗体（+）。

查体：神清，气喘貌，精神极萎，巩膜轻度黄染，面部散在痤疮，胸廓对称，无压痛，两肺呼吸音粗，闻及痰鸣音，舌红，苔薄黄而干，脉滑。

中医诊断：喘证－肺肾亏虚，痰热郁肺

西医诊断：1. 间质性肺病；2. 支气管扩张；3. 高血压病；4. 高脂血症；5. 肝功能异常

治疗：

1. 拟方健脾补肺益肾，化痰抗纤平喘，予本人经验方"健脾补肺平纤剂"加减，方药如下：

党参 15g	白术 15g	茯苓 15g	黄芪 15g
黄精 15g	虎杖 15g	当归 10g	丹参 15g
红景天 15g	川芎 10g	龟板 15g	生地 15g
葶苈子 10g	款冬花 10g	桑白皮 10g	射干 10g
垂盆草 15g	陈皮 10g	元胡 15g	砂仁 5g
白芍 10g	甘草 6g		

8 剂，每日一剂，煎服两次

2. 并嘱注意忌口（忌虾、蟹等海鲜，花椒、大料等辛辣之物）；戒烟酒。

3. 痰培养。

复诊日期：2018－09－28

现病史：病情好转，咳嗽胸闷减轻，但动则汗出。

查体：巩膜黄染减轻，舌红，苔黄，脉滑。

辅助检查：痰培养（－）；急查肝功能：总胆红素 30mmol/L，谷丙转氨酶 100U/L，谷草转氨酶 50U/L。

治疗：予原方加防风 10g，14 剂，每日一剂，煎服两次。

复诊日期：2018－10－12

现病史：病情较前继续好转，在当地复查肝功能好转。舌红，苔薄黄，脉滑。

治疗：效不更方，原方 14 剂，每日一剂，煎服两次。

复诊日期：2018－10－25

现病史：患者劳累后感乏力，痰不易咯出，间有胃脘部不适，舌红，苔薄黄，脉滑。

治疗：继予健脾补肺益肾，化痰抗纤平喘，参以和中之剂，方药如下：

党参 15g　白术 15g　茯苓 15g　黄芪 15g
黄精 15g　虎杖 15g　当归 10g　丹参 15g
红景天 15g　川芎 10g　龟板 15g　生地 15g
葶苈子 10g　款冬花 10g　桑白皮 10g　射干 10g
泽漆 15g　陈皮 10g　香附 10g　砂仁 5g
白芍 10g　甘草 6g

14 剂，每日一剂，煎服两次

复诊日期：2018－11－09

现病史：主症进一步好转，舌红，苔薄黄底白，脉滑。复查肝功能

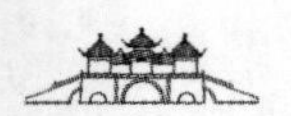

正常。

治疗：原方 14 剂。

2018–11–23 至 2018–12–21

期间服用中药 28 剂，强的松逐渐减量至 2 片 qd。

复诊日期：2019–01–11

现病史：主症消失，痤疮消退，月经量少，舌红，苔薄黄，脉滑。

治疗：

1. 方药如下：

党参 10g	白术 15g	泽漆 10g	甘草 3g
黄芪 15g	黄精 15g	虎杖 15g	益母草 15g
葶苈子 10g	款冬花 10g	桑白皮 10g	射干 10g
白芍 10g	香附 15g	陈皮 10g	砂仁 5g
防风 10g	干姜 3g	川贝母 3g	猫爪草 15g
泽泻 10g	乌梅 10g	木香 10g	熟地 10g

30 剂，每日一剂，煎服两次

2. 金水宝（3 片口服 bid）。

复诊日期：2019–03–04，2019–03–29，2019–04–26，2019–05–10，2019–05–17，2019–05–31

2019–01–11 至 2019–05–17，在此期间间断服用中药，一般情况可，能正常生活工作。后自行停药半月，感乏力，胸部刺痛。上海肺科医院复查胸部 CT 较前改善，复查肝功能，谷丙转氨酶 81U/L，谷草转氨酶 194U/L（肝功能异常在使用强的松后出现）。予甘草酸二胺胶囊 3 片 bid，停用强的松。患者未遵医嘱用药。要求继续中药治疗，舌红，苔黄，脉滑。

治疗：中药原方如下：

党参 10g	白术 15g	甘草 3g	黄精 15g
虎杖 15g	葶苈子 10g	款冬花 10g	桑白皮 10g
射干 10g	白芍 10g	香附 15g	陈皮 10g
砂仁 5g	川贝母 3g	泽泻 10g	垂盆草 15g
木香 10g	生地 10g	六曲 10g	龟板 10g
五味子 10g			

复诊日期：2019–06–14

现病史：乏力减轻，胸痛缓解，便溏。追溯患者饮食不节。

治疗：原方加豆蔻 6g，14 剂。

复诊日期：2019–06–28

现病史：便溏缓解，多汗，寐差。舌红，苔黄，脉滑。

治疗：原方加减，方药如下：

党参 10g	白术 15g	甘草 3g	黄精 15g
虎杖 15g	葶苈子 10g	款冬花 10g	桑白皮 10g
射干 10g	白芍 10g	香附 15g	陈皮 10g
砂仁 5g	川贝母 3g	垂盆草 15g	木香 10g
生地 10g	六曲 10g	龟板 10g	五味子 10g
地骨皮 15g	夜交藤 15g	酸枣仁 15g	

复诊日期：2019–07–12

治疗：病情好转，足底隐痛，原方加减，去生地，加黄连。

复诊日期：2019–09–06

治疗：方药如下：

党参 250g	茯神 250g	白术 250g	陈皮 250g

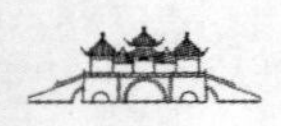

木香 250g	砂仁 250g	山药 300g	熟地 300g
生地 300g	山萸肉 250g	丹参 250g	银花藤 20g
虎杖 250g	川芎 250g	红景天 250g	黄精 300g
黄芪 250g	紫河车 100g	蛤蚧 2 对	炙龟板 150g
麦芽 250g	谷芽 250g	鸡内金 250g	六曲 250g
焦山楂 250g	桑白皮 250g	橘红 200g	百部 250g
紫菀 250g	葶苈子 250g	款冬花 250g	地骨皮 250g
垂盆草 350g	黄芩 250g	夜交藤 250g	酸枣仁 250g
西洋参 100g	五味子 200g	甘草 150g	东阿阿胶 250g

上方浓煎后加蜂蜜 1000 克收膏，每日两次，每次 20–30g

复诊日期：2019–11–29

治疗：患者于 2020–02–28 至 2020–09–01 期间服用膏方，病情稳定。

复诊日期：2020–10–20

治疗：于上海肺科医院查胸部 CT 示：仍见支气管扩张，余正常。肝肾功能复查正常。继服膏方序贯治疗。

复诊日期：2021–01–19，2021–03–02，2021–05–07，2021–06–08。患者间断服用中药健脾补肺益肾中药汤剂，而且每日服用一次，即半剂，病情稳定，无咳嗽、气喘。

（四）肺胀

◎ 案例 1：金某某，男，69 岁　门诊号：1501310359

就诊日期：2017-03-13

主症：咳喘反复发作 10 余年，加重 1 月。

现病史：10 余年前开始反复出现咳嗽气喘，于外院诊断为“慢性阻塞性肺疾病”，近 2 年每年反复住院 3-4 次，1 月前咳嗽气喘再发，气喘动则尤甚，咳黄痰，无恶寒发热，无咳血胸痛，舌红，苔黄，脉沉滑。既往有“糖尿病”病史。

中医诊断：肺胀 - 肺肾亏虚，痰热郁肺

西医诊断：1. 慢性阻塞性肺疾病急性加重期；2. 糖尿病

治疗：

1. 急则治其标，先予清肺化痰，止咳平喘治其标，予经验方“止咳 1 号方”加减，尔后再予以补肺益肾之法，方药如下：

桑白皮 20g	黄芩 15g	猫爪草 30g	杏仁 6g
白前 12g	前胡 12g	枇杷叶 15g	百部 15g
陈皮 10g	射干 12g	甘草 6g	款冬花 10g
橘红 12g	苏子 15g	山栀 10g	葶苈子 10g
莱菔子 15g	皂刺 10g	瓜蒌皮 15g	川贝 3g

4 剂，每日一剂，煎服两次

2. 送痰培养。

复诊日期：2017-03-17

现病史：病情同前，仍咳嗽痰多，气喘。舌红，苔白，脉滑。痰培

养（-）。

治疗：上方去山栀，加泽漆20g、干姜3g、法半夏10g、黄精15g。7剂，每日一剂，煎服两次。

复诊日期：2017-03-24

现病史：咳嗽气喘好转，痰量明显减少，效不更方。

治疗：

1. 原方继服7剂，每日一剂，煎服两次。

2. 后继予本人专利方补肺止咳膏序贯治疗，4瓶（可以吃1个月），每日两次，每次20g，方药如下：

党参 25g	黄芪 35g	白术 25g	茯苓 25g
山药 30g	山萸肉 25g	玄参 25g	当归 25g
赤芍 25g	白芍 25g	黄精 25g	天冬 25g
麦冬 25g	陈皮 25g	法半夏 25g	五味子 25g
南沙参 25g	北沙参 25g	杏仁 25g	前胡 25g
大贝母 25g	枇杷叶 25g	百部 25g	紫菀 25g
款冬花 25g	苏子 25g	苏叶 25g	生地 25g
白前 25g	砂仁 5g	沉香 3g	炙甘草 5g

复诊日期：2017-04-27

现病史：咳嗽气喘进一步好转，但出现下肢皮肤瘙痒。

治疗：故暂停使用膏方，予原汤药方减干姜3g、泽漆20g、泽泻10g，加地肤子10g、黄连3g、大贝母10g，方药如下：

桑白皮 20g	黄芩 15g	猫爪草 30g	杏仁 6g
白前 12g	前胡 12g	枇杷叶 15g	百部 15g
陈皮 10g	射干 12g	甘草 6g	款冬花 10g
苏子 15g	白芥子 10g	莱菔子 15g	皂刺 10g

瓜蒌皮 15g	川贝 3g	葶苈子 10g	法半夏 10g
黄精 15g	黄连 3g	大贝母 10g	地肤子 10g

7 剂，每日一剂，煎服两次

复诊日期：2017-05-04

现病史：皮肤瘙痒好转，舌红，苔黄，脉滑。

治疗：原方继服 7 剂，每日一剂，煎服两次。

复诊日期：2017-05-11

现病史：病情继续好转，时有口干，舌红，苔黄，脉滑。

治疗：上方去黄精 15g，加北沙参 10g。14 剂，每日一剂，煎服两次。

复诊日期：2017-05-25

现病史：诸症进一步好转，但时寐差，舌红，苔薄黄，脉沉滑。

治疗：继予清肺化痰、止咳平喘、养心安神剂，方药如下：

桑白皮 20g	黄芩 15g	猫爪草 30g	杏仁 6g
白前 12g	前胡 12g	枇杷叶 15g	百部 15g
陈皮 10g	射干 12g	甘草 6g	款冬花 10g
苏子 15g	山栀 10g	白芥子 10g	泽泻 10g
莱菔子 15g	皂刺 10g	瓜蒌皮 15g	川贝 3g
葶苈子 10g	法半夏 10g	麦冬 10g	酸枣仁 15g
黄连 3g	大贝母 10g		

14 剂，每日一剂，煎服两次

复诊日期：2017-06-08

现病史：仍口干，寐差，舌红，苔薄黄，脉沉滑。

治疗：

1. 原方去杏仁，加龟板。14剂，每日一剂，煎服两次。

2. 后继予补肺止咳膏序贯治疗，每日两次，每次20g，连续使用三个月，病情稳定，未住院治疗和急性发作。

复诊日期：2018－12－12

现病史：从2017年6月到2018年12月，一年半中，间断服用补肺止咳膏，病情稳定，未住院治疗和急性发作。1周前，因感寒后咳嗽气喘再次发作，伴咽部不适，时有恶风。这次感寒后虽然发作，但较之前减轻，舌红，苔薄黄，脉沉滑。

治疗：予中药疏风清热利咽喉，化痰止咳平喘，方药如下：

防风 10g	前胡 12g	白前 12g	木蝴蝶 3g
玄参 10g	桑白皮 20g	黄芩 15g	射干 12g
枇杷叶 15g	百部 15g	法半夏 10g	陈皮 10g
款冬花 10g	葶苈子 10g	苏子 15g	山栀 10g
川贝母粉 3g	莱菔子 15g	生甘草 6g	

7剂，每日一剂，煎服两次

复诊日期：2018－12－19

现病史：咽部不适缓解，舌红，苔薄黄，脉沉滑。

治疗：上方去木蝴蝶3g、玄参10g，加诃子10g、生地10g。7剂，每日一剂，煎服两次。

复诊日期：2018－12－26

现病史：诸症明显好转，舌红，苔薄黄，脉沉滑。

治疗：中药原方7剂，每日一剂，煎服两次。

复诊日期：2019-01-02

现病史：汗出增多，下肢轻度水肿。尿常规正常。舌红，苔薄黄，脉沉滑。

治疗：加红景天10g、浮小麦30g、猪苓10g，去黄连、泽漆、诃子。6剂，每日一剂，煎服两次。

复诊日期：2019-01-08

现病史：经前治疗，症状缓解，舌红，苔薄黄，脉沉滑。

治疗：

1. 原方巩固治疗，方药如下：

桑白皮20g	黄芩15g	猫爪草30g	猪苓10g
白前12g	前胡12g	枇杷叶15g	百部15g
陈皮10g	射干12g	款冬花10g	穿山龙10g
苏子15g	山栀10g	泽泻10g	生地10g
莱菔子15g	防风10g	川贝3g	香附10g
葶苈子10g	法半夏10g	红景天10g	浮小麦30g
大贝母10g	麻黄6g		

10剂，每日一剂，煎服两次

2. 予补肺止咳膏继续序贯治疗，每日两次，每次20—30g。

复诊日期：2019-06-22，2019-12-05，2020-06-13，2020-12-20分别配补肺止咳膏6—8瓶序贯治疗。

患者每年夏季和冬季均来院配制补肺止咳膏，2年来患者服用补肺止咳膏，随访未明显发作和住院，生活质量明显提高。

按：补肺止咳膏是本人在长期临床实践中研制发明的专利，主要用

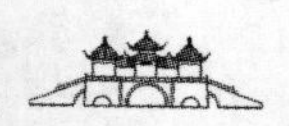

于慢性阻塞性肺病患者的序贯治疗，取得了良好的疗效，其在临床上应用10余年，没有发生过不良反应。近年来推广应用于慢性支气管炎、支气管哮喘等反复发作性疾病的恢复期，或作肺癌放化疗后的调理的膏方同样取得了良好的疗效。补肺止咳膏曾于2007年10月发表在《江苏中医药》，应用补肺止咳膏治疗慢性阻塞性肺病稳定期已取得较好的临床疗效。患者易于接受，并有较好的依从性。并且本方有毒副作用小、疗效稳定而持久的特点。

肺系疾病中慢性阻塞性肺病为反复发作性疾病，其疾病的转归预后因人而异。轻者容易恢复，病情重者或中年及以上的患者，尤其是老年患者因呼吸道免疫力不断减退，免疫球蛋白的减少，组织退行性变，肾上腺皮质激素分泌减少，呼吸防御功能退化，气道炎症不易消除，故发作频繁。肺功能降低，病久不愈，目前在缓解期的治疗和预防复发方面现代医学尚无特效方法。而中医对咳嗽、喘息、咯痰等症状方面有一套独特的方法，常可与现代医学的治疗起相辅相成的作用，尤其是在减少、减轻发作，提高生活质量方面呈现良效。

中医学认为慢性阻塞性肺病，发作多为实证或虚实夹证。病位在肺，多由寒邪外束或痰热郁肺，或痰浊内阻。虚证病位在肺、肾，在肺者多由津液消耗，肺失濡养或久病亏耗或受他脏之病所累引起；在肾者多由劳伤肾气或久病气虚，下元亏损，肾失摄纳之权引起，此外亦有兼脾虚而易生痰饮，故致疾病缠绵难愈。因此通过补肺健脾益肾可以达到减少发作或减轻发作的目的，而起到预防作用。补肺止咳膏在健脾补肺益肾的基础上加上止咳化痰药物，在临床应用中取得了良好的疗效。

补肺止咳膏发明的目的是希望给患者提供一种疗效好、服用方便、无副作用，并能长期使用的药物。实践证明的确是比较好的选择。

◎ 案例 2：金某某，女，78 岁　门诊号：1000224223

就诊日期：2015−12−31

主症：咳嗽反复发作 10 年余，加重伴气喘半月。

现病史：患者 4 年前就开始反复出现咳嗽、咳痰，每年累计超过 3 个月。近半个月加重，有痰咳不出，伴气喘，活动后加重。但无发热及咯血、盗汗。在当地医院经对症治疗后，病情没有缓解，要求中药治疗。

查体：两肺呼吸音粗，未闻及干湿性啰音，呼气延长。舌红，苔白罩黄。

中医诊断：肺胀 − 脾肺气虚，痰浊内阻

西医诊断：1. COPD 急性加重期；2. I 度房室传导阻滞

治疗：

1. 急则治其标，先予清肺化痰、止咳平喘之剂口服治其标，病情缓解后再予健脾补肺之剂治其本，本人经验方“止咳 1 号方”加减，方药如下：

桑白皮 10g	炒黄芩 10g	蒲公英 15g	杏仁 10g
白前 10g	枇杷叶 6g	百部 10g	陈皮 6g
桔梗 6g	射干 12g	甘草 6g	葶苈子 10g
款冬花 10g	苏子 10g	瓜蒌皮 10g	

2. 忌虾、蟹等海鲜，花椒、大料等辛辣之物。

3. 补肺止咳膏。

复诊日期：2016−05−30，2016−06−07，2016−12−28，2017−07−28，2017−12−26，2018−07−10，2018−11−22，2019−06−04，2020−07−07，2021−05−28

补肺止咳膏巩固治疗，病情稳定，无发作。

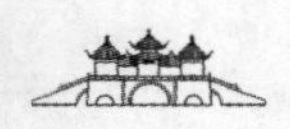

◎ 案例 3：潘某某，女，71 岁　门诊号：111112560290，1307230202，2008622041

就诊日期：2012-12-25

主症：咳嗽反复发作 5 年余，加重伴气喘半月。

现病史：患者 5 年前就开始反复出现咳嗽咳痰，每年累计超过 3 个月，冬季加重。近半个月发作加重，有痰不易咯出，伴活动后气喘，间有痰中带血。但无发热、盗汗。否认肝炎、结核及糖尿病史。在当地医院摄胸片提示：1. 慢支、肺气肿；2. 右下肺支气管扩张。经抗感染等对症治疗后，咯血已止，但仍咳嗽，咯少量黄白痰，活动后气喘，故来我院要求中药治疗。既往有严重的抑郁症病史，已在五台山医院诊治，病情控制良好。

查体：神清，精神萎靡，两肺呼吸音粗，右下肺闻及痰鸣音，呼气延长。舌红，苔黄，中有裂纹，脉滑。

中医诊断：肺胀 - 脾肾亏虚，痰热郁肺

西医诊断：1.COPD 急性加重期；2. 支气管扩张

治疗：

1. 急则治其标，先予清肺化痰、止咳平喘之剂，参以凉血止血药物治其标，病情缓解后再予健脾补肺之剂治其本，本人经验方“止咳 1 号方”加减，方药如下：

桑白皮 10g	炒黄芩 10g	蒲公英 15g	杏仁 10g
白前 10g	枇杷叶 12g	百部 10g	陈皮 6g
射干 12g	葶苈子 10g	白茅根 15g	仙鹤草 15g
侧柏叶 15g	款冬花 10g	北沙参 10g	川贝母粉 3g
苏子 10g	甘草 6g		

7 剂，每日一剂，煎服两次

2. 并嘱注意忌口（忌虾、蟹等海鲜，花椒、大料等辛辣之物）；戒烟酒；注意保暖。

3. 云南白药2瓶（每日2次，每次0.5g）。

4. 痰培养。

复诊日期：2013–01–03

现病史：经治疗后咳嗽气喘明显好转，咳痰减少，咯血已止。痰培养（–）。

查体：BP140/90mmHg。两肺呼吸音粗，未闻及干湿性啰音，呼气延长。舌红，苔黄，脉滑。

治疗：

1. 原方去杏仁10g、苏子10g，加党参15g、黄精15g、天麻10g。10剂，每日一剂，煎服两次。

2. 云南白药2瓶（每日2次，每次0.5g）。

3. 仍忌口。

4. 膏方序贯治疗，以健脾补肺益肾、化痰止咳平喘之剂，巩固治疗效果，方药如下：

党参250g	茯苓250g	白术250g	陈皮250g
半夏250g	木香250g	砂仁250g	山药300g
熟地300g	黄精300g	黄芪250g	紫河车100g
蛤蚧2对	麦芽250g	谷芽250g	鸡内金250g
六曲250g	莱菔子250g	桑白皮250g	橘红200g
百部250g	川贝母粉100g	紫菀250g	葶苈子250g
款冬花250g	白茅根250g	仙鹤草250g	侧柏叶250g
猫爪草350g	鱼腥草350g	蒲公英350g	酸枣仁250g
夜交藤250g	珍珠母350g	五味子250g	天麻250g

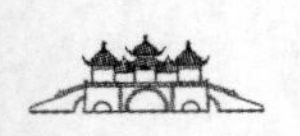

石决明 350g　　甘草 180g　　西洋参 100g　　东阿阿胶 250g

上方浓煎后加蜂蜜 1000 克收膏，每日 2 次，每次 20-30g

复诊日期：2013-07-24

现病史：经前汤药和膏方序贯治疗后，患者病情稳定，咳嗽气喘半年多未有发作，一般情况良好，精神饱满。要求继续予膏方巩固治疗。舌红，苔薄黄，脉滑。

治疗：

1. 原膏方加减方巩固治疗。

2. 正值夏季，配合冬病夏治。穴位敷贴：肺俞、脾俞、膻中、气海、肾俞、定喘、神阙、天突，平喘乳膏穴位交替敷贴，每周 2-3 次，共 10 次。在夏天完成。

复诊日期：2013-12-18，2014-07-06，2013-12-18，2014-07-04，2015-01-04，2015-08-04，2016-03-09，2016-12-20（患者从 2013 年 12 月份到 2016 年 12 月每年的夏季和冬季都以原膏方加减配置了膏方，巩固治疗。病情一直稳定，没有发作。由于穴位敷贴皮肤过敏，所以仅仅用了 2 次，没有完成疗程。此后亦没有作穴位敷贴治疗。）

复诊日期：2017-01-04

现病史：感寒后，咳嗽气喘又作 3 天，痰少色白，但较既往发作为轻。舌红，苔薄黄，脉滑。

治疗：予疏风清热、化痰止咳平喘之剂，“止咳 3 号方”加减，方药如下：

防风 12g　　桑叶 10g　　前胡 10g　　陈皮 6g

百部 10g　　桔梗 6g　　枇杷叶 12g　　射干 6g

薄荷 6g　　连翘 10g　　杏仁 10g　　牛蒡子 10g

山栀 10g　　　葶苈子 10g　　　款冬花 10g　　　炙麻黄 6g
桑白皮 10g　　　甘草 6g

7 剂，每日一剂，煎服两次

复诊日期：2017−01−12

治疗：药后病情缓解，原方续用 3 剂，每日一剂，煎服两次。巩固疗效。

复诊日期：2017−04−05，2017−12−12，2018−07−20，2018−12−25，2019−7−20，2019−12−28，2020−08−09，2020−12−29，2021−07−19。患者 2017 年 4 月到 2021 年 7 月，4 年间每年的夏季和冬季都以原膏方加减配置了膏方，巩固治疗。病情一直稳定，没有发作。生活质量得到极大提升，抑郁症也没有发作。

按：患者为慢阻肺合并支气管扩张、抑郁症，反复发作，发作时常常伴有咯血，是膏方治疗的适应证。因此，在普通汤剂诊治有效之后，在辨证明确的基础上运用了膏方。通过量身定制膏方的应用，不仅控制了疾病的发作，减轻了相关症状，而且通过有针对性的应用膏方调理，序贯治疗，起到减少发作，减轻发作的较好疗效，也使患者精力充沛，体力改善，生活质量得到极大提升。在冬季和夏季，运用膏方治疗，提高了患者的抗暑和抗寒能力，也起到很好的预防作用。

◎ 案例 4：王某某，男，79 岁　门诊号：1000701429

就诊日期：2012−08−07

主症：咳嗽反复发作 4 年余，加重半月伴气喘。

现病史：患者 4 年前就开始反复出现咳嗽咳痰，每年累计超过 3 个月。冬季加重。近半个月发作加重，有痰咳不出，气喘活动后尤甚，但

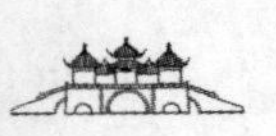

无发热、咯血及盗汗。否认肝炎、结核及糖尿病史。在当地医院经对症治疗后，病情没有缓解。要求中药治疗。

查体：神清，两肺呼吸音粗，未闻及干湿性啰音，呼气延长。舌红苔白罩黄，脉滑。

中医诊断：肺胀－脾肺气虚，痰浊内阻

西医诊断：COPD 急性加重期

治疗：

1. 急则治其标，先予清肺化痰，止咳平喘剂口服治其标，病情缓解后再予健脾补肺治其本，本人经验方“止咳 1 号方”加减，方药如下：

桑白皮 10g	炒黄芩 10g	蒲公英 15g	杏仁 10g
白前 10g	枇杷叶 6g	百部 10g	陈皮 6g
桔梗 6g	射干 12g	葶苈子 10g	皂角刺 6g
款冬花 10g	苏子 10g	瓜蒌皮 10g	炙麻黄 8g
川贝母粉 3g	橘红 6g	莱菔子 15g	甘草 6g

7 剂，每日一剂，煎服两次

2. 并嘱注意忌口（忌虾、蟹等海鲜，花椒、大料等辛辣之物）；戒烟酒；注意保暖。

复诊日期：2012-08-14

现病史：经治疗后咳嗽气喘明显好转，痰易咯出。

查体：两肺呼吸音粗，未闻及干湿性啰音，呼气延长。舌红，苔白罩黄，脉滑。

治疗：

1. 原方去苏子、瓜蒌皮，加党参 15g、黄精 15g。7 剂，每日一剂，煎服两次。

2. 穴位敷贴：肺俞、脾俞、膻中、气海、肾俞、定喘、神阙、天突，

平喘乳膏穴位敷贴，每周2—3次，共10次。在夏天完成。

3. 补肺止咳膏4瓶（大约可服一个月左右），每日两次，每次20—30g序贯治疗，每瓶含方药如下：

党参25g	黄芪35g	白术25g	茯苓25g
山药30g	山萸肉25g	玄参25g	当归25g
赤芍25g	白芍25g	黄精25g	天冬25g
麦冬25g	陈皮25g	法半夏25g	五味子25g
南沙参25g	北沙参25g	杏仁25g	前胡25g
大贝母25g	枇杷叶25g	百部25g	紫菀25g
款冬花25g	苏子25g	苏叶25g	生地25g
白前25g	砂仁5g	沉香3g	炙甘草5g

浓煎后，蜂蜜收膏

复诊日期：2012—11—26

现病史：经中药汤剂及补肺止咳膏序贯治疗，配合穴位敷贴，患者3个月没有发作加重，一般情况良好

治疗：继予补肺止咳膏巩固治疗。10瓶，每日两次，每次20—30g。患者仍然吸烟，劝其戒烟，冬季注意保暖，各种注意事项再次说明。

复诊日期：2013—07—10

现病史：近1年发作明显减少，即使发作，也很轻微，很快痊愈。已经戒烟。

查体：两肺呼吸音粗，未闻及干湿性啰音，呼气延长。舌红，苔白，脉沉。

治疗：

1. 配补肺止咳膏10瓶，用法同前。

2. 穴位敷贴：肺俞、脾俞、膻中、气海、肾俞、定喘、神阙、天突，

平喘乳膏穴位敷贴，每周 2–3 次，共 10 次。在夏天完成。

患者 2014 年夏季又作穴位敷贴一个疗程。并于每年冬季和夏季，配补肺止咳膏 8–10 瓶口服，一直到 2021–06–28 再次配膏方时，身体状况良好，精神饱满。无急性发作加重，偶尔感冒，很快痊愈。

◎ 案例 5：吴某某，男，71 岁门诊号：2007060071

就诊日期：2019–07–05

主症：咳嗽反复发作 5 年余，加重伴气喘 10 天。

现病史：患者 5 年前开始反复出现咳嗽咳痰，每年累计超过 3 个月，冬季加重。近 10 天发作加重，有痰咳不出，气喘活动后尤甚。但无发热、咯血及盗汗。否认肝炎、结核及糖尿病史。在当地医院经对症治疗后，病情减轻。要求中药治疗，冬病夏治。胸部 CT 检查示：慢支、肺气肿，肺大泡。

查体：神清，两肺呼吸音粗，未闻及干湿性啰音，可闻及痰鸣音，呼气延长。舌红有紫气，苔白罩黄，脉滑。

中医诊断：肺胀 – 脾肺气虚，痰浊内阻

西医诊断：COPD 急性加重期

治疗：

1. 急则治其标，先予清肺化痰、止咳平喘之剂口服治其标，病情缓解后再予健脾补肺之剂治其本，本人经验方“止咳 1 号方”加减，方药如下：

桑白皮 10g	炒黄芩 10g	蒲公英 15g	杏仁 10g
白前 10g	枇杷叶 6g	百部 10g	陈皮 6g
桔梗 6g	射干 12g	葶苈子 10g	皂角刺 6g
款冬花 10g	苏子 10g	川贝母粉 3g	橘红 6g

莱菔子 15g　　党参 15g　　黄精 15g　　甘草 6g

7 剂，每日一剂，煎服两次

2. 并嘱注意忌口（忌虾、蟹等海鲜，花椒、大料等辛辣之物）；戒烟酒；注意保暖。

复诊日期： 2019－07－12

现病史： 经治疗后咳嗽气喘明显好转，痰易咯出。

查体： 两肺呼吸音粗，未闻及干湿性啰音，呼气延长。舌红有紫色，苔薄黄，脉滑。

治疗：

1. 原方去川贝母粉 3g、莱菔子 15g，加黄芪 15g、紫河车 3g。14 剂，每日一剂，煎服两次。

2. 补肺活血胶囊（每日 3 次，每次 4 粒），服用一个月（8 瓶），序贯治疗。

复诊日期： 2019－11－26

现病史： 经中药汤剂及补肺活血胶囊序贯治疗，患者 4 个月没有发作加重，一般情况良好。要求继续巩固治疗。舌红有紫色，苔薄黄，脉滑。

治疗：

1. 继予健脾补肺止咳平喘汤剂，本人经验方“健脾补肺止咳剂”加减，方药如下：

党参 15g　　白术 10g　　黄芪 10g　　陈皮 10g

法半夏 6g　　砂仁 5g　　木香 5g　　橘红 5g

蜜百部 10g　　射干 6g　　蜜枇杷叶 15g　　前胡 6g

白前 10g　　莱菔子 10g　　干地黄 15g　　酒黄精 10g

紫河车 3g　　　炙甘草 6g

14 剂，颗粒剂，每日一剂，冲服两次

2. 补肺活血胶囊（每日 3 次，每次 4 粒），服用一个月（8 瓶）。序贯治疗。原来打算予膏方序贯治疗，但是患者拒怕服用膏方，要求中成药序贯治疗。

3. 患者仍然吸烟，劝其戒烟；冬季注意保暖；各种注意事项再次说明。

复诊日期：2020–07–05，2020–12–23，2021–07–19

现病史：患者经前治疗，近 2 年未有发作加重，即使感冒，也很轻微，迅速痊愈。已经戒烟。

查体：两肺呼吸音粗，未闻及干湿性啰音，呼气延长。舌红，苔白，脉沉。身体状况良好，精神饱满。

按："健脾补肺止咳方"是在本人的经验方"健脾补肺汤"基础上加减而成。健脾补肺汤为香砂六君子汤加炙黄芪。方中四君子汤益气补中、健脾益胃，用于脾胃虚弱，运化乏力，脾虚气弱之人，补气或健脾方均从此方化载。香砂六君子汤加炙黄芪以加强益气健脾的作用。脾为后天之本，气血生化之源，补脾即补肺也。本人以此方作为慢性肺系病患缓解期治疗的基础方，取得了满意的临床疗效，并由此产生了治疗慢性肺系疾患缓解期的系列方剂。健脾补肺方加止嗽散加减而成。处方：党参、白术、茯苓、甘草、炙黄芪、陈皮、半夏、木香、砂仁、桔梗、紫菀、百部、白前，健脾补肺，止咳化痰。主治：慢性肺系疾患缓解期反复咳嗽咳痰、气短纳少、神疲乏力、舌苔薄白、脉细等。方中用香砂六君子汤益气补中，健脾益胃，合止嗽散宣肺止咳化痰。止嗽散方原为外感咳嗽，服解表宣肺药仍咳嗽不止者。方中紫菀、白前、百部、陈皮理气化痰止咳；桔梗止咳宣肺；甘草调和诸药，与桔梗同用又能清利咽喉。诸药合用，重在止咳化痰。加射干、莱菔子以加强止咳平喘中药，加党参、黄精加强健脾作用，加干地黄、紫河车以益肾，共成健脾补肺，止咳平喘。

“补肺活血胶囊”为苏州雷允上制药厂生产的中成药。由黄芪、赤芍、补骨脂组成，具有益气活血、补肺固肾的功效，适用于肺心病（缓解期）属气虚血瘀证。证见：咳嗽气促，或咳喘胸闷，心悸气短，肢冷乏力，腰膝酸软，口唇紫绀，舌淡苔白或舌紫暗等。

该患者辨证属于脾肺气虚，痰浊内阻，舌有紫色，说明已有挟瘀之象。所以在使用健脾补肺、止咳平喘汤剂之后，用补肺活血胶囊作为序贯治疗，取得满意疗效。

◎ 案例 6：吴某某，男，80 岁　门诊号：2005280070

就诊日期：2020－06－21

主症：咳嗽气喘反复发作 10 余年，要求冬病夏治。

现病史：患者咳嗽气喘反复发作 10 余年，每年发作累计超过 3 个月，冬季发作尤甚，需要住院治疗。长期使用舒利迭气雾剂（50ug/250ug，每日 2 次，每次 1 吸）。诊断为“COPD”，目前为缓解期，要求中药治疗、冬病夏治。就诊时，轻度咳嗽，咯少量白痰，活动、爬楼后气喘。

查体：神志清楚，轻度气喘貌，两肺呼吸音粗，呼气延长，舌红，苔白，脉滑。

辅助检查：胸部 CT 检查提示慢支、肺气肿。血常规正常，血沉正常。痰培养（－）。

中医诊断：肺胀－肺肾亏虚，痰浊阻肺

西医诊断：COPD 缓解期

治疗：治宜健脾补肺益肾，化痰止咳平喘。冬病夏治，内外兼治。

1. 穴位敷贴，用本人的经验方平喘乳膏，隔日 1 次，共 10 次。取穴：双肾俞、双脾俞、双肺俞、神阙、定喘、膻中、天突。

2. 个体化内服膏方，方药如下：

党参 250g	茯苓 250g	白术 250g	陈皮 250g
半夏 250g	木香 250g	砂仁 250g	山药 300g
熟地 300g	山萸肉 250g	北沙参 250g	当归 250g
黄精 300g	黄芪 250g	紫河车 100g	蛤蚧 2 对
枸杞 250g	狗脊 250g	麦芽 250g	谷芽 250g
鸡内金 250g	六曲 250g	焦山楂 250g	桑白皮 250g
黄芩 250g	橘红 200g	百部 250g	川贝母粉 100g
紫菀 250g	葶苈子 250g	款冬花 250g	苏子 250g
莱菔子 250g	白芥子 250g	五味子 250g	丹参 250g
菟丝子 250g	补骨脂 250g	甘草 250g	东阿阿胶 250g

上方浓煎后加蜂蜜 1000 克收膏，每日 2 次，每次 20-30g

复诊日期：2021-6-20

现病史：患者经膏方和穴位敷贴治疗后，已无咳嗽咯痰，活动、爬楼后气喘明显缓解，没有发生急性加重，去年冬季也没有发病，没有住院。一般情况明显改善，精神饱满。要求继续冬病夏治巩固治疗。舌红，苔薄白，脉缓。

治疗：继予健脾补肺益肾、化痰止咳平喘。冬病夏治，内外兼治。

1. 穴位敷贴，用本人的经验方平喘乳膏，隔日 1 次，共 10 次。取穴：双肾俞、双脾俞、双肺俞、神阙、定喘、膻中、天突。

2. 个体化内服膏方，原方去菟丝子 250g，加炙黄芪 250g。上方浓煎后加木糖醇200克收膏，每日2次，每次20g。因为患者体检空腹血糖6.3mmou/L，作糖尿病宣教，嘱定期复查。

按：慢性阻塞性肺病属于慢性肺系疾患，反复发作，多为实证或虚实夹杂证。病位在肺，多由寒邪外束或痰热郁肺，或痰浊内阻。虚证病位在肺、肾，在肺者多由津液消耗，肺失濡养或久病亏耗或受他脏之病所累引起；在肾者多由劳伤肾气或久病气虚，下元亏损，肾失摄纳之权引起；此外亦有兼脾虚而易生痰饮，故致疾病缠绵难愈。因此通过健脾补肺益肾可以达到减少发作或减轻发作的目的，而起到预防作用。该患者年老久病，肺肾亏虚，痰浊阻肺，属本虚标实之证，故在健脾补肺益肾的基础上加止咳化痰平喘药物。正值夏季，患者处于缓解期，采用冬病夏治，内外兼治的方法，所以在临床应用中取得了良好的疗效。量身定做的膏方又给患者提供了一种疗效好、服用方便、无副作用，并能长期使用的药物。“膏方”还具有简、便、廉的特点。患者治疗后1年未发作，大大提高了患者的生活质量，也能够通过继续治疗，延长患者的生存期。

◎ 案例7：袁某某，男，64岁　门诊号：1208070402

就诊日期：2012−08−07

主症：咳嗽反复发作4年余，加重伴气喘半月。

现病史：患者4年余前就开始反复出现咳嗽咳痰，每年累计超过3个月，冬季加重。近半个月加重，有痰咳不出，伴气喘，活动后加重。但无发热及咯血、盗汗。在当地医院经对症治疗后，病情没有缓解。要求中药治疗。

查体：两肺呼吸音粗，未闻及干湿性啰音，呼气延长。舌红，苔白罩黄，脉滑。

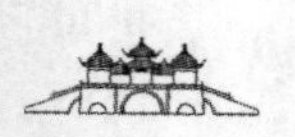

中医诊断：肺胀－脾肺气虚，痰浊内阻

西医诊断：COPD急性加重期

治疗：

1.急则治其标，先予清肺化痰、止咳平喘之剂口服治其标，病情缓解后再予健脾补肺之剂治其本，本人经验方“止咳1号方”加减，方药如下：

桑白皮10g	炒黄芩10g	蒲公英15g	杏仁10g
白前10g	枇杷叶6g	百部10g	陈皮6g
桔梗6g	射干12g	甘草6g	葶苈子10g
款冬花10g	苏子10g	瓜蒌皮10g	

7剂，每日一剂，煎服两次

2.忌虾、蟹等海鲜，花椒、大料等辛辣之物。

复诊日期：2012-08-14

现病史：病情好转，舌红，苔白罩黄，脉滑。

治疗：

1.原方7剂，每日一剂，煎服两次。

2.穴位敷贴：平喘乳膏穴位敷贴双肺俞、脾俞、肾俞、定喘、神厥。隔日1次，共7-10次，在夏季完成。

3.补肺止咳膏4瓶（每瓶可以服用一个月），每日2次，每次20-30g，序贯治疗。

复诊日期：2012-11-26，2013-07-10，2013-11-07，2014-05-27。此后在上述时间续配补肺止咳膏6-8瓶，巩固治疗。病情稳定，无复发。

◎ 案例 8：郑某某，男，84 岁　门诊号：1000437505

就诊日期：2018-06-28

主症：咳嗽反复发作 4 年余，加重伴气喘半月。

现病史：患者 4 年余前就开始反复出现咳嗽咳痰，每年累计超过 3 个月。近 2 年，几乎每 2 个月住院一次。近半个月咳嗽气喘加重，有痰咳不出，伴气喘，活动后加重。但无发热及咯血、盗汗。在苏北医院行胸部 CT 检查示：支气管炎、肺气肿，两肺多发性炎症。痰培养（-）。经对症治疗后，病情减而未已。要求中药治疗。

查体：两肺呼吸音粗，闻及少许湿性啰音，呼气延长。舌红，苔黄底白，脉滑。

中医诊断：肺胀 - 脾肺气虚，痰热郁肺

西医诊断：COPD 急性加重期

治疗：

1. 急则治其标，先予清肺化痰、止咳平喘之剂口服治其标，病情缓解后再予健脾补肺之剂治其本，本人经验方“止咳 1 号方”加减，方药如下：

桑白皮 10g	炒黄芩 10g	蒲公英 15g	杏仁 10g
百部 10g	陈皮 6g	葶苈子 10g	款冬花 10g
橘红 6g	皂角刺 10g	苏子 10g	瓜蒌皮 10g
炙麻黄 6g	川贝母 5g	鱼腥草 15g	猫爪草 15g
地丁草 15g	黄精 15g	党参 15g	甘草 6g

7 剂，颗粒剂，每日一剂，冲服两次

2. 金荞麦片 4 瓶（每日 3 次，每次 5 片）。

3. 嘱注意忌口（忌虾、蟹等海鲜，花椒、大料等辛辣之物）；戒烟酒等。

复诊日期：2018–07–05

现病史：经前治疗，咳嗽气喘减轻，痰易咯出。舌红，苔黄，脉滑。

治疗：

1. 效不更方，原方继进 7 剂。颗粒剂，每日一剂，冲服两次。
2. 金荞麦片 4 瓶（每日 3 次，每次 5 片）。

复诊日期：2018–07–12

现病史：迭进前方，病情明显减轻，寐差，舌正红，苔薄黄，脉滑。

治疗：

1. 继续原方加减，去地丁草 15g，加酸枣仁 15g，巩固治疗，方药如下：

桑白皮 10g	炒黄芩 10g	蒲公英 15g	杏仁 10g
百部 10g	陈皮 6g	葶苈子 10g	款冬花 10g
橘红 6g	皂角刺 10g	苏子 10g	瓜蒌皮 10g
炙麻黄 6g	川贝母 3g	鱼腥草 15g	猫爪草 15g
酸枣仁 15g	黄精 15g	党参 15g	甘草 6g

14 剂，颗粒剂，每日一剂，冲服两次

2. 量身定做膏方，序贯治疗。追诉平素冬季怕冷，方药如下：

党参 250g	茯苓 250g	白术 250g	陈皮 250g
半夏 250g	木香 250g	砂仁 250g	山药 300g
熟地 300g	山萸肉 250g	当归 250g	桑白皮 250g
黄精 300g	黄芪 250g	紫河车 120g	蛤蚧 2 对
西洋参 120g	狗脊 250g	麦芽 250g	谷芽 250g
鸡内金 250g	六曲 250g	焦山楂 250g	川贝母粉 100g
黄芩 250g	沉香 60g	百部 250g	苏子 250g
紫菀 250g	葶苈子 250g	款冬花 250g	夜交藤 250g

莱菔子 250g　五味子 250g　酸枣仁 250g　东阿阿胶 250g
补骨脂 250g　甘草 180g　鹿角胶 250g

上方浓煎后加蜂蜜 1000 克收膏，每日 2 次，每次 20–30g

复诊日期：2018–11–13，2019–03–22

治疗：分别以上述膏方加减，连续服用 3 料膏方后，身体素质明显改善，生活质量明显提高，能正常家务劳动，而且能骑电瓶车。外院胸部 CT 复查示：支气管炎、肺气肿，两肺多发性炎症吸收。

复诊日期：2019–07–23，2019–12–02，2020–07–12，2020–12–15，2021–07–13。此后每年夏季和冬季都以上述膏方加减，巩固治疗。服膏方前先配 15 剂汤药，作为开路方，自服用中药和膏方后患者没有发作和急性加重，更没有住过一次医院。偶尔感冒，服用 3–5 剂中药。很快痊愈。

按：患者为 COPD 患者，年老体弱，反复发作，经中药汤药治疗和膏方序贯治疗，病情好转，体质增强，从原来每年住院 4–5 次，到近 3 年没有住过一次医院。重要的一点就是在治疗的过程中，始终保持“扶正”这条主线，从第一次用药，从治标开始，在清肺化痰、止咳平喘的基础上，就加用了党参、黄精健脾补肺，扶助正气。在定制膏方时又加用紫河车、鹿角胶、阿胶等血肉有情之品补肺益肾。同时，在每年夏季和冬季两个季节服用膏方，增强了老人的抗暑和抗寒能力。从而使体质得到了明显增强，减少了病情的发作和加重。今年 88 岁的老人能轻松骑电瓶车、爬楼梯，身材挺拔，看上去比实际年龄要小十几岁。

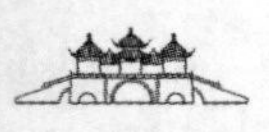

◎ 案例9：宗某某，女，88岁 门诊号：1809060582

就诊日期：2019-04-30

主症：咳喘反复发作20年余，加重半月。

现病史：咳喘反复发作20年余，发作加重半月，咳黄白黏痰，气喘活动后加重，但无畏寒发热，无胸痛，间有心慌，无夜间阵发性呼吸困难，无咯血、盗汗。

既往史：个人史及家族史无特殊；否认高血压病、冠心病、糖尿病史。

查体：神清，咽部（-），两肺呼吸音粗，呼气延长，闻及痰鸣音。舌正红，苔黄，边有齿痕，脉滑。

辅助检查：胸部CT检查：两肺纹理增多。痰培养检查（-）。

中医诊断：肺胀-肺脾气虚，痰热郁肺

西医诊断：COPD急性加重期

治疗：

1. 急则治其标，先予清肺化痰、止咳平喘之剂治其标，予经验方“止咳1号方”加减，方药如下：

桑白皮10g	炒黄芩10g	蒲公英15g	杏仁10g
白前10g	枇杷叶6g	百部10g	陈皮6g
桔梗6g	射干12g	葶苈子10g	款冬花10g
苏子10g	瓜蒌皮10g	前胡10g	炙麻黄6g
鱼腥草15g	砂仁6g	生甘草6g	川贝母粉3g[另冲]

7剂，每日一剂，煎服两次，口服

2. 并嘱忌口、忌发物（如公鸡、鲤鱼、猪头肉、老鹅、韭菜、洋葱、麻辣、花椒、大茴、笋等）。

治疗1周后咳嗽气喘缓解，继续予原方巩固治疗1周。缓则治其本，予健脾补肺兼以化痰止咳的“补肺止咳膏”序贯治疗，每日2次，每次20g口服，防止复发。后来又在夏季进行了冬病夏治的综合治疗，目前病情稳定。

（五）哮喘合并肺胀

◎ 案例：李某某，男，76岁　门诊号：1000570857

就诊日期：2012-06-26

主症：咳嗽气喘反复发作10年余，加重20天。

现病史：患者咳嗽气喘反复发作10年余，加重20天，咯黄白痰，在当地医院诊断为“支气管哮喘、COPD急性加重期”，收住入院，经抗感染、对症处理后病情减轻出院。出院后仍然气喘咳嗽，活动后加重，夜晚尤甚，咯黄白痰，无发热、咯血。故要求中药治疗。

查体：神志清楚，精神萎靡，气喘貌，两肺呼吸音粗，呼气延长，闻及痰鸣音。舌红，苔黄，中有裂纹，脉滑。

辅助检查：胸部CT、血常规、血沉正常；肺功能检查提示混合型通气功能障碍。

中医诊断：哮病－肺肾亏虚，痰热郁肺

西医诊断：1. 支气管哮喘；2. COPD急性加重期

治疗：

1. 急则治其标，先予经验方“止咳1号方”加减，清肺化痰、止咳平喘治其标，尔后再予补肺益肾治其本，方药如下：

桑白皮 15g	炒黄芩 10g	蒲公英 15g	杏仁 10g
白前 10g	枇杷叶 15g	百部 10g	陈皮 6g
白芥子 6g	射干 12g	葶苈子 10g	款冬花 10g
苏子 10g	瓜蒌皮 10g	川贝母粉 3g	炙麻黄 8g
橘红 6g	北沙参 10g	猫爪草 15g	甘草 6g

7 剂，颗粒剂，每日一剂，冲服两次

2. 并嘱注意忌口（忌虾、蟹等海鲜，花椒、大料等辛辣之物）；戒烟酒。

3. 痰培养。

复诊日期：2012–07–03

现病史：服药后咳嗽明显好转，但仍有活动后气喘，精神转佳。舌红，苔黄，脉滑。痰培养（–）。

治疗：效不更方，继予原方去北沙参 10g，加黄精 15g。14 剂，颗粒剂，每日一剂，冲服两次。

复诊日期：2012–07–17

现病史：患者迭进前方，诸症缓解，活动后已无气喘，舌红，苔黄，脉沉。

治疗：

1. 继续予原方加减方，巩固治疗，方药如下：

桑白皮 15g	炒黄芩 10g	蒲公英 15g	杏仁 10g
白前 10g	枇杷叶 15g	百部 10g	陈皮 6g
白芥子 6g	射干 12g	葶苈子 10g	款冬花 10g
苏子 10g	瓜蒌皮 10g	川贝母粉 3g	炙麻黄 8g
橘红 6g	五味子 10g	猫爪草 15g	甘草 6g

7 剂，颗粒剂，每日一剂，冲服两次

2. 予补肺止咳膏序贯治疗，4 瓶（每瓶可服用一个月），每日两次，每次 20−30g。

此后，每年夏季服用补肺止咳膏一个月，冬季服用补肺止咳膏两个月，巩固治疗，以增强抗暑和抗寒能力。随访至 2021 年 11 月哮喘未有发作加重，即使感冒，很快痊愈。

按：补肺止咳膏是本人在长期临床实践中研制发明的专利，作为慢性肺系疾病的序贯治疗和预防治疗，取得了良好的疗效，在临床上应用将近 20 年，没有发生过不良反应。近年来推广应用于肺癌患者术后或者放化疗后的调理同样取得了良好的疗效。该患者支气管哮喘、COPD 发作后，在当地医院经对症治疗后，病情虽有好转，但没有能完全控制，来我院要求用中药治疗。辨证属脾肺气虚、痰热郁肺。故与经验方急则治其标，先予止咳 1 号方加减，清肺化痰、止咳平喘治其标，好转后以原方加减，增加补肺益肾之品治其本。取得满意效果后，改用补肺止咳膏序贯治疗，预防复发加重，效果满意。

（六）肺结节

◎ 案例 1：陈某某，男，50 岁，门诊号：202005280041

就诊日期：2020−05−28

主症：患者因阵发性咳嗽，咳少量白黏痰，伴周身酸痛 20 余日就诊。

现病史：患者 20 余日前，因阵发性咳嗽，咳少量白黏痰，伴周身

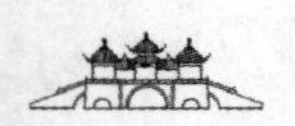

酸痛，于2020-04-23在市人民医院做胸部CT检查，发现右下肺炎，两肺多发性小结节，最大直径1.1cm，两肺门及纵隔淋巴结肿大，最大1.6cm×3.4cm。于2020-05-07住院，5月8日在全麻下行“超声支气管镜下纵隔淋巴结活检术”，术中见气管及左右主支气管通畅，左主支气管内侧壁可见数个结节样突起，做活检送检，病理倾向于肉芽肿性病变，建议去上级医院进一步诊治。经抗感染、对症处理，咳嗽稍减轻，于2020-05-13出院。患者出院后于2020-05-19去南京大学医学院附属鼓楼医院著名专家门诊会诊，确诊为肉芽肿性疾病，诊断为“结节病”，予布地奈德福莫特罗粉吸入剂（1吸，每日2次）；硫酸羟氯喹片（100mg×2片，每日2次）。患者因为恐惧西药副作用，未遵医嘱，于当日下午即来我院就诊，要求中药治疗。就诊时，患者仍咳嗽，呈阵发性，咳少量白黏痰，伴周身酸痛，舌红，舌苔黄底白，脉滑。

中医诊断：咳嗽－痰热郁肺

西医诊断：1.肺部感染；2.肺结节病

治疗：

1.予本人经验方“止咳1号方”加减，清肺化痰、散结止咳，方药如下：

桑白皮10g	炒黄芩10g	蒲公英15g	杏仁10g
白前10g	枇杷叶12g	百部10g	陈皮10g
桔梗10g	射干12g	葶苈子10g	款冬花10g
苏子10g	瓜蒌皮10g	猫爪草15g	鱼腥草15g
山慈菇15g	徐长卿15g	炒白芍15g	甘草6g

7剂，每日一剂，煎服两次

2.金荞麦片（每日3次，每次5片）。

3.忌口各种发物（如虾、蟹等海鲜，花椒、大料等辛辣之物）；戒烟酒。

4. 送痰培养。

复诊日期：2020－06－08

现病史：经前治疗，患者咳嗽好转，周身酸痛减轻，舌红，舌苔黄底白，脉滑。痰培养（－）。

治疗：

1. 原方去桔梗 10g，加防风 10g。8 剂，每日一剂，煎服两次。
2. 金荞麦片（每日 3 次，每次 5 片）。

复诊日期：2020－06－15

现病史：患者咳嗽明显好转，仍咯少量白痰，周身酸痛进一步减轻。舌红，苔黄，脉滑。

治疗：

1. 原方去瓜蒌皮 10g，加橘红 10g，方药如下：

桑白皮 10g	炒黄芩 10g	蒲公英 15g	杏仁 10g
白前 10g	枇杷叶 12g	百部 10g	陈皮 6g
防风 10g	射干 12g	葶苈子 10g	款冬花 10g
苏子 10g	橘红 10g	猫爪草 15g	鱼腥草 15g
山慈菇 15g	徐长卿 15g	炒白芍 15g	甘草 6g

7 剂，每日一剂，煎服两次

2. 金荞麦片（每日 3 次，每次 5 片）。
3. 继续忌口。

复诊日期：2020－06－22

现病史：患者咳嗽已缓，偶感周身酸痛，舌红，苔黄，脉滑。

治疗：原方去鱼腥草 15g、蒲公英 15g、杏仁 10g，加黄精 15g、蛇

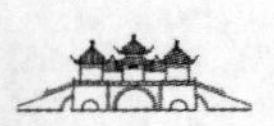

舌草 15g、莪术 10g。7 剂，每日一剂，煎服两次。

复诊日期：2020-06-29，2020-07-06，2020-07-13。

现病史：患者以上方加减继续服用 3 周，诸症消失，无明显不适，一般情况良好。

治疗：

1. 原方加味加量，序贯治疗，巩固疗效，方药如下：

党参 250g	茯苓 250g	白术 250g	陈皮 250g
半夏 250g	木香 250g	砂仁 250g	山药 300g
熟地 300g	山萸肉 250g	北沙参 250g	当归 250g
黄精 300g	黄芪 250g	紫河车 100g	蛤蚧 2 对
枸杞 250g	狗脊 250g	麦芽 250g	谷芽 250g
鸡内金 250g	六曲 250g	焦山楂 250g	桑白皮 250g
黄芩 250g	橘红 200g	百部 250g	猫爪草 350g
蒲公英 250g	山慈菇 250g	莪术 250g	蛇舌草 250g
徐长卿 250g	白芥子 250g	鳖甲 250g	丹参 250g
鸡血藤 250g	炒白芍 250g	甘草 180g	东阿阿胶 250g

浓煎后加蜂蜜 1000g 收膏，每日两次，每次 20-30g。

2. 嘱患者继续忌口，注意生活起居，择期复查胸 CT。

患者于 2020-12-18 复查胸部 CT 及头颅 CT 检查提示：右肺下叶少许纤维灶。纵隔数枚小淋巴结显示，较大的直径约 0.6cm-0.7cm。轻度老年脑改变。随访半年，患者无不适，一般情况良好，精神饱满，已经正常上班。

按：患者确诊肺部感染、肺结节病 20 余日就诊，肺结节病是结节病的肺部表现，是一种原因未明的多系统肉芽肿性疾病，属自身免疫性疾病，可损害多个器官，临床表现多种多样，最常累及的器官为肺。患者拒绝西药治疗，故予纯中药治疗。以咳嗽为主诉，伴有周身酸痛，根据症状中医诊断为咳嗽，辨证属于痰热郁肺。故予经验方“止咳1号方”加减，清肺化痰、散结止咳治其标。方中桑白皮、炒黄芩、蒲公英清肺热，杏仁、白前、枇杷叶、百部、桔梗、射干、葶苈子、款冬花、苏子、瓜蒌皮化痰止咳，陈皮理气化痰疏郁，猫爪草、鱼腥草加强清热解毒作用，山慈菇、徐长卿清热解毒散结，徐长卿合炒白芍、甘草还有通络止痛的作用，甘草调和诸药。配合传统中成药金荞麦片进一步加强了抗感染作用，起到了抗生素的效果。患者咳嗽、疼痛缓解后，予量身定制膏方序贯治疗，健脾补肺益肾，清肺化痰散结，增强体质，预防复发。半年后复查胸部CT，肺部感染已吸收消散，结节消失。随访半年患者精神饱满，一般情况良好，正常生活和工作。

◎ 案例2：崔某某，女，44岁 门诊号：1605170326

就诊日期：2016–05–17

主症：咳嗽1月余。

现病史：患者1月余前无明显诱因下出现咳嗽咳痰，活动后气喘，间有胸闷，在当地医院及苏北医院输液治疗后，未见好转，要求中药治疗。病程中曾有发热，体温38℃左右，但无盗汗、咯血。

辅助检查：血常规：淋巴单核细胞增多；胸部CT：提示右上肺小结节5mm；支气管舒张试验（+）。

查体：体温正常，口角破溃，咽部充血，两肺呼吸音粗，未闻及干湿性啰音。舌红，苔薄黄，脉滑。

中医诊断：咳嗽–风热犯肺

西医诊断：1. 支气管哮喘；2. 右肺结节

治疗：

1. 予中药疏风清肺、化痰止咳之剂，方药如下：

防风 12g	荆芥 10g	前胡 10g	陈皮 6g
百部 10g	桔梗 6g	枇杷叶 12g	射干 6g
甘草 6g	薄荷 6g	连翘 10g	杏仁 10g
桑白皮 10g	牛蒡子 10g	炙麻黄 6g	山栀 10g
银花 10g	川贝母 3g	葶苈子 10g	款冬花 10g

7 剂，每日一剂，煎服两次

2. 予 CA 指标检查、血沉、血常规、超敏 C 反应蛋白。

3. 忌口（忌虾、蟹等海鲜，花椒、大料等辛辣之物）。

复诊日期：2016-05-24

现病史：咳嗽诸症好转，舌红，苔薄黄，脉滑。

辅助检查：CA125620；超敏 C 反应蛋白 >200。

治疗：

1. 前方加减，去杏仁、桔梗，加三椏苦 10g、丹参 10g、玄参 10g、莪术 10g。7 剂，每日一剂，煎服两次。

2. 嘱忌口（如虾、蟹等海鲜，花椒、大料等辛辣之物）。

复诊日期：2016-05-31

现病史：咳嗽诸症较前进一步好转。

治疗：

1. 继予以原方 7 剂，每日一剂，煎服两次

2. “健脾补肺散结方”加味加量，序贯治疗，方药如下：

党参 200g	炒白术 200g	茯苓 200g	陈皮 200g
木香 200g	砂仁 200g	炒山药 200g	熟地 200g

山萸肉 20g	北沙参 200g	当归 250g	西洋参 150g
黄精 200g	鹿角胶 150g	东阿阿胶 150g	蛇舌草 200g
枸杞 200g	黄芪 300g	重楼 200g	石打穿 250g
野葡萄根 250g	醋鳖甲 200g	桑白皮 200g	谷芽 200g
天冬 200g	黄芩 200g	黄连 200g	木蝴蝶 200g
丹参 250g	玄参 200g	莪术 250g	牡蛎 250g
五味子 200g	甘草 200g		

浓煎后加蜂蜜 500g 收膏，每日两次，每次 20g

3. 择期复查胸部 CT、肿瘤标志物、血沉、超敏 C 反应蛋白等。

复诊日期：2016–06–07

现病史：患者感寒后又出现鼻塞流涕，伴咽痛，服用感冒药后减轻，但仍感咽部不适，咳嗽无痰。

查体：神清，咽部充血，悬雍垂尤甚。舌红，苔薄黄，脉滑。

治疗：

1. 急则治其标，继予中药疏风清肺、化痰止咳，方药如下：

防风 12g	丹参 10g	前胡 10g	陈皮 6g
百部 10g	桔梗 6g	枇杷叶 12g	射干 6g
甘草 6g	薄荷 6g	连翘 10g	莪术 10g
桑白皮 10g	牛蒡子 10g	炙麻黄 6g	山栀 10g
银花 10g	川贝母 3g	葶苈子 10g	款冬花 10g
桑叶 10g	玄参 10g		

7 剂，每日一剂，煎服两次

2. 暂缓服用膏方，等待咳嗽缓解后继服。

复诊日期：2016–08–01

现病史：患者经前方治疗后咳嗽缓解后续用膏方治疗。膏方服完后，于 2016–07–25 在江苏省人民医院复查胸部 CT 提示，右肺上叶结节陈旧，可能两肺陈旧病灶。患者无不适主诉，精力较过去充沛，舌红，苔薄黄，脉沉。要求继续服用膏方。并复查肿瘤标志物、血沉、超敏 C 反应蛋白等。1 周后回报 CA125（–）、超敏 C 反应蛋白（–）、血沉 45。

治疗：原膏方加减后，加蜂蜜 500g 收膏，每日两次，每次 20g。

复诊日期：2016–10–31

现病史：患者无不适主诉，一般情况良好。复查肿瘤标志物、血沉、超敏 C 反应蛋白等均正常。嘱定期复查，随诊。

患者从 2016 年一直随访到 2021 年 4 月，每半年复查胸部 CT 和肿瘤标志物等，均正常。在此期间，每年的冬季和夏季，服用本人经验方“健脾补肺散结方”3–4 周左右，感到较过去精力充沛。不易生病，哮喘也未发作。方药如下：

党参 10g	白术 10g	茯苓 10g	山药 10g
陈皮 6g	木香 6g	砂仁 6g	生地 10g
黄精 15g	丹参 10g	灵芝 10g	野葡萄根 15g
藤梨根 15g	肿节风 15g	蛇舌草 15g	七叶一枝花 15g
石见穿 15g	甘草 6g		

每日一剂，煎服两次

◎ 案例 3：郭某某，男，71 岁　门诊号：1609070248

就诊日期：2018–08–27

主症：咳嗽反复发作 2 年。

现病史：患者咳嗽反复发作2年，2018-03-16于当地医院查胸部CT示：两下肺炎性病变，右上肺结节，右颈后脂肪瘤，予抗感染治疗半月。后复查胸部CT仍示两肺炎性病变，又予中西药治疗，病情未有缓解。于2018-08-27来我院初诊，就诊时仍咳嗽，胸部刺痛，间有咽部不适，舌红，苔薄黄，脉滑。

辅助检查：复查胸部CT示：两肺炎性病变。

治疗：予补肺止咳膏、金荞麦片口服，后咳嗽缓解，一般情况良好。

复诊日期：2019-01-08

现病史：复查胸部CT：右上肺小结节（右上肺胸膜下小结节，直径0.2cm），较2018-08-27未见明显变化；双肺纹理增多紊乱。

复诊日期：2021-02-04

现病史：患者因情志不遂，感寒后咳嗽再发，咳黄痰，无发热。于当地卫生院治疗后咳嗽减而未已，睡眠欠佳。再次来本院就诊。舌红，苔薄黄，脉滑。

辅助检查：复查胸部CT示：1. 双肺细支气管周围炎表现，伴少许肺感染；2. 右肺下叶脊柱旁小结节（直径0.8cm）；3. 双肺纹理紊乱，肺内斑点条索灶。痰培养、血常规未见明显异常。

治疗：予"止咳3号方"加减，后咳嗽好转，方药如下：

防风 12g	前胡 10g	陈皮 6g	薄荷 6g
百部 10g	桔梗 6g	枇杷叶 12g	射干 6g
甘草 6g	桑白皮 10g	连翘 10g	杏仁 10g
苍耳子 10g	牛蒡子 10g	山栀 10g	葶苈子 10g
款冬花 10g	炙麻黄 6g	夜交藤 15g	酸枣仁 10g
肿节风 30g	鱼腥草 10g	猫爪草 30g	川贝母 3g

14剂，每日一剂，煎服两次

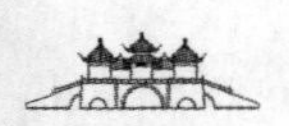

复诊日期：2021－03－10

现病史：患者睡眠改善，舌红有紫气，苔薄黄，脉滑。

治疗：予原方去苍耳子、夜交藤、酸枣仁、山栀、防风、前胡、炙麻黄、川贝母，加红景天15g、麦冬10g，蝉衣6g、蒲公英15g，紫河车3g，方药如下：

桑白皮10g	麦冬10g	红景天15g	陈皮6g
百部10g	桔梗6g	枇杷叶12g	射干6g
甘草6g	薄荷6g	连翘10g	杏仁10g
鱼腥草15g	牛蒡子10g	葶苈子10g	款冬花10g
蝉衣6g	猫爪草30g	蒲公英15g	紫河车3g
肿节风30g			

14剂，每日一剂，煎服两次

复诊日期：2021－03－26

现病史：咳嗽已止。舌红，苔薄黄，脉滑。胸部CT较前好转，结节消失。

辅助检查：胸部CT：1. 双肺细支气管周围炎表现，伴少许肺感染，较前片2021－02－04稍吸收；2. 原右肺下叶脊柱旁小结节已消失，随访；3. 双肺纹理紊乱，肺内斑点条索灶；4. 右颈背部皮下脂肪瘤（44mm×28mm）。

治疗：继续予原方巩固治疗2周，后予补肺止咳膏序贯治疗。

按：补肺止咳膏是本人在长期临床实践中研制发明的专利，主要用于慢性支气管炎、慢性阻塞性肺病、支气管哮喘、慢性咳嗽等反复发作性疾病的恢复期，或作肺癌放化疗后的调理膏方。已经在临床应用10余年，尤其适用于慢性肺系疾患的序贯治疗，取得了良好的疗效。没有发生过不良反应。急则治其标，缓则治其本。患者咳嗽急性加重时，又通过辨证使用本人的经验方“止咳 3 号方”加减对症治疗，取得了满意的治疗效果。不仅咳嗽缓解，肺结节也随之消失。

◎ 案例 4：刘某某，男性，65 岁，门诊号：2103170325

就诊日期：2021－03－17

现病史：患者于 2020－08－06 于江苏省人民医院体检查胸部 CT：两肺数枚小结节，直径小于 5mm。后于 2021 年 2 月于当地医院复查仍两肺结节，直径小于 5mm。患者就诊时无明显不适，舌红，苔薄黄，脉滑。

治疗：予“健脾补肺散结方”加金荞麦片，方药如下：

党参 30g	白术 20g	茯苓 10g	黄芪 10g
炙甘草 6g	陈皮 6g	木香 6g	砂仁 6g
黄精 20g	丹参 10g	肿节风 30g	鳖甲 10g
熟地 10g	夏枯草 10g	橘红 6g	皂刺 6g
山慈菇 10g	大贝母 10g	桑白皮 10g	猫爪草 10g
鱼腥草 15g			

7 剂，颗粒剂，每日一剂，冲服两次

复诊日期：2021－03－24

现病史：患者无特殊不适，舌红，苔薄黄，脉滑。

治疗：原方加金荞麦片。

党参 30g	白术 20g	茯苓 10g	黄芪 10g
炙甘草 6g	陈皮 6g	木香 6g	砂仁 6g
黄精 20g	丹参 10g	肿节风 30g	鳖甲 10g
熟地 10g	夏枯草 10g	橘红 6g	皂刺 6g
山慈菇 10g	大贝母 10g	桑白皮 10g	猫爪草 10g

鱼腥草 15g

21 剂，颗粒剂，每日一剂，冲服两次

复诊日期：2021-04-14

现病史：舌红，苔薄黄，脉滑。

治疗：原方加石见穿，去橘红，方药如下：

党参 30g	白术 20g	茯苓 10g	黄芪 10g
炙甘草 6g	陈皮 6g	木香 6g	砂仁 6g
黄精 20g	丹参 10g	肿节风 30g	鳖甲 10g
熟地 10g	夏枯草 10g	石见穿 15g	皂刺 6g
山慈菇 10g	大贝母 10g	桑白皮 10g	猫爪草 10g
鱼腥草 15g			

21 剂，颗粒剂，每日一剂，冲服两次

复诊日期：2021-05-12

现病史：患者 2021-04-25 于宝应县人民医院复查胸部 CT：两肺未见明显活动性病灶。舌红。苔薄黄，脉滑。

治疗：原方巩固治疗，方药如下：

党参 30g	白术 20g	茯苓 10g	黄芪 10g
炙甘草 6g	陈皮 6g	木香 6g	砂仁 6g
黄精 20g	丹参 10g	肿节风 30g	鳖甲 10g
熟地 10g	夏枯草 10g	石见穿 15g	皂刺 6g
山慈菇 10g	大贝母 10g	桑白皮 10g	猫爪草 10g
鱼腥草 15g			

21 剂，颗粒剂，每日一剂，冲服两次

◎ 案例 5：王某，男，30 岁　门诊号：1608260055

就诊日期：2016－08－26

现病史：患者时感胸部隐痛月余，体检发现左上肺多发结节，直径最大者 8mm，要求进一步检查（CA 呼吸：CEA、CA125、NSE 等、血常规、血沉、CRP）。

复诊日期：2016－09－05

现病史：追诉患者仍感胸部隐痛，但无咳嗽、咯血，无发热。舌红，苔薄白，中有裂纹边有齿痕，脉沉。

辅助检查：CA 呼吸：神经元特异性烯醇化酶 NSE 49.96ng/ml，癌胚抗原 CEA 3.48ng/ml，糖类抗原 CA1255.33U/ml，糖类抗原 CA50 19.02U/ml，细胞角蛋白 19 片段 2.40ng/ml。

治疗：

1. 予益气养阴宣痹散结之剂，方药如下：

丹参 10g	白术 10g	茯苓 10g	白芍 20g
山药 10g	甘草 6g	陈皮 6g	木香 6g
砂仁 6g	生地 10g	制黄精 10g	丹参 10g
灵芝 6g	野葡萄根 15g	藤梨根 15g	黄精 10g
石见穿 15g	莪术 10g	鳖甲 10g	太子参 10g

7 剂，颗粒剂，每日一剂，冲服两次

2. 嘱忌口（忌虾、蟹等海鲜，花椒、大料等辛辣之物）；戒烟酒。

3. 嘱 2－3 月复查胸部 CT、CA 呼吸。

复诊日期：2016－11－07

现病史：患者诉服用中药后胸部隐痛明显好转，但汤药难服，要求膏方治疗。舌红，苔薄白，中有裂纹边有齿痕，脉沉。

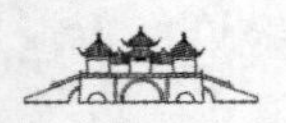

辅助检查：胸部CT：左肺上叶尖后段结节灶（钙化硬结灶）；余（－）。

治疗：配制补肺止咳膏6瓶（口服，每日2次，每次20g）序贯治疗，每瓶方药如下：

党参 25g	黄芪 35g	白术 25g	茯苓 25g
山药 30g	山萸肉 25g	玄参 25g	当归 25g
赤芍 25g	白芍 25g	黄精 25g	天冬 25g
麦冬 25g	陈皮 25g	法半夏 25g	五味子 25g
南沙参 25g	北沙参 25g	杏仁 25g	前胡 25g
大贝母 25g	枇杷叶 25g	百部 25g	紫菀 25g
款冬花 25g	苏子 25g	苏叶 25g	生地 25g
白前 25g	砂仁 5g	沉香 3g	炙甘草 5g

复诊日期：2016－11－14

现病史：诉近日偶感风寒，微咳，鼻塞，膏方未服，胸部隐痛已缓解。舌红，苔薄白，中有裂纹边有齿痕，脉浮。

辅助检查：CA呼吸回报：较前好转，仅异性烯醇化酶NSE 29.01ng/ml，但也较前下降。

治疗：急则治其标，先予疏风散寒，化痰止咳通窍剂，方药如下：

荆芥 10g	防风 12g	苏子 10g	紫苏叶 10g
白前 10g	前胡 10g	陈皮 12g	砂仁 6g
百部 10g	桔梗 12g	射干 12g	甘草 6g
白芷 10g	辛夷花 6g	藿香 10g	

5剂，颗粒剂，每日一剂，冲服两次

药后诸症缓解。

复诊日期：2017–02–20

现病史：病情同前，无不适。复查 CA 呼吸、胸部 CT。舌红，苔薄白，边有齿痕，脉沉。

辅助检查：胸部 CT：左肺上叶尖后段结节，最大者直径 4mm；CA 呼吸都已正常，异性烯醇化酶 NSE 14.31ng/ml。

治疗：膏方同前，嘱 6–12 个月复查。

复诊日期：2017–08–14

现病史：病情同前，无不适。复查 CA 呼吸、胸部 CT。

复诊日期：2017–08–21

辅助检查：胸部 CT：左肺上叶尖后段结节灶，较前片（2017–02–20 变小）；CA 呼吸正常。

治疗：膏方序贯治疗。

1. 补肺止咳膏 20g，口服，每日两次。

2. 肿节风颗粒剂 12g 加入膏方中冲服，每日两次，共服一个月。

复诊日期：2018–03–05

现病史：病情同前，停药半年余，感乏力。追诉近半年来熬夜疲劳，休息差。舌红，苔薄白，脉沉。复查 CA 呼吸、胸部 CT。

复诊日期：2018–03–12

现病史：诉除乏力外，余无明显不适。舌红，苔薄白，中有裂纹边有齿痕，脉沉。

辅助检查：癌胚抗原 CEA 5.81ng/ml，糖类抗原 CA125 1.61U/ml，神经元特异性烯醇化酶 NSE 42.10ng/ml，细胞角蛋白 19 片段 4.19ng/ml，鳞状细胞癌相关抗原 SCC 32.37ng/ml；胸部 CT 示：左肺上叶结节灶，较前片（2017–08–14）相仿。

治疗：

1. 拟方“健脾补肺抗癌方”加减，方药如下：

党参 30g　白术 20g　茯苓 10g　黄芪 10g
山药 10g　炙甘草 6g　陈皮 6g　木香 6g
砂仁 6g　生地 10g　制黄精 10g　丹参 10g
灵芝 6g　肿节风 18g　莪术 10g　鳖甲 10g
熟地 10g　夏枯草 10g　野葡萄根 15g　藤梨根 15g
七叶一枝花 10g

15 剂，颗粒剂，每日一剂，冲服两次

2. 择期复查 CA 呼吸。

复诊日期：2018-04-16

现病史：病情同前，诉无明显不适。复查 CA 呼吸。

复诊日期：2018-04-23

现病史：病情同前，诉无明显不适。CA 呼吸回报：癌胚抗原 CEA 6.20ng/ml，糖类抗原 CA125 1.52U/ml，神经元特异性烯醇化酶 NSE 34.97ng/ml，细胞角蛋白 19 片段 4.31g/ml。较前有所下降。舌红，苔薄白，中有裂纹边有齿痕，脉沉。

治疗：原方加蛇舌草 15g，继续服用，方药如下：

党参 30g　白术 20g　大贝母 10g　黄芪 10g
山药 10g　炙甘草 6g　陈皮 6g　木香 6g
砂仁 6g　生地 10g　制黄精 10g　丹参 10g
灵芝 6g　肿节风 18g　莪术 10g　鳖甲 10g
熟地 10g　夏枯草 10g　野葡萄根 15g　藤梨根 15g
七叶一枝花 10g　蛇舌草 15g

15 剂，颗粒剂，每日一剂，冲服两次

复诊日期：2018-07-26

现病史：诉近日偶感风寒，微咳，鼻塞，舌红，苔薄黄，中有裂纹边有齿痕，脉浮。

治疗：

1. 急则治其标，先予疏风清热，化痰止咳通窍剂，方药如下：

桑叶 10g	菊花 10g	桔梗 10g	连翘 10g
银花 10g	前胡 10g	白前 10g	木蝴蝶 3g
防风 10g	射干 10g	蜜枇杷叶 15g	焦栀子 10g
酒黄芩 10g	桑白皮 15g	川贝母 4g	薄荷 6g
葶苈子 10g	款冬花 10g	甘草 6g	藿香 10g

3 剂，颗粒剂，每日一剂，冲服两次

药后诸症缓解。

2. 复查胸部 CT、CA 呼吸全套。

复诊日期：2018-08-15

辅助检查：胸部 CT 示：左肺上叶结节复查，与 2018-03-05 相仿；癌胚抗原 CEA 8.03ng/ml，糖类抗原 CA125 1.52U/ml，神经元特异性烯醇化酶 NSE 9.65ng/ml，细胞角蛋白 19 片段 2.83g/ml，鳞状细胞相关抗原 0.96ng/ml。

治疗：继予中药健脾补肺，抗癌散结剂巩固治疗，方药如下：

党参 30g	白术 20g	大贝母 10g	黄芪 10g
山药 10g	炙甘草 6g	陈皮 6g	木香 6g
砂仁 6g	生地 10g	制黄精 10g	丹参 10g
灵芝 10g	肿节风 10g	莪术 10g	鳖甲 10g
熟地 10g	夏枯草 10g	藤梨根 15g	野葡萄根 15g
七叶一枝花 10g	蛇舌草 15g		

中药 30 剂，颗粒剂，每日一剂，冲服两次

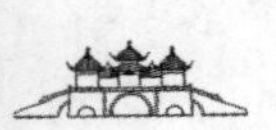

复诊日期：2019－02－02

现病史：病情同前，诉无明显不适。舌红，苔薄白，中有裂纹边有齿痕，脉沉。

辅助检查：癌胚抗原 CEA 3.80ng/ml，糖类抗原 CA125 1.10U/ml，神经元特异性烯醇化酶 NSE 12.7942.10ng/ml，细胞角蛋白 19 片段 2.79ng/ml，鳞状细胞相关抗原 1.08ng/ml；CT 示：左肺上叶结节复查，较前片（2018－07－26）相仿。

复诊日期：2020－01－06

现病史：病情同前，诉无明显不适。舌红，苔薄白，中有裂纹边有齿痕，脉沉。

辅助检查：胸部 CT 示：左肺上叶结节复查，较前片（2019－02－02）相仿；癌胚抗原 CEA 3.26ng/ml，糖类抗原 CA125 3.80U/ml，神经元特异性烯醇化酶 NSE 24.33ng/ml，细胞角蛋白 19 片段 3.01ng/ml，鳞状细胞相关抗原 1.60ng/ml。

复诊日期：2021－01－25

现病史：病情同前，诉无明显不适。舌红，苔薄白，中有裂纹边有齿痕，脉沉。

辅助检查：胸部 CT 示：左肺上叶结节复查，较前片（2020－01－06）相仿；癌胚抗原 CEA 3.18ng/ml，糖类抗原 CA125 4.34U/ml，神经元特异性烯醇化酶 NSE 3.10ng/ml，细胞蛋白 19 片段 0.96ng/ml，鳞状细胞相关抗原 0.10ng/ml。

近 2 年每年冬季服用补肺止咳膏 1 个月。一般情况良好。

◎ 案例 6：张某某，男，74 岁　门诊号：1000546074

就诊日期：2017-04-27

现病史：患者胸部不适 4 月，于当地医院检查发现肺部结节。2 天前在苏北医院肺结节多学科会诊中心会诊，认为肺部多发毛玻璃结节，最大位于左肺上叶尖后段，长径约 1.5cm，考虑肺部占位，建议手术治疗。后去江苏省人民医院会诊，考虑肺癌可能，建议手术。又到上海长征医院会诊，考虑肺腺癌可能。患者多家医院会诊后，拒绝手术及相关进一步检查，要求中药治疗。既往有膀胱癌病史，经灌注化疗后痊愈。

查体：神志清楚，胸廓对称无压痛，两肺呼吸音粗，舌红，苔黄，脉滑。

治疗：予经验方“健脾补肺散结方”参以“抗癌方”加减，方药如下：

党参 10g	白术 10g	茯苓 15g	黄芪 15g
山药 15g	甘草 6g	陈皮 10g	木香 10g
砂仁 6g	生地 15g	黄精 15g	丹参 15g
灵芝 15g	野葡萄根 15g	藤梨根 15g	肿节风 15g
莪术 10g	石见穿 15g	石上柏 15g	夏枯草 15g
半枝莲 15g	桑白皮 15g		

21 剂，每日一剂，煎服两次

复诊日期：2017-07-10

现病史：患者胸部不适缓解，舌红，苔薄黄，中有裂纹，脉滑。

治疗：原方加鳖甲，去茯苓、石上柏，方药如下：

党参 10g	白术 10g	鳖甲 10g	黄芪 15g
山药 15g	甘草 6g	陈皮 10g	木香 10g
砂仁 6g	生地 15g	黄精 15g	丹参 15g

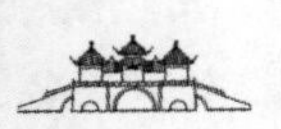

灵芝 15g　　野葡萄根 15g　　藤梨根 15g　　肿节风 15g
莪术 10g　　石见穿 15g　　夏枯草 15g　　半枝莲 15g
桑白皮 15g

15 剂，每日一剂，煎服两次

复诊日期：2017-08-21

现病史：患者诉 2017-08-10 苏北医院复查胸部 CT，肺结节直径 1.5cm 缩小到 1.2cm，仍然无明显不适。舌红，苔薄黄，中有裂纹，脉滑。

治疗：原方 15 剂继服。每日一剂，煎服两次。

复诊日期：2017-09-11

现病史：无特殊不适，舌红，苔白罩黄，体胖润，边有齿痕，脉滑。

治疗：原方党参加至 20g，鳖甲加至 20g，加黄连，方药如下：

党参 20g　　白术 10g　　鳖甲 20g　　黄芪 15g
山药 15g　　甘草 6g　　陈皮 10g　　木香 10g
砂仁 6g　　生地 15g　　黄精 15g　　丹参 15g
灵芝 15g　　野葡萄根 15g　　藤梨根 15g　　肿节风 15g
莪术 10g　　石见穿 15g　　夏枯草 15g　　半枝莲 15g
桑白皮 15g　　黄连 3g

15 剂，每日一剂，煎服两次

复诊日期：2017-12-18

现病史：患者无明显不适，省人民医院复查胸部 CT，肺结节最大 1.3cm，肿瘤标志物阴性，舌红苔白根腻，脉滑。

治疗：原方加大贝母，半枝莲加量，方药如下：

党参 20g　　白术 10g　　鳖甲 20g　　黄芪 15g
山药 15g　　甘草 6g　　陈皮 10g　　木香 10g

砂仁 6g	生地 15g	黄精 15g	丹参 15g
灵芝 15g	野葡萄根 15g	藤梨根 15g	肿节风 15g
莪术 10g	石见穿 15g	夏枯草 15g	半枝莲 15g
桑白皮 15g	黄连 3g	大贝母 10g	

10 剂，每日一剂，煎服两次

复诊日期：2017-12-30

现病史：患者无明显不适，舌红，苔白，中有裂纹，脉滑。

治疗：原方服用，方药如下：

党参 20g	白术 10g	鳖甲 20g	黄芪 15g
山药 15g	甘草 6g	陈皮 10g	木香 10g
砂仁 6g	生地 15g	黄精 15g	丹参 15g
灵芝 15g	野葡萄根 15g	藤梨根 15g	肿节风 15g
莪术 10g	石见穿 15g	夏枯草 15g	半枝莲 15g
桑白皮 15g	黄连 3g	大贝母 10g	

10 剂，每日一剂，煎服两次

复诊日期：2018-03-12

现病史：患者无特殊不适，舌红，苔黄，脉滑。

治疗：原方 15 剂继服，方药如下：

党参 20g	白术 10g	鳖甲 20g	黄芪 15g
山药 15g	甘草 6g	陈皮 10g	木香 10g
砂仁 6g	生地 15g	黄精 15g	丹参 15g
灵芝 15g	野葡萄根 15g	藤梨根 15g	肿节风 15g
莪术 10g	石见穿 15g	夏枯草 15g	半枝莲 15g
桑白皮 15g	黄连 3g	大贝母 10g	

15 剂，每日一剂，煎服两次

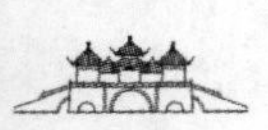

复诊日期：2018-04-09

现病史：患者无特殊不适，舌红，苔黄根腻，脉滑。

治疗：原方去黄连，加厚朴、猫爪草，方药如下：

党参 20g	白术 10g	鳖甲 20g	黄芪 15g
山药 15g	甘草 6g	陈皮 10g	木香 10g
砂仁 6g	生地 15g	黄精 15g	丹参 15g
灵芝 15g	野葡萄根 15g	藤梨根 15g	肿节风 15g
莪术 10g	石见穿 15g	夏枯草 15g	半枝莲 15g
桑白皮 15g	大贝母 10g	厚朴 10g	猫爪草 15g

10 剂颗粒 +15 剂草药

复诊日期：2018-06-14

现病史：患者无不适主诉，诉 05-17 于省人民医院行 PECT 及磁共振检查：右上肺尖段混合毛玻璃影，1.4cm × 1.0cm，右肺中叶外侧段混合毛玻璃影，1.8cm × 1.0cm 等 10 枚结节。考虑浸润性腺癌（右上肺），中叶考虑炎症，建议手术，再次拒绝。舌红，苔黄根腻，脉滑。

治疗：原方 30 剂，方药如下：

党参 20g	白术 10g	鳖甲 20g	黄芪 15g
山药 15g	甘草 6g	陈皮 10g	木香 10g
砂仁 6g	生地 15g	黄精 15g	丹参 15g
灵芝 15g	野葡萄根 15g	藤梨根 15g	肿节风 15g
莪术 10g	石见穿 15g	夏枯草 15g	半枝莲 15g
桑白皮 15g	大贝母 10g	厚朴 10g	猫爪草 15g

复诊日期：2018-08-13

现病史：患者纳差，偶有胃部不适，CEA 升高，舌红，苔黄根腻，脉滑。

治疗：原方加强抗癌和中之力，去猫爪草、木香、石见穿、半枝莲、桑白皮，加重楼、蛇舌草、黄连、八月札、鸡内金，方药如下：

党参 20g	白术 10g	鳖甲 20g	黄芪 15g
山药 15g	甘草 6g	陈皮 10g	重楼 15g
砂仁 6g	生地 15g	黄精 15g	丹参 15g
灵芝 15g	野葡萄根 15g	藤梨根 15g	肿节风 15g
莪术 10g	蛇舌草 15g	夏枯草 15g	鸡内金 10g
八月札 10g	大贝母 10g	厚朴 10g	黄连 6g

15 剂，每日一剂，煎服两次

复诊日期：2018－09－10

现病史：近 1 周咳嗽，少量黄痰，舌红，苔薄黄，脉滑。

治疗：原方去重楼、蛇舌草、黄连、鸡内金、厚朴，加葶苈子、款冬花、蒲公英、鱼腥草，方药如下：

党参 20g	白术 10g	鳖甲 20g	黄芪 15g
山药 15g	甘草 6g	陈皮 10g	葶苈子 15g
砂仁 6g	生地 15g	黄精 15g	丹参 15g
灵芝 15g	野葡萄根 15g	藤梨根 15g	肿节风 15g
莪术 10g	半枝莲 15g	夏枯草 15g	款冬花 10g
八月札 10g	大贝母 10g	蒲公英 15g	鱼腥草 15g
桑白皮 15g			

15 剂，每日一剂，煎服两次

复诊日期：2018－10－08

现病史：咳嗽缓解，复查 CEA 正常，舌红，苔薄黄，脉滑。

治疗：原方去葶苈子、款冬花、蒲公英、鱼腥草，加七叶一枝花、厚朴、石见穿、木香，方药如下：

党参 20g	白术 10g	鳖甲 20g	黄芪 15g
山药 15g	甘草 6g	陈皮 10g	厚朴 10g
砂仁 6g	生地 15g	黄精 15g	丹参 15g
灵芝 15g	野葡萄根 15g	藤梨根 15g	肿节风 15g
莪术 10g	半枝莲 15g	夏枯草 15g	木香 10g
大贝母 10g	石见穿 15g	七叶一枝花 10g	桑白皮 15g

10 剂，每日一剂，煎服两次

复诊日期：2018-10-29

现病史：病情同前，无不适，10-22 省人民医院复查胸部 CT，右肺结节 1.4cm，余大致相同。舌红，苔黄腻，脉滑。

治疗：原方加石菖蒲，方药如下：

党参 20g	白术 10g	鳖甲 20g	黄芪 15g
山药 15g	甘草 6g	陈皮 10g	厚朴 10g
砂仁 6g	生地 15g	黄精 15g	丹参 15g
灵芝 15g	野葡萄根 15g	藤梨根 15g	肿节风 15g
莪术 10g	半枝莲 15g	夏枯草 15g	木香 10g
大贝母 10g	石见穿 15g	七叶一枝花 10g	桑白皮 15g
石菖蒲 6g			

15 剂，每日一剂，煎服两次

复诊日期：2018-12-17

现病史：病情同前，舌红，苔黄，中有裂纹，脉滑。

治疗：原方去厚朴、石菖蒲，加龟板、麦冬，药物如下：

党参 20g	白术 10g	鳖甲 20g	黄芪 15g
山药 15g	甘草 6g	陈皮 10g	龟板 10g
砂仁 6g	生地 15g	黄精 15g	丹参 15g

灵芝 15g	野葡萄根 15g	藤梨根 15g	肿节风 15g
莪术 10g	半枝莲 15g	夏枯草 15g	木香 10g
大贝母 10g	石见穿 15g	七叶一枝花 10g	桑白皮 15g
麦冬 10g			

15 剂，每日一剂，煎服两次

复诊日期：2019−03−11

现病史：2−13 于省人民医院复查胸部 CT，较前改善，无明显不适，舌红，苔白罩黄。

治疗：原方加半边莲、猫爪草、黄连、石菖蒲、瓜蒌皮，药物如下：

党参 20g	白术 10g	鳖甲 20g	黄芪 15g
山药 15g	甘草 6g	陈皮 10g	龟板 10g
砂仁 6g	生地 15g	黄精 15g	丹参 15g
灵芝 15g	野葡萄根 15g	藤梨根 15g	肿节风 15g
莪术 10g	半枝莲 15g	夏枯草 15g	木香 10g
大贝母 10g	石见穿 15g	七叶一枝花 10g	桑白皮 15g
石菖蒲 6g	麦冬 10g	半边莲 10g	猫爪草 30g
黄连 3g	瓜蒌皮 10g		

15 剂，每日一剂，煎服两次

复诊日期：2019−04−15

现病史：无明显不适，舌尖伴三叉神经痛 3 周，于苏北医院用卡马西平治疗后，疼痛减而未已。舌红，尖边芒刺，苔薄黄，脉滑。

治疗：急则治其标，予用“疏风清热止痛剂”及蒲地兰口服液，方药如下：

桑叶 10g	菊花 10g	银花 10g	连翘 10g
陈皮 10g	白芍 10g	薄荷 10g	牛蒡子 10g

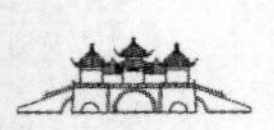

白芷 10g　山栀 10g　黄连 3g　升麻 10g
生甘草 6g　穿山龙 10g

7 剂，每日一剂，煎服两次

复诊日期：2019-05-13

现病史：三叉神经痛缓解，无不适，患者畏惧汤药，要求中药代茶饮，予中药泡服方，方药如下：

丹参　黄精　党参　天麻　西洋参

各 3g 泡服，每日 1 次，代茶饮。

复诊日期：2019-07-29

现病史：近 1 周便秘，2 日 1 行。自服番泻叶后可缓解，间断口糜。舌红，苔薄黄，脉滑。

治疗：原健脾补肺散结方去丹皮、鳖甲、黄芪，加甘草、蛇舌草、重楼、鸡内金、法半夏、升麻、厚朴、黄芩、当归，方药如下：

党参 20g　白术 10g　甘草 6g　陈皮 10g
龟板 10g　砂仁 6g　生地 15g　野葡萄根 15g
藤梨根 15g　肿节风 15g　莪术 10g　大贝母 10g
木香 10g　桑白皮 15g　猫爪草 30g　黄连 3g
蛇舌草 30g　重楼 15g　鸡内金 10g　法半夏 10g
升麻 5g　厚朴 10g　黄芩 10g　当归 10g

4 剂，每日一剂，煎服两次

复诊日期：2019-08-02

现病史：便秘缓解，大便正常。舌红，苔薄黄、脉滑。

治疗：原方 7 剂，方药如下：

党参 20g　白术 10g　甘草 6g　陈皮 10g

龟板 10g	砂仁 6g	生地 15g	野葡萄根 15g
藤梨根 15g	肿节风 15g	莪术 10g	大贝母 10g
木香 10g	桑白皮 15g	猫爪草 30g	黄连 3g
蛇舌草 30g	重楼 15g	鸡内金 10g	法半夏 10g
升麻 5g	厚朴 10g	黄芩 10g	当归 10g

7 剂，每日一剂，煎服两次

复诊日期：2019–11–20

现病史：咳嗽 1 周，咳少量黄白痰。于当地医院输液治疗，症状未减。舌红，苔薄黄，脉滑。

治疗：急则治其标，予经验方“止咳 1 号方”加减口服，以清肺化痰止咳，方药如下：

桑白皮 20g	黄芩 15g	蒲公英 15g	杏仁 12g
白前 12g	前胡 12g	枇杷叶 15g	百部 15g
陈皮 10g	射干 12g	甘草 6g	款冬花 10g
猫爪草 15g	苏子 15g	山栀 10g	鱼腥草 15g
莱菔子 15g	川贝母 5g	橘红 10g	

7 剂，每日一剂，煎服两次

复诊日期：2020–03–16

现病史：11–26 当地复查胸部 CT，与 2017–09 相仿。舌红，苔薄黄，脉滑。

治疗：原方巩固 1 月，方药如下：

党参 20g	白术 10g	甘草 6g	陈皮 10g
龟板 10g	砂仁 6g	生地 15g	野葡萄根 15g
藤梨根 15g	肿节风 15g	莪术 10g	大贝母 10g
木香 10g	桑白皮 15g	猫爪草 30g	黄连 3g

蛇舌草 30g　重楼 15g　鸡内金 10g　法半夏 10g
升麻 5g　厚朴 10g　黄芩 10g

30 剂，每日一剂，煎服两次

复诊日期：2020-11-09

现病史：患者自行停药 7 月，于当地医院复查胸部 CT，病灶较前增大，无咳嗽。舌红，苔黄腻罩灰。

治疗：原方 2 周，加服平消胶囊，方药如下：

党参 20g　白术 10g　黄芪 15g　炙甘草 6g
陈皮 10g　木香 10g　砂仁 6g　黄精 30g
丹参 15g　肿节风 30g　莪术 15g　醋鳖甲 15g
熟地 15g　红豆杉 10g　山慈菇 10g　野葡萄根 15g
藤梨根 15g　藿香 10g　蒲公英 15g　厚朴 10g

14 剂，每日一剂，煎服两次

复诊日期：2020-12-15

现病史：目前无特殊不适。舌红，苔黄，中有裂纹，脉滑。2020-12-07 于苏北医院复查胸部 CT，病灶较前缩小，较大者直径约 11mm。肿瘤标志物（-）。

治疗：原方去莪术、厚朴，加红花、半枝莲、半边莲，方药如下：

党参 20g　白术 10g　黄芪 15g　炙甘草 6g
陈皮 10g　木香 10g　砂仁 6g　黄精 30g
丹参 15g　肿节风 30g　红花 15g　醋鳖甲 15g
熟地 15g　红豆杉 10g　山慈菇 10g　野葡萄根 15g
藤梨根 15g　藿香 10g　蒲公英 15g　半枝莲 10g
半边莲 10g

14 剂，每日一剂，煎服两次

复诊日期：2021–01–25

现病史：病情尚稳定，舌红，苔黄稍腻，脉滑。

治疗：原方加厚朴、黄连，方药如下：

党参 20g	白术 10g	黄芪 15g	炙甘草 6g
陈皮 10g	木香 10g	砂仁 6g	黄精 30g
丹参 15g	肿节风 30g	红花 15g	醋鳖甲 15g
熟地 15g	红豆杉 10g	山慈菇 10g	野葡萄根 15g
藤梨根 15g	藿香 10g	蒲公英 15g	半枝莲 10g
半边莲 10g	厚朴 10g	黄连 3g	

20 剂，每日一剂，煎服两次

复诊日期：2021–05–03

现病史：口干，舌红，苔稍黄，脉滑。

资料：巩固治疗，方药如下：

党参 20g	白术 10g	黄芪 15g	炙甘草 6g
陈皮 10g	木香 10g	砂仁 6g	黄精 30g
丹参 15g	肿节风 30g	红花 15g	醋鳖甲 15g
熟地 15g	红豆杉 10g	山慈菇 10g	野葡萄根 15g
藤梨根 15g	藿香 10g	蒲公英 15g	半枝莲 10g
半边莲 10g	黄连 3g	生地 15g	银花藤 10g

20 剂，每日一剂，煎服两次

复诊日期：2021–07–19

现病史：患者无不适，一般情况良好。2021–06–24 在友好医院体检，胸部 CT 检查示：两肺多发性毛玻璃结节，与 2020–06–17 日相仿。肺大泡。左肺陈旧性病灶，主动脉钙化。肝囊肿。肿瘤标志物全套均（–）。

查体：神清，精神饱满，舌红，苔薄黄，脉滑。

治疗：中药原方加减继续巩固治疗。

按：患者年老体弱，肺脾肾亏虚、痰热瘀阻肺络，既而成疾，肺部产生肺部结节，所以予健脾补肺散结治疗，随诊观察，结节减小，但患者停药半年后，结节增大，肿瘤标志物增高，继用健脾补肺散结，因为西医考虑腺癌可能性大，加用抗癌中药，结节又减小，肿瘤标志物正常，反映中药健脾补肺散结对肺结节的治疗是有效的，如果患者遵医嘱，疗效更好。

◎ 案例 7：刘某某，女，48 岁　门诊号：2010100092

就诊日期：2020－10－19

现病史：患者去年 10 月因胸部隐痛，体检发现左肺部 21mm×19mm 结节，右上肺直径 4mm 结节（此结节已 10 年），其他各种检查未见异常。立即去上海胸科医院拟作手术，因恐惧改为气管镜下穿刺活检，但未找到癌细胞，故出院观察随访。来我院就诊时，除胸部隐痛，恐惧焦虑，余无所苦，舌正红，苔黄，边有齿痕，脉沉。

治疗：予健脾补肺，清热散结，兼以疏郁方，拟“健脾补肺散结方”加减，方药如下：

党参 15g	炒白术 10g	黄芪 30g	怀山药 30g
黄精 15g	木香 6g	砂仁 6g	陈皮 10g
丹参 10g	莪术 10g	夏枯草 10g	香附 10g
山慈菇 15g	肿节风 15g	佛手 10g	柴胡 10g
鸡血藤 15g	炙甘草 6g		

7 剂，每日一剂，冲服两次

服用 1 周后胸痛减轻，2 周隐痛缓解，恐惧和焦虑也减轻。以原方加减继续治疗，总计服药 70 剂。在当地复查肺部 CT，结节消散，患者欣喜。

（七）癌病

◎ 案例 1：陈某某，女，69 岁　门诊号：1000462828

就诊日期：2018-08-02

现病史：患者体检时发现双肺结节 1 周，于苏北人民医院门诊就诊，查胸部增强 CT 示：两肺纹理增多；右肺上叶前段片状稍高密度影，边缘模糊，不强化；左肺下叶结节，长径约 7.5mm 不强化；纵隔居中，气管及主要支气管通畅。2018-07-17 收住入苏北人民医院诊治，确诊为右肺上叶恶性肿瘤（腺癌），左肺下叶肺结节。血 CEA、NSE 稍增高，拟行手术治疗，但因患者肺功能差、手术风险大、并发症多，患者及家属考虑后拒绝手术，出院后就诊于我院，要求中药治疗。患者就诊时，右胸隐痛，时有胸闷乏力，无咳嗽气急，睡眠较差，大小便正常。

查体：神清，浅表淋巴结未扪及，胸廓对称，无压痛，两肺呼吸音粗，未闻及干湿性啰音。舌红，苔薄黄，边有齿痕，脉沉。

中医诊断：1. 肺岩；2. 肺积　　中医辨证：脾肺气虚、毒瘀内结

西医诊断：1. 右肺上叶恶性肿瘤（腺癌）；2. 左肺下叶肺结节

治疗：

1. 予健脾补肺、活血化瘀、散结消肿、解毒止痛，参以安神，“健脾补肺抗癌方”加减，方药如下：

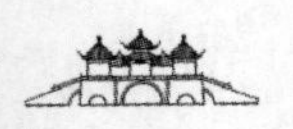

党参 10g	白术 10g	茯神 10g	黄芪 15g
陈皮 12g	山药 30g	木香 6g	砂仁 6g
人参叶 10g	制黄精 10g	野葡萄根 15g	藤梨根 15g
肿节风 18g	半枝莲 15g	丹参 10g	白芍 10g
酸枣仁 10g	灵芝 6g	夜交藤 15g	甘草 6g

15 剂，颗粒剂，每日一剂，冲服两次

2. 复方斑蝥胶囊 2 盒（口服，每日 2 次，每次 3 片）。

3. 嘱注意忌口（忌虾、蟹等海鲜，花椒、大料等辛辣之物）；戒烟酒；注意保暖。

复诊日期：2018-08-17

现病史：药后患者胸痛缓解，偶有胸闷，睡眠改善，舌红，苔薄黄，边有齿痕，脉沉。效不更方，

治疗：

1. 原方 14 剂，颗粒剂，每日一剂，冲服两次。

2. 复方斑蝥胶囊 2 盒（口服，每日 2 次，每次 3 片）。

复诊日期：2018-08-30

现病史：迭进前方，胸闷缓解，睡眠明显改善，舌红，苔薄黄，边有齿痕，脉沉。

治疗：

1. 原方加减：去灵芝 6g，加苦参 15g，党参、黄精各加至 20g，方药如下：

党参 20g	白术 10g	茯苓 10g	山药 30g
陈皮 12g	木香 6g	砂仁 6g	黄芪 15g
制黄精 20g	丹参 10g	野葡萄根 15g	半枝莲 15g

藤梨根 15g　　肿节风 30g　　苦参 15g　　人参叶 10g
酸枣仁 10g　　夜交藤 15g　　白芍 10g　　甘草 6g

21 剂，颗粒剂，每日一剂，冲服两次

2. 复方斑蝥胶囊 2 盒（口服，每日 2 次，每次 3 片）。

复诊日期：2018-09-21

现病史：患者又感右胸隐痛，口苦有异味，舌红，苔黄，边有齿痕，但较前好转。脉滑。复查胸部 CT 示：右肺上叶 Ca 复查改变，右上肺病灶、左下肺结节与 2018-07-15 苏北医院大致相仿，两肺少许炎症。

治疗：

1. 继续予原方加减：去人参叶 10g、酸枣仁 10g，加蒲公英 30g、猫爪草 30g、黄连 6g，方药如下：

党参 20g　　白术 10g　　茯苓 10g　　山药 30g
陈皮 12g　　木香 6g　　砂仁 6g　　黄芪 15g
制黄精 20g　　丹参 10g　　野葡萄根 15g　　半枝莲 15g
藤梨根 15g　　肿节风 30g　　苦参 15g　　夜交藤 15g
白芍 10g　　甘草 6g　　蒲公英 30g　　猫爪草 30g
黄连 6g

14 剂，颗粒剂，每日一剂，冲服两次

2. 平消胶囊 2 瓶（口服，每日 2 次，每次 6 片）。

复诊日期：2018-10-04

现病史：药后胸部隐痛缓解，口苦异味消失，舌红，苔黄，边有齿痕，脉滑。

治疗：

1. 原方加减：去蒲公英 30g、黄连 6g、丹参 10g，加山慈菇 15g、七叶一枝花 15g、莪术 10g，方药如下：

党参 20g	白术 10g	茯苓 10g	山药 30g
陈皮 12g	木香 6g	砂仁 6g	黄芪 15g
制黄精 20g	莪术 10g	野葡萄根 15g	半枝莲 15g
藤梨根 15g	肿节风 30g	苦参 15g	山慈菇 15g
猫爪草 30g	七叶一枝花 15g	夜交藤 15g	白芍 10g
甘草 6g			

15 剂，颗粒剂，每日一剂，冲服两次

2. 平消胶囊 2 瓶（口服，每日 2 次，每次 6 片）。

此后予上方加减，每日一剂，配合中成药复方斑蝥胶囊和平消胶囊交替使用，患者病情稳定，无咳嗽胸痛，无胸闷气急，能正常家务和自留田劳动。于 2019-03-15 复查胸部 CT 与 2018-09-21 相仿，两下肺炎症稍有吸收。血常规、生化检查、肿瘤标志物检查均正常。继续上方加减，配合中成药复方斑蝥胶囊和平消胶囊交替使用，至 2019-09-24 再次复查胸部 CT 与 2019-03-15 相仿，右肺病灶稍有缩小。两下肺炎症稍已吸收。血常规、生化检查、肿瘤标志物检查均正常。继续上方加减，改为一剂服两日（患者要求），即每日服用一次，配合中成药复方斑蝥胶囊和平消胶囊交替使用，到 2021 年 4 月，每半年复查胸部 CT 均与以前相仿，血常规、生化检查、肿瘤标志物检查均正常。无明显不适，生活自理，并能田间劳动，精神饱满，生活质量很好。带瘤生存已三年余，目前仍在继续治疗。

按：患者确诊肺癌合并肺结节后拒绝手术治疗，通过中药健脾补肺抗癌方加减，配合中成药复方斑蝥胶囊和平消胶囊交替使用，取得了较好的疗效，带瘤生存已三年，无明显不适，生活自理，并能田间劳动，精神饱满。生活质量很好。血常规、生化检查、肿瘤标志物检查均正常。方中以四君子汤益气补中、健脾益胃、助运化痰，加黄精、炙黄芪以加强益气健脾的作用。结合辨病治疗加白花蛇舌草、七叶一枝花、野葡萄藤、藤梨根、山慈菇清热解毒抗癌，丹参、莪术活血祛瘀抗癌，加炒白芍止痛，加夜交藤、酸枣仁养心安神。做到辨证和辨病相结合，辨证和对症相结合。配合中成药复方斑蝥胶囊和平消胶囊加强了活血化瘀、散结消肿、解毒抗癌的靶向治疗作用，提高了中药抗癌作用，延长了患者的生存期，改善了患者的生活质量，未发生毒副作用。

方药：

2018—10—19

川芎 6g	丹参 10g	黄芪 10g	酸枣仁 10g
夜交藤 15g	甘草 6g	白芍 20g	党参 10g
陈皮 12g	茯苓 10g	木香 6g	山药 10g
阿胶 6g	白术 10g	野葡萄根 15g	砂仁 6g后下
制黄精 10g	人参叶 10g	灵芝 6g	藤梨根 15g
肿节风 18g			

15 剂，颗粒剂，每日一剂，冲服两次

2018—11—02

川芎 6g	丹参 10g	黄芪 10g	酸枣仁 10g
夜交藤 15g	甘草 6g	党参 10g	茯苓 10g
白芍 20g	陈皮 12g	木香 6g	山药 10g
阿胶 6g	白术 10g	砂仁 6g后下	野葡萄根 15g
制黄精 10g	人参叶 10g	灵芝 6g	藤梨根 15g
肿节风 18g			

30 剂，颗粒剂，每日一剂，冲服两次

2019-10-28

党参 20g	白术 20g	香附 10g	陈皮 12g
木香 6g	砂仁 6g[后下]	制黄精 20g	丹参 10g
灵芝 6g	野葡萄根 30g	藤梨根 30g	甘草 6g
肿节风 24g	人参叶 20g	白芍 20g	黄芪 10g
阿胶 12g	川芎 6g	黄连 3g	夜交藤 15g
山栀 10g	猫爪草 30g	苏梗 10g	

7 剂，颗粒剂，每日一剂，冲服一次

◎ 案例 2：仇加财，男，73 岁　门诊号：1000236336

就诊日期：2010-12-17

主症：咳嗽反复发作 3 年余，加重伴气喘 10 月。

现病史：患者 3 年余前开始反复出现咳嗽咳痰，每年累计超过 3 个月，冬季加重，曾诊断为慢性阻塞性肺疾病。10 个月前咳喘发作加重，咯黄痰，伴气喘，活动后尤甚，无发热、咯血及盗汗。当地医院查胸部 CT 提示：慢支、肺气肿，并发现右上肺占位。于 2010-02-24 行手术治疗，术后病理：右上肺乳头状腺癌伴肺大泡形成。术后仍有咳嗽，咯黄痰，气喘活动后加重，经对症治疗后病情未缓，予 TP 方案化疗一周期，因为反应较大，患者拒绝继续化疗，来我院要求中药治疗。否认肝炎、结核及糖尿病史。

查体：神清，形体消瘦，精神萎靡，浅表淋巴结未及，两肺呼吸音粗，闻及痰鸣音，呼气延长，舌红，苔白腻，边有齿痕，脉滑。

辅助检查：胸部 CT：右上肺术后改变，慢支、肺气肿、肺大泡。

中医诊断：1. 肺岩；2. 肺胀　　**中医辨证**：脾肺气虚、痰热郁肺

西医诊断：1. 右上肺腺癌术后、化疗后；2. COPD 急性加重期

治疗：

1. 予健脾补肺治其本，清肺化痰、止咳平喘之剂治其标，经验方“健脾补肺抗癌方”合“止咳1号方”加减，方药如下：

党参 10g	炒白术 15g	茯苓 10g	黄芪 15g
陈皮 10g	法半夏 10g	砂仁 6g	木香 10g
白花蛇舌草 15g	七叶一枝花 15g	野葡萄藤 15g	藤梨根 15g
桑白皮 10g	炒黄芩 10g	蒲公英 15g	杏仁 10g
白前 10g	枇杷叶 15g	百部 10g	射干 12g
川贝母粉 3g	橘红 6g	莱菔子 15g	甘草 6g

14剂，每日一剂，煎服两次，药渣加水煎煮后泡脚，不超过20分钟

2. 复方斑蝥胶囊2盒（口服，每日2次，每次3片）。

3. 嘱注意忌口（忌虾、蟹等海鲜，花椒、大料等辛辣之物）；戒烟酒；注意保暖。

4. 痰培养。

复诊日期：2011–01–07

现病史：经治疗后咳嗽气喘稍有好转，痰易咯出，精神好转。

查体：两肺呼吸音粗，未闻及干湿性啰音，呼气延长。舌红，苔白罩黄，脉滑。痰培养（–）。

治疗：

1. 原方去枇杷叶15g，加黄精15g。15剂，每日一剂，煎服两次，药渣加水煎煮后泡脚，不超过20分钟。

2. 复方斑蝥胶囊2盒（口服，每日2次，每次3片）。

复诊日期：2011–01–28

现病史：患者家属代诉（患者在外地，交通不方便），患者咳嗽气喘

明显好转，精神继续好转，体重增加1公斤。

治疗：

1. 原方加减，去橘红6g，加熟地10g，继续巩固治疗，方药如下：

党参10g	炒白术15g	茯苓10g	黄芪30g
陈皮10g	法半夏10g	砂仁6g	木香10g
熟地10g	白花蛇舌草15g	七叶一枝花15g	野葡萄藤15g
藤梨根15g	桑白皮10g	炒黄芩10g	蒲公英15g
杏仁10g	白前10g	枇杷叶15g	百部10g
射干12g	川贝母粉3g	莱菔子15g	甘草6g

15剂，每日一剂，煎服两次，药渣加水煎煮后泡脚，不超过20分钟

2. 复方斑蝥胶囊2盒（口服，每日2次，每次3片）。
3. 继续忌口。

复诊日期：2011-02-15

现病史：（来人代诉）患者咳喘已缓，一般情况良好。

治疗：

1. 配原方15剂，每日一剂，煎服两次，药渣加水煎煮后泡脚，不超过20分钟。
2. 复方斑蝥胶囊2盒（口服，每日2次，每次3片）。
3. 继续忌口。
4. 嘱择期复查肝肾功能、血常规、肿瘤标志物等。

复诊日期：2011-03-04

现病史：（来人代诉）患者一般情况良好，微咳。肝肾功能、血常规、肿瘤标志物正常。

治疗：

1. 原方加减，去川贝母粉 3g、莱菔子 15g、蒲公英 15g、黄芪 30g，加半枝莲 15g、紫菀 10g、款冬花 10g、怀山药 30g，方药如下：

党参 10g	炒白术 15g	茯苓 10g	怀山药 30g
陈皮 10g	法半夏 10g	砂仁 6g	木香 10g
熟地 10g	白花蛇舌草 15g	七叶一枝花 15g	野葡萄藤 15g
藤梨根 15g	半枝莲 15g	桑白皮 10g	炒黄芩 10g
紫菀 10g	款冬花 10g	杏仁 10g	白前 10g
枇杷叶 15g	百部 10g	射干 12g	甘草 6g

15 剂，每日一剂，煎服两次，药渣加水煎煮后泡脚，不超过 20 分钟

2. 复方斑蝥胶囊 2 盒（口服，每日 2 次，每次 3 片）。

3. 继续忌口。

复诊日期：2011-04-01

现病史：（来人代诉）目前咳喘已平，活动后或爬三楼以下无气喘，可以适当做家务。

治疗：

1. 原方 15 剂，每日一剂，煎服两次，药渣加水煎煮后泡脚，不超过 20 分钟。

2. 复方斑蝥胶囊 2 盒（口服，每日 2 次，每次 3 片）。

3. 补肺止咳膏 4 瓶（大约可服一个月左右），每日两次，每次 20-30g 序贯治疗。

每瓶含方药如下：

党参 25g	黄芪 35g	白术 25g	茯苓 25g
山药 30g	山萸肉 25g	玄参 25g	当归 25g
赤芍 25g	白芍 25g	黄精 25g	天冬 25g

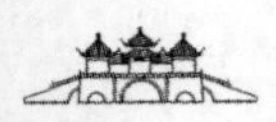

麦冬 25g	陈皮 25g	法半夏 25g	五味子 25g
南沙参 25g	北沙参 25g	杏仁 25g	前胡 25g
大贝母 25g	枇杷叶 25g	百部 25g	紫菀 25g
款冬花 25g	苏子 25g	苏叶 25g	生地 25g
白前 25g	砂仁 5g	沉香 3g	炙甘草 5g

浓煎后，蜂蜜收膏

4. 继续忌口。

此后患者长期服用补肺止咳膏巩固治疗，每日两次，每次 20–30g。患者仍然吸烟，劝其戒烟，冬季注意保暖，忌口，并且予复方斑蝥胶囊（每日 2 次，每次 3 片）和平消胶囊（每日 3 次，每次 4 片）交替配合膏方治疗三年，病情稳定，无复发转移，一人居住生活能自理，生活质量良好，每半年复查一次肝肾功能、血常规、肿瘤标志物正常、B 超肝胆脾胰均正常。（2011 年 6 月曾因腰痛作骨扫描、腰椎 MRI 检查提示腰椎退性病变）。2013 年 12 月起，冬季和夏季，改为单独使用补肺止咳膏，序贯治疗，冬季和夏季各服 2 个月左右。随访两年，病情稳定，肺癌无复发转移，COPD 无发作加重。

按：老年患者，在 COPD 的基础上又患肺癌，肺癌虽经手术和化疗（未完成疗程），但长期咳嗽气喘，咯黄痰，西药抗感染、对症治疗后病情未缓，要求中医中药治疗。中医辨证属于本虚标实之症，本虚在脾肺气虚，标实痰热郁肺。故治疗予健脾补肺治其本，清肺化痰，止咳平喘治其标。经验方“健脾补肺抗癌方”合“止咳 1 号方”加减，方中以四君子汤益气补中，健脾益胃，助运化痰，加黄精、炙黄芪以加强益气健脾的作用。结合辨病治疗，加白花蛇舌草、七叶一枝花、野葡萄藤、藤梨根加强抗癌作用。桑白皮、炒黄芩、蒲公英、杏仁、白前、枇杷叶、百部、射干、川贝母粉、莱菔子、甘草为止咳1号方的主要药物，具有清热化痰，止咳平喘之效，甘草调和诸药，如用炙甘草也可补气健脾。在治疗的前三年还交替使用了复方斑蝥胶囊和平消胶囊两种具有抗癌靶向作用的中成药，复方斑蝥胶囊具有破血消瘀，攻毒蚀疮之功，用于原发性肝癌、肺癌、直肠癌等，平消胶囊具有活血化瘀，散结消肿，解毒止痛的功效，对毒瘀内结所致的肿瘤患者具有缓解症状，缩小瘤体，提高机体免疫力，延长患者生存时间的作用。病情好转后又予补肺止咳膏序贯治疗，既能扶正抗癌，又能防止COPD发作加重。补肺止咳膏是本人专利方，为六君合四物化裁。其中参术苓草合黄芪、山药健脾补肺；归芍、地黄补血；南北沙参、天麦冬滋阴润肺，陈皮理气行滞防止碍胃，合半夏、贝母化瘀止咳，五味子收敛肺气。慢支、COPD、哮喘等均为反复发作性疾病，常出现气血阴阳亏虚、脏腑俱损的情况，肺癌患者在放化疗后也常出现气血不足、阴阳失调，或多或少兼有咳嗽咯痰等症。故本方在补益的基础上，加用止咳化痰之品。脾为后天之本、气血生化之源，大多数患者脾气虚弱，故补益剂中又以六君为主方，补中气健脾胃，脾气健则能补肺气之虚，此所谓“培土生金”。诸多药物制为膏方，服用简便，易于长期调补，可以起到减轻发作，减少发作的作用。对于肿瘤的治疗，中医一般采用扶正祛邪（抗癌）的方法，且重在扶正，但本人临床体会，如果单用中药治疗一定要结合辨病，加强祛邪（抗癌）可以提高治疗效果，进一步延长患者生存时间，改善患者的生活质量。

方药：

2012—02—14

党参 25g	炙黄芪 35g	炒白术 25g	茯苓 25g
麸炒山药 30g	生地 25g	萸肉 25g	玄参 25g
赤芍 25g	当归 25g	炒白芍 25g	南沙参 25g

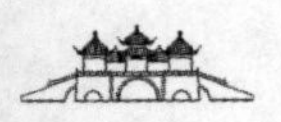

北沙参 25g	黄精 25g	天冬 25g	麦冬 25g
白前 25g	杏仁 25g	前胡 25g	陈皮 25g
法半夏 25g	大贝母 25g	枇杷叶 25g	炙百部 25g
款冬花 25g	紫菀 25g	苏子 25g	苏叶 25g
五味子 25g	沉香 3g	砂仁 5g	甘草 5g

中药 4 剂，每天一剂，制膏 2（25 元），口服

2013-02-04

1. 膏方同上 4 剂。
2. 中药 1 剂，每天一剂，泡服，口服，方药如下：

枸杞 30g	麦冬 30g	银花 30g	胖大海 30g
甘草 30g			

3. 麦冬 10g×20 袋

   川芎 10g×20 袋

2014-04-30

1. 膏方同上 10 剂。
2. 桑白皮 10g　炒黄芩 10g　杏仁 10g　蒲公英 15g

百部 10g	枇杷叶 12g	前胡 10g	白前 10g
甘草 6g	射干 10g	桔梗 12g	陈皮 12g
款冬花 10g	蝉衣 10g	葶苈子 10g	积雪草 15g
紫菀 10g	大贝母 10g		

中药 7 剂，每天一剂，泡服，口服

2014-07-24

膏方同上 6 剂

2014−12−16

膏方同上 8 剂

2015−07−20

1. 膏方同上 10 剂

2. 桑白皮 10g 炒黄芩 10g 蒲公英 15g 杏仁 10g
白前 10g 前胡 10g 枇杷叶 12g 百部 10g
陈皮 12g 射干 12g 甘草 6g 白芥子 10g
莱菔子 10g 橘红 10g 苏子 10g 山栀 10g
车前子 10g 褚实子 10g 槟榔 10g 炙麻黄 6g
全瓜蒌 10g 火麻仁 15g

中药 7 剂，每天一剂，泡服，口服

2015−12−22

膏方同上 10 剂

◎ 案例 3：邓某某，男，59 岁 门诊号：1000413970

就诊日期：2018−07−09

主症：因肺癌术后咳嗽 2 月余，要求中药治疗。

现病史：患者因确诊右肺癌 1 月余，于 2018−04−23 在上海市胸科医院手术治疗，术后诊断为支气管原发性肺癌，周围型，神经内分泌癌。术后在排除化疗禁忌证后，于 4 月 25 号行 EP 方案化疗（VP16100 毫克，d1−d5，顺铂 70 毫克 d1−d5），术后共化疗 2 周期，放疗 1 个月。原计划化疗 4 个周期，但患者难以耐受副反应，拒绝继续化疗。术后患者一直咳嗽，咯少量白痰，无咯血及盗汗发热，续来我院要求中药治疗。

查体：神清，精神萎，两肺呼吸音粗，舌红、苔薄黄，脉滑。

治疗：

1. 予扶正抗癌，参以止咳治疗，方药如下：

党参 10g	白术 10g	茯苓 10g	黄芪 10g
陈皮 6g	木香 6g	砂仁 6g	制黄精 10g
丹参 10g	野葡萄根 15g	藤梨根 15g	肿节风 15g
杏仁 10g	百部 10g	橘红 6g	炙枇杷叶 15g
桑白皮 10g	苏子 10g	紫菀 10g	炙甘草 6g

15 剂，每日一剂，煎服两次

2. 复方斑蝥胶囊 2 盒（口服，每日 2 次，每次 3 片）。

3. 嘱忌口（忌虾、蟹等海鲜，花椒、大料等辛辣之物）；戒烟酒。

复诊日期：2018-07-24

现病史：患者药后咳嗽缓解，精神转佳，一般情况较前改善。舌红、苔薄黄，脉滑。

治疗：效不更方，原方 11 剂，每日一剂，煎服两次。

复诊日期：2018-08-03

现病史：病情同前。舌红、苔薄黄，脉滑。

治疗：原方去炙枇杷叶 15g、桑白皮 10g、苏子 10g、紫菀 10g，加熟地 15g、半枝莲 15g、半边莲 15g，方药如下：

党参 10g	白术 10g	茯苓 10g	黄芪 10g
陈皮 6g	木香 6g	砂仁 6g	制黄精 10g
丹参 10g	野葡萄根 15g	藤梨根 15g	肿节风 15g
杏仁 10g	百部 10g	橘红 6g	熟地 15g
半枝莲 15g	半边莲 15g	炙甘草 6g	

10 剂，每日一剂，煎服两次

复诊日期：2018–08–17

现病史：病情同前，无不适。舌红，苔薄黄，脉滑。

治疗：

1. 原方继续巩固治疗。15剂，每日一剂，煎服两次。

2. 复方斑蝥胶囊2盒（口服，每日2次，每次3片）。

复诊日期：2018–09–03

现病史：病情同前，舌红，苔薄黄，脉滑。

治疗：原方去杏仁10g、百部10g、橘红6g，党参、黄芪、制黄精均加至15g，加山慈菇10g、白花蛇舌草10g，方药如下：

党参 15g	白术 10g	茯苓 10g	黄芪 15g
陈皮 6g	木香 6g	砂仁 6g	制黄精 15g
丹参 10g	野葡萄根 15g	藤梨根 15g	肿节风 15g
熟地 15g	山慈菇 10g	白花蛇舌草 10g	半枝莲 15g
半边莲 15g	炙甘草 6g		

10剂，每日一剂，煎服两次

复诊日期：2018–09–18

现病史：病情同前，无明显不适。2018–09–03苏北人民医院复查胸部CT示：右上肺癌术后复查呈术后改变。右侧胸腔少量积液。CA125升高90.86，CEA升高15.87，细胞角蛋白196.06。舌红，苔薄黄，脉滑。患者咨询上海胸科医院医生，认为暂不考虑化疗，可以予中药继续治疗。

治疗：在原方基础上加强抗癌作用中药，原方加七叶一枝花15g、泽泻10g，去半边莲15g，方药如下：

党参 15g	白术 10g	茯苓 10g	黄芪 15g
陈皮 6g	木香 6g	砂仁 6g	制黄精 15g
丹参 10g	野葡萄根 15g	藤梨根 15g	肿节风 15g

熟地 15g	山慈菇 10g	白花蛇舌草 10g	半枝莲 15g
七叶一枝花 15g	泽泻 10g	炙甘草 6g	

20 剂，每日一剂，煎服两次

复诊日期：2018-10-09

现病史：病情同前。舌红，苔薄黄，脉滑。

治疗：原方去茯苓 10g，加猪苓 10g。20 剂，每日一剂，煎服两次。

复诊日期：2018-10-29

现病史：病情同前，无不适，一般情况良好。舌红，苔薄黄，脉滑。

治疗：原方去猪苓 10g，加龟板 10g，方药如下：

党参 15g	白术 10g	黄芪 15g	龟板 10g
陈皮 6g	木香 6g	砂仁 6g	制黄精 15g
丹参 10g	野葡萄根 15g	藤梨根 15g	肿节风 15g
熟地 15g	山慈菇 10g	白花蛇舌草 10g	半枝莲 15g
泽泻 10g	炙甘草 6g	七叶一枝花 15g	

20 剂，每日一剂，煎服两次

复诊日期：2018-11-20

现病史：病情同前，无不适。复查肿瘤标记物，均有所下降。CA125 降为 79.06，CEA4.54，细胞角蛋白 5.82。舌红，苔薄黄，脉滑。

治疗：

1. 原方 21 剂，每日一剂，煎服两次。

2. 嘱择期复查。

复诊日期：2018-12-12

现病史：病情同前，无不适。复查肿瘤标记物，均继续下降。CA125 降为 48.91，CEA 正常，细胞角蛋白 5.25。但空腹血糖 8.3mmol/L。

舌红，苔薄黄，脉滑。

治疗：

1. 原方去泽泻 10g，加黄连 6g，方药如下：

党参 15g	白术 10g	黄芪 15g	龟板 10g
陈皮 6g	木香 6g	砂仁 6g	制黄精 15g
丹参 10g	野葡萄根 15g	藤梨根 15g	肿节风 15g
熟地 15g	山慈菇 10g	白花蛇舌草 10g	半枝莲 15g
黄连 6g	炙甘草 6g	七叶一枝花 15g	

21 剂，每日一剂，煎服两次

2. 嘱择期复查，并做糖尿病宣教。

复诊日期：2019-01-02

现病史：病情同前，无不适。精神饱满。舌红，苔薄黄，脉滑。

治疗：

1. 原方继续巩固治疗。24 剂，每日一剂，煎服两次。

2. 嘱择期复查。

复诊日期：2019-01-29

现病史：病情同前，无不适。复查肿瘤标记物，继续下降。CA125 降为 37.58，CEA、细胞白蛋白正常。空腹血糖从 8.3mmol/L 下降到 7.24mmol/L（未服用降糖药物）。舌红，苔薄黄，脉滑。

治疗：

1. 原方去丹参 10g，加夏枯草 10g，方药如下：

党参 15g	白术 10g	黄芪 15g	龟板 10g
陈皮 6g	木香 6g	砂仁 6g	制黄精 15g
野葡萄根 15g	藤梨根 15g	肿节风 15g	夏枯草 10g

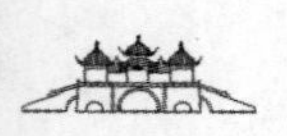

熟地 15g　　山慈菇 10g　　白花蛇舌草 10g　半枝莲 15g
黄连 6g　　炙甘草 6g　　七叶一枝花 15g

21 剂，每日一剂，煎服两次

2. 嘱择期复查，并再次做糖尿病宣教。

复诊日期：2019－02－22

现病史：近两日感受寒凉后出现轻微咳嗽，咽部不适。舌红，苔薄黄根腻，脉滑。

治疗：

1. 急则治其标，先予疏风清热、止咳利咽剂，本人经验方“止咳 3 号方”加减，方药如下：

防风 12g　　桑叶 10g　　前胡 10g　　陈皮 6g
百部 10g　　桔梗 6g　　枇杷叶 12g　　射干 6g
薄荷 6g　　连翘 10g　　杏仁 10g　　苍耳子 10g
牛蒡子 10g　　蝉衣 3g　　甘草 6g

3 剂，颗粒剂，每日一剂，冲服

2. 上方服完后，原扶正抗癌方继续巩固治疗。20 剂，每日一剂，煎服两次。

3. 嘱注意饮食起居和保暖。

复诊日期：2019－03－15

现病史：病情同前，无不适。复查肿瘤标记物，均已正常。空腹血糖 6.0mmol/L 正常，但间有血压稍增高。舌红，苔薄黄，脉滑。

治疗：原扶正抗癌方去山慈菇 10g，加天麻 10g、钩藤 10g，方药如下：

党参 15g　　白术 10g　　黄芪 15g　　龟板 10g

陈皮 6g	木香 6g	砂仁 6g	制黄精 15g
野葡萄根 15g	藤梨根 15g	肿节风 15g	夏枯草 10g
熟地 15g	白花蛇舌草 10g	半枝莲 15g	天麻 10g
钩藤 10g	七叶一枝花 15g	黄连 6g	炙甘草 6g

21 剂，每日一剂，煎服两次

复诊日期：2019-12-25

现病史：病情同前，复查肿瘤标记物，肝、肾功能均正常。空腹血糖 8.49mmol/L。胸部 CT 检查示右上肺癌术后复查呈术后改变，余未见异常。

查体：血压 135/85mmHg，舌红，苔薄黄，脉滑。

治疗：

1. 原方继续服用。熟地改为生地 10g，方药如下：

党参 15g	白术 10g	黄芪 15g	龟板 10g
陈皮 6g	木香 6g	砂仁 6g	制黄精 15g
野葡萄根 15g	藤梨根 15g	肿节风 15g	夏枯草 10g
生地 15g	半枝莲 15g	天麻 10g	白花蛇舌草 10g
钩藤 10g	黄连 6g	炙甘草 6g	七叶一枝花 15g

21 剂，每日一剂，煎服两次

2. 嘱择期复查，并再次做糖尿病宣教。

3. 建议去糖尿病专科门诊就诊。

复诊日期：2020-01-15

现病史：病情尚稳定。舌红，苔薄黄，脉滑。

治疗：中药原方继续服用。21 剂，每日一剂，煎服两次。

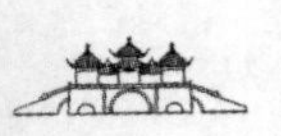

复诊日期：2020−02−15，2020−03−17

分别配原方21剂，每日一剂，煎服两次。服用3周，停药一周。

复诊日期：2020−04−07

现病史：近1周感受寒凉后出现咳嗽，咽痛，无发热。舌红，苔薄黄根腻，脉滑。

治疗：

1. 急则治其标，先予疏风清热，止咳利咽之剂，以经验方“止咳3号方”加减，方药如下：

防风 12g	桑叶 10g	前胡 10g	陈皮 6g
百部 10g	桔梗 6g	枇杷叶 12g	射干 6g
薄荷 6g	连翘 10g	杏仁 10g	苍耳子 10g
牛蒡子 10g	蝉衣 3g	玄参 10g	甘草 6g

7剂，颗粒剂，每日一剂，冲服

2. 嘱注意饮食起居和保暖。

复诊日期：2020−04−14

现病史：药后咳嗽好转，咽痛减轻。舌红，苔薄黄，脉滑。

治疗：中药原方继服7剂，颗粒剂每日一剂，冲服两次。

复诊日期：2020−04−21

现病史：咳嗽咽痛已除，舌正红，苔薄白，脉缓。

治疗：继予扶正抗癌剂参以止咳剂巩固治疗，方药如下：

党参 10g	白术 10g	茯苓 10g	黄芪 10g
陈皮 6g	木香 6g	砂仁 6g	制黄精 10g
丹参 10g	野葡萄根 15g	藤梨根 15g	肿节风 15g
杏仁 10g	百部 10g	橘红 6g	炙枇杷叶 15g

炙甘草 6g

21 剂，每日一剂，煎服两次

复诊日期：2020－05－12，2020－06－02，2021－01－15

现病史：病情尚稳定。舌红，苔薄黄，脉滑。

治疗：中药原方去杏仁 10g、百部 10g、橘红 6g、炙枇杷叶 15g、桑白皮 10g、苏子 10g、紫菀 10g，加山慈菇 10g、白花蛇舌草 10g、七叶一枝花 10g，方药如下：

党参 15g	白术 10g	茯苓 10g	黄芪 10g
陈皮 6g	木香 6g	砂仁 6g	制黄精 15g
丹参 10g	野葡萄根 15g	藤梨根 15g	肿节风 15g
山慈菇 10g	白花蛇舌草 10g	七叶一枝花 10g	半边莲 15g
半枝莲 15g	炙甘草 6g		

21 剂，每日一剂，煎服两次，服用 3 周，停药一周

复诊日期：2020－06－23

现病史：病情尚稳定，无不适。并诉患者 2020－06－09 于苏北人民医院做胸部 CT 检查与 2019－12－10 相仿，肿瘤标记物、肝肾功能、血常规均正常。糖尿病门诊确诊为糖尿病，予格列齐特缓释片 60mg 口服 qd，并做糖尿病宣教。血压 140/90mmHg。舌正红，苔薄白，脉缓。

治疗：中药原方加黄连 6g、生地 15g、天麻 10g，方药如下：

党参 15g	白术 10g	茯苓 10g	黄芪 10g
陈皮 6g	木香 6g	砂仁 6g	制黄精 15g
丹参 10g	野葡萄根 15g	藤梨根 15g	肿节风 15g
山慈菇 10g	白花蛇舌草 10g	七叶一枝花 10g	半边莲 15g
半枝莲 15g	黄连 6g	生地 15g	天麻 10g

炙甘草 6g

21 剂，每日一剂，煎服两次

复诊日期：2020-07-14，2020-08-04，2020-08-25，2020-09-15，2020-10-13，2020-11-03，2020-11-24，2020-12-15

现病史：病情稳定，无不适。

治疗：原方加减巩固治疗。

复诊日期：2021-01-05

现病史：诉仍无不适，苏北人民医院复查胸部 CT 与 2020-06-09 相仿，呼吸肿瘤标记物、肝肾功能、血常规、空腹血糖均正常。但 PSA 稍增高 7.08，B 超检查胆囊壁增粗。舌红，苔薄黄，脉滑。

治疗：原方加减，去黄连 6g、茯苓 10g，加茵陈 15g、鸡内金 10g、苦参 10g，方药如下：

党参 15g	白术 10g	黄芪 10g	陈皮 6g
木香 6g	砂仁 6g	制黄精 15g	丹参 10g
野葡萄根 15g	藤梨根 15g	肿节风 15g	山慈菇 10g
白花蛇舌草 10g	七叶一枝花 10g	半边莲 15g	半枝莲 15g
生地 15g	天麻 10g	茵陈 15g	鸡内金 10g
苦参 10g	炙甘草 6g		

21 剂，每日一剂，煎服两次

复诊日期：2021-01-26，2021-02-26，2021-03-19

治疗：原方加减，21 剂，每日一剂，煎服两次。

复诊日期：2021-04-09

现病史：精神饱满，无不适。舌红，苔薄黄，脉滑。复查肿瘤标记物、肝肾功能、血常规、空腹血糖均正常。PSA 也已正常。

治疗：原方加减，21剂，每日一剂，煎服两次。

复诊日期：2021-04-30，2021-05-21，2021-06-18

现病史：精神饱满，无不适。舌红，苔薄黄，脉滑。

治疗：

分别原方加减，21剂，每日一剂，煎服两次。嘱定期复查。2021年6月15日苏北医院复查胸部CT：右肺术后改变。右下肺炎症较2020年12月22日好转，肿瘤标记物、肝肾功能、血常规均正常。空腹血糖6.99mmol/L。

按：肺癌术后需要辅助化疗的患者，并且之后出现持续咳嗽，经对症治疗，咳嗽没有缓解，又恐惧化疗，故要求中药治疗。中医辨证为正虚邪盛，正虚为肺脾肾虚，邪盛为痰瘀互结，痰浊内阻，肺失宣肃，故中药予扶正祛邪化痰止咳。收到满意的效果，咳嗽很快缓解。扶正抗癌方为本人的经验方，以健脾补肺益肾为主。方中选用香砂六君为主方，健脾补肺。在此基础上加用有抗癌作用的中药，也可以说是中药的靶向药。其中具有清热解毒作用的抗癌中药如野葡萄根、藤梨根、半边莲、半枝莲、山慈菇、白花蛇舌草、七叶一枝花、夏枯草、苦参等。有活血散瘀的中药如丹参、肿节风等。在出现肿瘤标志物普遍升高的时候，加强了中药抗癌，但始终不忘扶正。血糖升高时，加黄连稳定和控制血糖，血压升高时，加用天麻、钩藤控制血压等等。经过扶正抗癌和积极的对症处理，患者目前术后已3年余，病情稳定，一般情况良好。复查胸部CT除术后改变，未见明显异常。血压正常，血糖也控制在正常范围。生化检查、血常规检查，肿瘤标志物检查都正常。

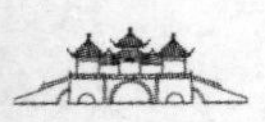

◎ 案例 4：孔某某，男，74 岁　门诊号：1610200363

就诊日期：2016—10—20

主症：右侧胸痛胸闷伴咳嗽 1 月余。

现病史：患者 1 月余前右侧胸痛胸闷伴咳嗽，无痰，于苏北人民医院门诊查胸部 CT 示右下肺占位 5.3cm × 3.3cm，肿瘤指标 CA125、CA153、SCC 轻度增高，建议手术治疗。患者随即往上海长征医院住院，手术前一天患者因恐惧出院，拒绝手术，也拒绝做其他进一步查治。来我院就诊，要求中药治疗。刻下：神清，精神尚可，仍咳嗽无痰，胸痛胸闷，但无咯血发热，舌红，苔黄，边有齿痕，脉滑。

中医诊断：肺积 – 脾肺气虚、痰热郁结。

西医诊断：右下肺占位（肺癌？）

治疗：

1. 予经验方“扶正抗癌方”加减，方药如下：

党参 10g	白术 10g	茯苓 10g	山药 10g
陈皮 6g	木香 6g	砂仁 6g	生地 10g
黄精 10g	丹参 10g	灵芝 6g	野葡萄根 15g
藤梨根 15g	甘草 6g	石见穿 15g	莪术 10g
蛇舌草 15g	七叶一枝花 15g	白芍 10g	鸡内金 10g
桑白皮 10g			

14 剂，每日一剂，冲服两次

2. 因患者肿瘤标志物多项指标升高，加用具有抗癌中成药以加强治疗作用：

复方斑蝥胶囊 2 盒（口服，每日 2 次，每次 3 片）

消癌平片（口服，每日 3 次，每次 4 片）。

复诊日期：2016－11－03

现病史：胸痛减轻，但下肢乏力、酸痛，舌红，苔黄，边有齿痕，脉滑。

治疗：原方加黄芪10g、牛膝10g。14剂，每日一剂，冲服两次。

复诊日期：2016－11－15

现病史：诸症减轻，舌红，苔黄，边有齿痕，脉滑。

治疗：原方继服。14剂，每日一剂，冲服两次。

复诊日期：2016－12－01

现病史：病情较前减轻，舌红，苔黄根腻，边有齿痕，脉滑。

治疗：原方加苍术10g。14剂，每日一剂，冲服两次。

复诊日期：2016－12－14

现病史：患者又出现轻微咳嗽，舌红，苔黄，边有齿痕，脉滑。

治疗：原方去茯苓、莪术、蛇舌草，加款冬花10g，方药如下：

党参 10g	白术 10g	山药 10g	陈皮 6g
木香 6g	砂仁 6g	生地 10g	黄精 10g
丹参 10g	灵芝 6g	野葡萄根 15g	藤梨根 15g
甘草 6g	石见穿 15g	七叶一枝花 15g	白芍 10g
鸡内金 10g	桑白皮 10g	款冬花 10g	

10剂，每日一剂，冲服两次

复诊日期：2017－01－06

现病史：症状同前，仍有咳嗽，咳少量黄白痰。舌红，苔黄，边有齿痕，脉滑。

治疗：前方加葶苈子，莱菔子，苏子，川贝母。14剂，每日一剂，冲服两次。

复诊日期：2017-01-20

现病史：咳嗽减轻，舌红，苔黄底白，边有齿痕，脉滑。

治疗：前方加减，加苏梗。28 剂，每日一剂，冲服两次。

复诊日期：2017-04-18

治疗：

黄芪 30g	杏仁 10g	陈皮 10g	桑白皮 10g
黄芩 10g	白术 20g	法半夏 10g	川贝母粉 3g
苏子 15g	肿节风 15g	百部 15g	龟板 10g
焦山楂 10g	六曲 10g	苏梗 15g	葶苈子 20g
北沙参 20g	炙甘草 3g		

15 剂，每日一剂，冲服两次

◎ 案例 5：毛某某，男性，77 岁　门诊号：1000003659

就诊日期：2002-03-07

主症：咳嗽气喘 2 月余。

现病史：患者 2 月余前开始出现咳嗽气喘，活动后加剧，在当地医院确诊为"右肺腺癌伴胸膜纵隔淋巴结转移"，就诊半月前予 GP 方案（健泽、顺铂）化疗，由于严重恶心呕吐等消化道副反应，第 1 次化疗没有完成即中断。初诊时仍咳嗽、活动后气喘，神疲乏力、纳谷不馨、面色无华，舌淡紫，苔白腻，脉滑数。B 超检查发现右侧胸腔中等量积液。

治疗：

1. 予扶正抗癌方加减，香砂六君子汤为主方，方药如下：

党参 10g	苍、白术各 10g	猪、茯苓各 10g	怀山药 30g
陈皮 10g	法半夏 10g	生苡仁 15g	砂仁 6g
木香 6g	泽兰、泻各 10g	葶苈子 10g	白花蛇舌草 15g

半边莲 10g	半枝莲 10g	七叶一枝花 15g	野葡萄根 15g
藤梨根 15g	紫丹参 10g	鸡内金 10g	生甘草 5g

30 剂，颗粒剂，每日一剂，温开水 200ml，冲匀后分两次再服。

复诊：二诊时患者气喘明显好转，纳谷思增。复查 B 超胸腔积液明显减少。效不更方。故用原方继服 20 帖。

复诊：三诊患者未至，患者家属诉患者一般情况良好，在当地复查 B 超胸水已消退。故原方去猪苓、泽泻，继续巩固治疗半月。

经随访，此后患者间断服用原方，未接受其他任何治疗，目前仍然生存，且能自理生活。有趣的是，在患者治疗肺癌的过程中，儿子对中医学产生了浓厚的兴趣，并且自学了一些中医药理论，掌握了很多中医药知识。

按：肺癌在中医诊断中根据症状表现不同可诊断为肺积、肺岩、喘证、悬饮、咯血等等。该患者以咳嗽气喘为主症，现代医学已明确诊断为：肺腺癌伴胸膜纵隔淋巴结转移，胸水形成。中医认为癌症的病机多为正虚瘀毒互结所致。特别是晚期肿瘤更是正气大虚，故拟补虚益气以扶正气、祛瘀解毒以祛邪气。患者确诊肺癌时已属晚期，且经化疗后脾胃正气损伤。初诊时患者咳嗽、气喘活动后加剧，除肿瘤本身压迫外，尚有饮停胸胁，上迫肺气所致。化疗后脾胃损伤，气虚不运故纳谷不馨，中气不足则神疲乏力、面色无华。舌淡紫，苔白腻，脉滑数，为脾虚湿阻、痰瘀内结之象。故从扶正祛邪着手，标本兼治。方中以香砂六君子汤为主方加减。其中党参甘温益气补中；脾喜燥恶湿，脾虚不运，则每易生湿；辅以苍白术苦温健脾燥湿，合党参以益气健脾，配以猪苓、茯苓、薏苡仁渗湿健脾；陈皮、半夏、砂仁、木香、鸡内金和胃醒脾；泽泻、葶苈子泻肺平喘；泽兰、丹参活血消瘀；白花蛇舌草、半边莲、半

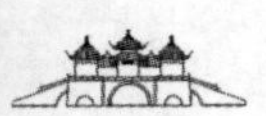

枝莲、七叶一枝花、野葡萄根、藤梨根均为清热解毒利水药。根据现代药理，方中丹参亦为抗肿瘤良药。丹参一方面可以疏通微循环，可促进其他药物进入到末梢循环，另一方面本身也具有抗肿瘤作用，与多种抗肿瘤药有协同作用。白花蛇舌草、半边莲、半枝莲、七叶一枝花、野葡萄根、藤梨根等属中药清热解毒类药物，一方面可以抗癌治疗各种癌症，另一方面有利水消肿作用，可消减胸水，属于对症药物。肿瘤的发病过程，可以说是正气与邪气矛盾双方互相斗争的过程，邪胜正则病进，正胜邪则病退，因而治疗时就要扶助正气，祛除邪气，改变邪正双方的力量对比，使疾病向好的方向转化，扶正祛邪也是指导临床治疗的重要法则，在应用时还要注意扶正不留邪，祛邪不伤正。

◎ 案例 6：张某某，男，61 岁　门诊号：1000028404

就诊日期：2014–08–12

主症：鼻塞流涕 2 年余，肺癌术后咳嗽 20 余日。

现病史：患者 2 年余前即开始出现鼻塞流涕，打喷嚏，于 2011 年曾经两次行鼻窦手术。于 2014–07–07 拟在市人民医院再次做鼻窦炎手术，入院后体检发现左上肺占位，遂经 CT 引导下左肺穿刺活检，病理提示腺癌。排除禁忌证后，在全麻下行“左肺上叶切除术加纵隔淋巴结清扫术”，术后病理示：左肺上叶腺癌 II–III 级，支气管切缘阴性，淋巴结阴性（0/4），术程顺利。术后出现咳嗽，无痰，经抗炎及对症治疗后，咳嗽未缓，拟择期予化疗，但患者拒绝，于 2014–07–29 出院。患者出院后一直咳嗽，无痰，但无咯血及盗汗，无发热。仍有鼻塞流涕，间有黄涕，打喷嚏，且失眠多梦，入睡困难，醒后难以再睡，焦虑，不接受患癌事实。故来我院要求中药治疗。

查体：神清，精神萎靡，焦虑面容，右肺呼吸音粗，左肺呼吸音减低。舌红，苔黄罩灰，边有齿痕，脉沉滑。

中医诊断：1. 肺岩；2. 鼻渊；3. 不寐　　中医辨证：脾肺气虚、痰热郁肺、鼻窍不利、肝气郁结

西医诊断：1. 左上肺腺癌术后 II−III 级；2 鼻窦炎；3. 焦虑症

治疗：

1. 予扶正抗癌、清肺化痰、止咳通窍、疏肝解郁之剂，方药如下：

党参 15g	白术 10g	茯苓 10g	陈皮 6g
木香 6g	砂仁 6g	制黄精 10g	野葡萄根 15g
藤梨根 15g	肿节风 15g	桑白皮 10g	杏仁 10g
百部 10g	炙枇杷叶 15g	苏子 10g	紫菀 10g
辛夷花 6g	苍耳子 10g	香附 10g	夜交藤 15g
佛手 10g	甘草 6g		

6 剂，颗粒剂，每日一剂，冲服两次

2. 复方斑蝥胶囊 1 盒（口服，每日 2 次，每次 3 片）。

3. 嘱忌口（忌虾、蟹等海鲜，花椒、大料等辛辣之物）；戒烟酒。

4. 心理疏导。

复诊日期：2014−08−18

现病史：患者服药后仍咳嗽，焦虑减轻，鼻塞流涕减少，入睡仍困难，但精神及一般情况较前改善。舌红，苔黄罩灰，脉沉滑。

治疗：原方去辛夷花 6g，加款冬花 10g、龙齿 15g。4 剂，颗粒剂，每日一剂，冲服两次。

复诊日期：2014−08−22

现病史：咳嗽减轻，睡眠稍改善，鼻塞流涕明显减少，焦虑情绪好转。舌红、苔黄，边有齿痕，脉沉滑。血压 146/96mmHg。外院头颅 CT

检查未见异常。

治疗：

1. 原方加减：去苍耳子 10g、香附 10g，加石菖蒲 10g、天麻 10g、钩藤 10g，方药如下：

党参 15g	白术 10g	茯苓 10g	陈皮 6g
木香 6g	砂仁 6g	制黄精 10g	野葡萄根 15g
藤梨根 15g	肿节风 15g	桑白皮 10g	杏仁 10g
百部 10g	炙枇杷叶 15g	苏子 10g	紫菀 10g
款冬花 10g	夜交藤 15g	佛手 10g	石菖蒲 10g
天麻 10g	钩藤 10g	龙齿 15g	甘草 6g

5 剂，颗粒剂，每天一剂，冲服两次

2. 复方斑蝥胶囊 1 盒（口服，每日 2 次，每次 3 片）。

复诊日期：2014−08−27

现病史：咳嗽已缓，睡眠改善，鼻塞流涕进一步减少，已经无焦虑，情绪改善。无头晕头痛，舌红、苔黄，边有齿痕，脉沉滑。血压 140/86mmHg。

治疗：

1. 效不更方。原方 7 剂，颗粒剂，每天一剂，冲服两次。

2. 复方斑蝥胶囊 1 盒（口服，每日 2 次，每次 3 片）。

复诊日期：2014−09−03

现病史：迭进前方，患者诸症明显好转，一般情况良好，血压也已正常，希望上班。舌红、苔黄，边有齿痕，脉沉滑。血压 140/86mmHg。

治疗：

1. 原方加减：去钩藤 10g、紫菀 10g、款冬花 10g、夜交藤 15g，加半枝莲 15g、七叶一枝花 15g、酸枣仁 15g、黄芪 15g，方药如下：

党参 15g	白术 10g	茯苓 10g	黄芪 15g
陈皮 6g	木香 6g	砂仁 6g	制黄精 10g
野葡萄根 15g	半枝莲 15g	藤梨根 15g	肿节风 15g
七叶一枝花 15g	桑白皮 10g	杏仁 10g	百部 10g
炙枇杷叶 15g	苏子 10g	佛手 10g	石菖蒲 10g
酸枣仁 15g	天麻 10g	龙齿 15g	甘草 6g

7 剂，颗粒剂，每天一剂，冲服两次

2. 复方斑蝥胶囊 1 盒（口服，每日 2 次，每次 3 片）。

2014—09—10，2014—09—17，2014—09—24，2014—10—08，2014—10—27，2014—11—04，2014—11—18，2014—12—03，2014—12—19，2015—01—07，2015—01—23，2015—03—03，2015—04—16，2015—05—05，2015—06—09，2015—07—14，2015—07—28，2015—08—19，2015—09—24，2015—10—30，2015—12—03，2016—01—12。在上述时间，以上方加减，每日一剂，冲服两次，配合复方斑蝥胶囊口服，忌口。再次劝其戒烟。患者症状逐步好转并缓解，一般情况良好，已经正常上班一年。分别于术后 2 个月、半年、1 年、1 年半外院复查胸部 CT 示：左肺癌术后改变；副鼻窦（鼻旁窦）CT 示：两侧上颌窦及左侧蝶窦炎症较前好转。两侧下鼻甲稍厚。头颅 CT 检查，未见异常。血常规、生化检查、血沉、肿瘤标志物检查均正常。舌红，苔薄黄，边有齿痕，脉沉。

治疗：

1. 予扶正抗癌剂加减继续服用，巩固疗效，方药如下：

党参 15g	白术 20g	茯苓 10g	山药 15g
陈皮 12g	木香 6g	砂仁 6g 后下	生地 10g
黄芪 15g	制黄精 10g	丹参 10g	灵芝 6g

野葡萄根 15g　藤梨根 15g　七叶一枝花 10g　蛇舌草 10g
肿节风 15g　酸枣仁 30g　夜交藤 30g　珍珠母 30g
天麻 10g　藿香 10g　胆南星 10g　甘草 6g

30 剂，颗粒剂，每天一剂，冲服两次

2. 消癌平片（口服，每日 3 次，每次 8 片）。

3. 嘱忌口（忌虾、蟹等海鲜，花椒、大料等辛辣之物）；戒烟酒。

复诊日期：2016–03–28，2016–05–16，2016–07–20，2016–09–18，2016–11–16，2017–1–18，2017–03–16，2017–05–11。患者在上述时间，以上方加减，每剂中药冲服两日，即每日服用一次，维持治疗，配合消癌平片口服。嘱忌口。再次劝其戒烟。患者无明显不适，一般情况良好，仍然正常上班。外院复查胸部 CT 示：左肺癌术后改变，副鼻窦 CT 示：两侧上颌窦及左侧蝶窦炎症较前好转。两侧下鼻甲稍厚。头颅 CT 检查未见异常。血常规、生化检查、血沉、肿瘤标志物检查均正常。舌红，苔薄黄，边有齿痕，脉沉。

此后，患者间断服用扶正抗癌加减方，配合复方斑蝥胶囊和消癌平片治疗，并注意忌口，吸烟已减少到每天 3–5 支（患者无法全戒），病情稳定，一般情况良好，正常工作生活，鼻窦炎也没有发作。随访 3 年，患者每半年检查胸部 CT、头颅 CT、肝胆脾胰 B 超、血常规、生化、血沉、肿瘤标志物均正常。

按：患者原有鼻窦炎病史，原本拟做鼻窦手术，检查时却查出肺癌，术后病理为腺癌 II–III，西医认为术后是需要进行化疗的，但是患者拒绝了，要求中药治疗。而且，术后患者出现咳嗽、焦虑、睡眠障碍等，经过中药治疗也逐步改善好转。原有的鼻窦炎也没有复发。从中医辨证来看，患者病机属于脾肺气虚、痰热郁肺、鼻窍不利、肝气郁结，病机比较复杂，属于本虚标实之证，故治疗需用复方、大方，该患者一直以扶正抗癌为主线，采用经验方健脾补肺，方中以四君子汤益气补中，健脾益胃，助运化痰。加黄精、炙黄芪，以加强益气健脾的作用。结合辨病治疗加白花蛇舌草、七叶一枝花、野葡萄根、藤梨根、肿节风加强抗癌作用。桑白皮、炒黄芩、杏仁、白前、枇杷叶、百部、射干、紫菀、款冬花等具有清热化痰、止咳平喘，加龙齿、夜交藤、酸枣仁等安神定志，加香附、佛手疏肝解郁，加辛夷花、苍耳子、藿香等清利湿浊、通窍、抗过敏，甘草调和诸药，如用炙甘草也可补气健脾。在治疗中还交替使用了复方斑蝥胶囊和消癌平片具有抗癌靶向作用的中成药，复方斑蝥胶囊具有破血消瘀，攻毒蚀疮之效，用于原发性肝癌、肺癌、直肠癌等，消癌平片采用“东方苗药神藤”——乌骨藤为原料，具有消炎平喘、抗癌之功效，采用“低温提取”“生物分离”及“高科技离子交换萃取”等现代中药制取工艺，完整保留了药物的活性成分。主要有抑制癌细胞生长，诱导肿瘤细胞凋亡，提高机体免疫力，防止肿瘤转移、复发，不损伤正常细胞，平衡脏腑各器官的功效。消癌平尤其适于年老体弱失去手术机会，以及放疗、化疗效果欠佳的中晚期恶性肿瘤患者。汤药与中成药合用，加强了辨证和辨病、辨证和对症的作用，进一步提高了中药的治疗效果，延长了患者的生存期，改善了患者的生活质量。在治疗的过程中，通过健脾补肺，清利湿浊，通窍，也将患者的鼻窦炎治好了，免除了手术之苦。尽管患者还没有完全戒烟，但可以看出，通过中药的治疗也降低了吸烟的毒副作用，可能对烟草有一定的解毒作用。

◎ 案例 7：张某某，女，74 岁　门诊号：1703130176

就诊日期： 2017-03-13

现病史： 患者 4 个月前在当地第四人民医院确诊为食道癌，予放射

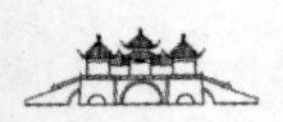

治疗，未完成疗程。后出现咳嗽，进食后呕吐，于2016-12-16又去当地人民医院就诊，胸部CT检查提示：食道癌，食道中段壁增厚，右肺中叶炎性变，右肺中叶不张，右肺上叶小结节，左肺上叶小结节。食道钡检提示：食道下段管腔狭窄，管壁僵硬、黏膜中断，长约7cm。建议住院进一步检查治疗。患者拒绝，也拒绝输液。故在门诊予抗生素及止咳药物治疗，病情未缓，于2017-03-13来本院门诊。就诊时仍咳嗽，咳白黏痰，进食后呕吐，甚至食入即吐。

查体：神志清楚，精神萎靡，舌红，苔薄黄根腻，脉沉滑。

中医诊断：1. 咳嗽 - 痰热郁肺；2. 噎膈 - 正虚邪实、痰瘀互结

西医诊断：1. 食道癌；2. 右肺肺炎、右肺不张、肺小结节

治疗：

1. 治以扶正抗癌、化痰止咳，方选本人的经验方“扶正抗癌方”加减，方药如下：

党参 10g	白术 10g	山药 10g	陈皮 12g
木香 6g	砂仁 6g	野葡萄根 15g	藤梨根 15g
甘草 6g	肿节风 15g	桑白皮 10g	姜半夏 6g
旋覆花 6g	射干 6g	葶苈子 10g	款冬花 10g
八月札 10g	猫人参 15g	重楼 10g	黄芪 10g
麦冬 10g			

15剂，颗粒剂，每日一剂，冲服两次

2. 平消胶囊2瓶（患者去胶囊内服，每日3次，每次4片）。

复诊日期：2017-03-30

现病史：服用15剂后，咳嗽稍微减轻，舌红，苔薄黄少苔，脉沉滑。

治疗：予原方加鳖甲10g。14剂，颗粒剂，每日一剂，冲服两次。

继用。

复诊日期：2017-04-17

现病史：咳嗽咳痰继续减轻，但间有胃部不适，舌红，苔薄白根腻，脉滑。

治疗：

1. 原方去麦冬 10g、鳖甲 10g，加香附 10g、苏梗 10g、丹参 10g，方药如下：

党参 10g	白术 10g	山药 10g	陈皮 12g
木香 6g	砂仁 6g	野葡萄根 15g	藤梨根 15g
甘草 6g	肿节风 15g	桑白皮 10g	姜半夏 6g
旋覆花 6g	射干 6g	葶苈子 10g	款冬花 10g
八月札 10g	猫人参 15g	重楼 10g	黄芪 10g
香附 10g	苏梗 10g	丹参 10g	

15 剂，颗粒剂，每日一剂，冲服两次

2. 平消胶囊继用。

复诊日期：2017-05-04

现病史：咳嗽咳痰继续减少，进食呕吐，胃部不适，口干，但精神较前好转。舌红，苔薄白根腻，脉滑。

治疗：原方加麦冬 10g，方药如下：

党参 10g	白术 10g	山药 10g	陈皮 12g
木香 6g	砂仁 6g	野葡萄根 15g	藤梨根 15g
甘草 6g	肿节风 15g	桑白皮 10g	姜半夏 6g
旋覆花 6g	射干 6g	葶苈子 10g	款冬花 10g
八月札 10g	猫人参 15g	重楼 10g	黄芪 10g

麦冬 10g	香附 10g	苏梗 10g	丹参 10g

14 剂，颗粒剂，每日一剂，冲服两次

复诊日期：2017-05-22

现病史：咳嗽咳痰进一步减少，进食呕吐，胃部不适，口干均较前好转。左下腹隐痛。

查体：腹软，左下腹轻度压痛，无反跳痛。舌红，苔薄白根腻，脉滑。

治疗：原方 14 剂，颗粒剂，每日一剂，冲服两次。

复诊日期：2017-06-05

现病史：腹痛缓解，咳嗽咳痰继续减少，舌红，苔黄，脉滑。但 2017-05-31 在泰州人民医院做上消化道造影，提示病灶进展，胃炎。

治疗：原方去山药 10g、射干 6g，加黄精 15g、白花蛇舌草 15g，方药如下：

党参 10g	白术 10g	陈皮 12g	黄精 15g
木香 6g	砂仁 6g	野葡萄根 15g	藤梨根 15g
甘草 6g	肿节风 15g	桑白皮 10g	姜半夏 6g
旋覆花 6g	白花蛇舌草 15g	葶苈子 10g	款冬花 10g
八月札 10g	猫人参 15g	重楼 10g	黄芪 10g
麦冬 10g	香附 10g	苏梗 10g	丹参 10g

14 剂，颗粒剂，每日一剂，冲服两次

复诊日期：2017-06-26

现病史：患者精神状态继续改善，咳嗽已止，但喉中多痰，舌红，苔黄，脉滑。

治疗：原方去葶苈子 10g，加橘红 6g。20 剂，颗粒剂，每日一剂，冲服两次。

复诊日期：2017—07—17，2017—08—14，2017—09—11，2017—10—09

现病史：患者咳嗽咳痰渐止，可进半流质饮食，无恶心，呕吐。

治疗：予上方加减，共配方 90 剂，口服。

复诊日期：2017—11—13

现病史：患者病情继续好转，精神佳，进半流质饮食正常，无恶心呕吐。舌红，苔薄黄，脉滑。

治疗：效不更方，原方：

党参 10g	白术 10g	陈皮 12g	黄精 15g
木香 6g	砂仁 6g	野葡萄根 15g	藤梨根 15g
甘草 6g	肿节风 15g	桑白皮 10g	姜半夏 6g
旋覆花 6g	白花蛇舌草 15g	葶苈子 10g	款冬花 10g
八月札 10g	猫人参 15g	重楼 10g	黄芪 10g
麦冬 10g	香附 10g	苏梗 10g	丹参 10g

30 剂，颗粒剂，每日一剂，冲服两次

复诊日期：2017—12—18

治疗：再次配原方 70 剂，每日一剂，冲服两次。

复诊日期：2018—03—26

现病史：患者病情继续好转，精神佳，进干饭，饮食正常，无恶心呕吐。舌红，苔薄黄，脉滑。

治疗：原方加减，巩固治疗，方药如下：

党参 15g	白术 10g	山药 10g	陈皮 12g
木香 6g	砂仁 6g	野葡萄根 15g	藤梨根 15g
甘草 6g	肿节风 15g	桑白皮 10g	姜半夏 6g

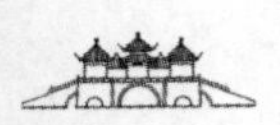

旋覆花 6g	射干 6g	葶苈子 10g	款冬花 10g
八月札 10g	猫人参 15g	重楼 10g	黄芪 10g
麦冬 10g	香附 10g	苏梗 10g	丹参 10g

60 剂，颗粒剂，每日一剂，冲服两次

复诊日期：2018-08-29，2018-10-13

治疗：分别配方 30 剂，共 60 剂，间断服用。能正常进食，一般情况良好。生活自理。

复诊日期：2018-12-10

现病史：1 个月前，吃鸡块后胸口堵塞，在当地人民医院做胃镜检查后胸口堵塞缓解。胃镜检查发现食管下段狭窄，但较前好转。（因患者拒绝，未做活检病理检查），能正常饮食。吃干饭无碍。舌红，苔黄，脉滑。精神饱满。

治疗：原方加减继续巩固治疗，方药如下：

党参 10g	白术 10g	法半夏 10g	陈皮 12g
木香 6g	砂仁 6g	野葡萄根 15g	藤梨根 15g
甘草 6g	肿节风 15g	白芍 10g	蒲公英 15g
旋覆花 6g	枳壳 10g	黄精 15g	半枝莲 15g
生苡仁 15g	炒苡仁 10g	蛇舌草 15g	炙黄芪 15g
莪术 10g	白及 6g		

60 剂，每日一剂，煎服两次

患者继续好转，进食正常，平消胶囊药也可以正常服用。舌红苔黄，脉滑。于 2019-05-20，2019-09-02 原方加减方继续配 60 剂，水煎间断服用。2019-11-29 在当地第四人民医院做上消化道检查，提示食管下段管腔偏心性狭窄，管腔僵硬，毛糙，黏膜中断，长度约 5cm，较前好转（前长度约 7cm）。

按：患者诊断：中医：1. 咳嗽－痰热郁肺；2. 噎膈－正虚邪实、痰瘀互结。西医：1. 食道癌；2. 右肺炎、右肺不张、肺小结节。其主病是噎膈（食道癌），证型为正虚邪实。治法：扶正抗癌，化痰止咳。方选本人的经验方“扶正抗癌方”加减，扶正抗癌基本大法。中医认为癌症的病机多为正虚瘀毒互结所致。特别是晚期肿瘤更是正气大虚，故拟补虚益气以扶正气、祛瘀解毒以祛邪气。患者确诊肺癌时已属晚期，且经化疗后脾胃正气损伤。初诊时患者咳嗽、气喘活动后加剧，除肿瘤本身压迫外，尚有饮停胸胁、上迫肺脏所致。化疗后脾胃损伤，气虚不运故纳谷不馨，中气不足则神疲乏力、面色无华。舌淡紫，苔白腻，脉滑数，为脾虚湿阻、痰瘀内结之象。故从扶正祛邪着手，标本兼治。在应用时还要注意扶正不留邪，祛邪不伤正。

（八）肺脓疡

◎ 案例：赵某某，男 48 岁 住院号：1000105663

就诊日期：2010－06－13

现病史：安徽天长县（现天长市）转到扬州中医院的男性患者，持续发热 30 多天，体温最高 40℃以上，在当地医院治疗了 20 多天，没有好转。形体极度消瘦，家庭又极其困难。入院经过检查确诊为肺脓肿，脓腔直径 10cm。舌红，苔黄腻，脉滑数。

中医诊断：肺痈

治疗：采用中药传统方剂“苇茎汤”加用扶正托疮排脓的中药口服，

配合抗生素静脉滴注，以及纤维支气管镜下肺灌洗等综合治疗，患者第2天体温就开始下降，并逐渐恢复正常，经过2周的中西医结合治疗，患者仅花了很少的钱就高兴的痊愈出院了。方药如下：

苇茎 30g	桃仁 10g	薏苡仁 30g	金荞麦 30g
鱼腥草 30g	蒲公英 30g	桑白皮 15g	青蒿 15g
山栀 15g	黄芩 15g	厚朴 10g	

后予健脾补肺以善后。

（九）难治性感染

◎ 案例1：顾某某，男，51岁　门诊号：1610110488，1701180264

就诊日期：2016-10-11

现病史：患者因咳嗽咯血2月余，在市传染病院确诊为“右上肺结核”，予四联抗痨治疗（利福平，异烟肼，吡嗪酰胺，乙胺丁醇）2月，咳嗽减轻，咯血止，但出现乏力纳差，肝功能损害：谷丙2000U/L，谷草1000U/L，患者已经停用抗结核药物，要求中药治疗。就诊时，患者诉胸部隐痛，神疲乏力，食欲不振，午后潮热，夜寐不安。

查体：神清，精神萎靡，形体极度消瘦，浅表淋巴结未及，两肺呼吸音粗，右上肺尤著，舌红，苔薄黄，边有齿痕，脉沉细。

中医诊断：肺痨－气阴亏虚，感染瘵虫

西医诊断：1. 肺结核；2. 药物性肝损伤

治疗：

1. 予以益气健脾补肺、养阴清热保肝之剂，方选经验方“健脾补肺

抗痨方”加减，方药如下：

党参 10g	白术 10g	茯苓 10g	炙甘草 6g
炙黄芪 10g	陈皮 10g	法半夏 10g	砂仁 6g
木香 10g	草豆蔻 6g	蜜百部 15g	蒲公英 15g
猫爪草 30g	酒黄精 15g	炒白芍 10g	麦冬 10g
地骨皮 10g	龟板 10g	香附 12g	鸡内金 10g
垂盆草 15g			

7 剂，颗粒剂，每日一剂，冲服两次

2. 并嘱注意忌口（忌虾、蟹等海鲜，花椒、大料等辛辣之物）；戒烟酒。

3. 配合食疗，调畅情志。

复诊日期：2016－10－18

现病史：服药后精神好转，食欲增加。舌红，苔薄黄，边有齿痕，脉沉细。

治疗：

1. 原方加青蒿 10g、刺猬皮 10g。7 剂，颗粒剂，每日一剂，冲服两次。

2. 复查肝功能。

3. 患者恐惧服用汤剂，要求膏方治疗，膏方如下：

党参 250g	茯苓 250g	白术 350g	陈皮 250g
半夏 250g	木香 250g	砂仁 250g	山药 300g
熟地 300g	山萸肉 250g	北沙参 250g	当归 250g
黄精 300g	黄芪 250g	女贞子 250g	旱莲草 250g
枸杞 250g	狗脊 250g	麦芽 250g	谷芽 250g
鸡内金 250g	六曲 250g	焦山楂 250g	桑白皮 250g
百部 250g	猫爪草 500g	蒲公英 350g	楮实子 250g

五味子 250g	垂盆草 250g	青蒿 250g	地骨皮 250g
甘草 250g	龟板胶 150g	鹿角胶 150g	东阿阿胶 150g

上方浓煎后加蜂蜜 1000 克收膏，每日 2 次，每次 20–30g

复诊日期：2017–01–18

现病史：复查肝功能已正常，食欲好转，精神正常。于外院复查胸部 CT：右上肺结节钙化条索状影。舌红，苔薄黄，边有齿痕，脉沉细。

治疗：原膏方加黄连，上方浓煎后加蜂蜜 1000 克收膏，每日 2 次，每次 20–30g。

复诊日期：2017–06–04、2017–11–20、2018–12–08、2019–11–22、2020–11–11。患者此后在上述时间内，每年以上方加减，巩固治疗。随访患者，一般情况良好，工作生活正常，精神饱满。每年定期复查胸部 CT：右上肺结节钙化条索状影。血常规、血沉、肿瘤标志物、肝肾功能均无异常。

按语：患者因咳嗽咯血 2 个月确诊肺结核，在抗结核过程中出现药物性肝损害，不得已停用抗结核药物，要求中药治疗。中医诊断：肺痨（气阴亏虚，感染瘵虫）。治疗：益气健脾补肺，养阴清热保肝。方选经验方：健脾补肺抗痨方加减。方中党参、白术、茯苓、炙甘草为四君子汤健脾补肺；加炙黄芪、黄精加强益气健脾补肺的作用；陈皮、法半夏、砂仁、木香、香附、草豆蔻健脾疏郁和中；鸡内金健脾消导助运；蜜百部、蒲公英、猫爪草抗痨杀虫；炒白芍和络止痛；麦冬、地骨皮、龟板滋阴清热，降火安神；垂盆草合黄芪保肝降酶。治疗后肝功能正常，一般情况好转，后予膏方连续治疗半年，病情痊愈。过去痨病属于“风痨臌膈”四大绝症之一。在抗结核药物问世后，肺结核的治愈率得到大大提高，但是仍然有一部分人，多发耐药或者因为药物副反应停药，这就需要中医扶正抗痨。通过健脾补肺益肾，清热解毒杀虫治疗。

◎ 案例 2：郭某某，女，38 岁。门诊号：1509280243

就诊日期：2015－09－28

现病史：来人代诉：患者因头痛 1 天，意识不清 5 分钟，住市某人民医院，诊断为：右侧颞叶脑出血。入院后全麻下行右颞顶部开颅颅内血肿清除＋去骨瓣减压＋脑膜扩大修补术。术后病理考虑血管畸形。住院期间，因肺部感染，患者行精辟微创气管切开术，术后发热，体温最高 40℃，气管切口处吸出大量黄脓痰，经抗感染治疗后仍发热昏迷而不能行高压氧治疗。故来我院要求配合中药治疗，照片：舌红苔黄腻。

治疗：

桑白皮 10g	炒黄芩 10g	蒲公英 15g	杏仁 10g
白前 10g	枇杷叶 12g	百部 10g	陈皮 6g
桔梗 6g	射干 12g	甘草 6g	葶苈子 10g
款冬花 10g	苏子 10g	全瓜蒌 20g	紫菀 6g
白芥子 10g	积雪草 15g	大贝母 10g	土茯苓 15g
地丁草 15g	苦参 10g	皂刺 12g	人参叶 20g
黄精 20g	鱼腥草 15g	炙麻黄 6g	橘红 6g
白术 10g			

7 剂，颗粒剂，每日一剂，每剂冲服三次（q8h），鼻饲

复诊日期：2015－10－05

现病史：来人代诉：患者药后体温略降低 39℃，痰量略减少，但痰中带血，便秘。照片：舌红，苔黄腻。

治疗：

1. 前方减去积雪草，加白茅根 15g，仙鹤草 15g，五味子 6g，槟榔

10g，茜草 10g。7 剂，每日一剂，每剂冲服三次（q8h），鼻饲。

2. 云南白药（散剂）0.5g，鼻饲，q8h。

复诊日期：2015－10－12

现病史：来人代诉：药后病情好转，身热逐渐下降，已经降至37.5℃以下。神志渐清，但出现反胃情况。照片：舌红，苔黄根腻。

治疗：中药原方加减，方药如下：

桑白皮 10g	炒黄芩 10g	蒲公英 15g	杏仁 10g
白前 10g	百部 10g	陈皮 6g	射干 12g
甘草 6g	葶苈子 10g	全瓜蒌 20g	大贝母 10g
土茯苓 15g	地丁草 15g	苦参 10g	皂刺 12g
鱼腥草 15g	白术 10g	白茅根 15g	仙鹤草 15g
代赭石 30g	人参叶 10g	黄精 20g	

8 剂，颗粒剂，每日一剂，冲服两次

复诊日期：2015－10－21

现病史：来人代诉：药后病情继续好转，体温正常。神志清楚，反胃缓解。照片：舌红，苔黄根腻。

治疗：中药原方去代赭石 30g。14 剂，颗粒剂，每日一剂，冲服两次。

复诊日期：2015－11－05

现病史：患者于 2015－10－22 堵管，气管切口及颞枕部切口已愈合，来门诊就诊。患者喉中仍有少量黄痰咯出，神清，精神萎靡，右侧半身不遂，语言欠清，舌红，苔黄，脉滑。

治疗：

1. 继续予原方加减，巩固治疗。方药如下：

桑白皮 10g	炒黄芩 10g	蒲公英 15g	杏仁 10g
白前 10g	百部 10g	陈皮 6g	射干 12g
甘草 6g	葶苈子 10g	全瓜蒌 20g	大贝母 10g
土茯苓 15g	地丁草 15g	猫爪草 30g	鱼腥草 15g
白术 10g	郁金 10g	石菖蒲 15g	远志 10g
人参叶 10g	黄芪 15g	黄精 20g	

10 剂，颗粒剂，每日一剂，冲服两次

2. 膏方序贯治疗，予上方加减，加味加量浓煎后收膏。每日两次，每次 20-30g。

党参 250g	茯苓 250g	白术 250g	陈皮 250g
木香 250g	砂仁 250g	山药 300g	熟地 250g
山萸肉 250g	黄芪 300g	龟板胶 125g	当归 250g
黄精 300g	鹿角胶 125g	枸杞 250g	狗脊 250g
麦芽 250g	谷芽 250g	甘草 250g	桑白皮 250g
黄芩 250g	黄连 200g	旱莲草 250g	东阿阿胶 250g
石菖蒲 250g	远志 250g	鸡内金 250g	六曲 250g
焦山楂 250g	紫河车 250g	川贝母 75g	补骨脂 250g
地龙 250g	瓜蒌皮 250g	千里光 250g	西洋参 180g
金荞麦 250g	猫爪草 250g	蒲公英 250g	鸡血藤 250g

复诊日期：2016-03-01

现病史：患者病情明显好转，无咳嗽咳痰、发热，右侧半身不遂明显减轻，能扶拐杖行走，语言较前清晰，舌红，苔薄黄，脉滑。要求继续膏方巩固治疗。

治疗：续予原方加减，配制一剂膏方。

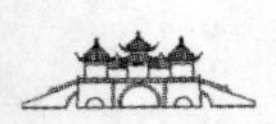

一年后，患者陪同其他患者来就诊，随访病情稳定，遗有右侧轻度半身不遂，但思维敏捷，生活能自理。

按语：患者因为血管畸形破裂出血昏迷，在西医院行手术治疗，术后肺部感染，多痰伴高热，经抗感染、对症治疗，效果欠佳，患者家属前来要求配合中药治疗，根据症状和照片舌像，舍脉从证。中医辨证为本虚标实，本虚为脾肺气虚，标实为痰热郁肺。故治疗予清肺化痰，健脾补肺。气管切开昏迷患者，病情危重，抗生素使用疗效欠佳，要求中药配合治疗。故参照现代医学给药方式：予 q8h 鼻饲给药。患者药后病情好转，顺利完成下一阶段的治疗，大大地缩短了患者的病程，减轻了并发症，继予膏方序贯治疗，又使患者最大限度地减轻了后遗症，改善了生活自理的能力，提高了生活质量。

◎ 案例 3：孙某某，女，54 岁　门诊号：1000103582

就诊日期：2011−05−10

主症：反复发热咳嗽两年半。

现病史：患者从 2008 年 8 月起就开始反复发热咳嗽，伴消瘦，曾经在江都人民医院住院，确诊“支气管扩张合并感染”，经抗感染对症治疗，病情未缓。于 2009−02−09 至 2009−03−10 又在上海肺科医院住院治疗，诊断为“1. 非结核分枝杆菌肺病（NTM）；2. 肺部重症感染；3. 肾功能不全”，予头孢西丁、莫西沙星、克倍宁、复方新诺明抗感染治疗，患者咳嗽咳痰好转出院。目前仍在江都人民医院住院治疗，又使用亚胺培南、氟康唑抗感染。刻下仍有午后潮热，体温 37.8℃左右，咳嗽，咯脓痰，神疲乏力。既往有子宫肌瘤切除术史。

查体：神清，两肺呼吸音粗，闻及痰鸣音。舌苔白黄灰腻，脉滑。

治疗：

1. 中药予以健脾清肺化痰止咳之剂，方药如下：

党参 10g	苍术 10g	白术 10g	茯苓 10g
山药 30g	法半夏 10g	砂仁 6g	木香 10g
黄连 6g	黄芩 10g	桑白皮 10g	金荞麦 15g
百部 10g	蒲公英 10g	炙甘草 6g	猫爪草 15g
陈皮 10g			

6 剂，每日一剂，煎服两次

2. 金荞麦片（每天 3 次，每次 3 片）。

复诊日期：2011－05－16

现病史：来人代诉病情减轻，咳嗽咳痰减少，纳谷欠佳，照片舌红，苔黄灰腻。

治疗：

1. 中药原方去半夏，加鸡内金 6g。7 剂，每日一剂，煎服两次。
2. 金荞麦片（每天 3 次，每次 3 片）。

复诊日期：2011－05－23

现病史：来人代诉，灰苔已退。

治疗：

1. 上方加藿香 10g。7 剂，每日一剂，煎服两次。
2. 金荞麦片（每天 3 次，每次 3 片）。

复诊日期：2011－05－30

现病史：来人代诉，病情较前缓解，间感胃部不适。

治疗：中药 5 月 10 号方加大贝母 10g，鸡内金 10g，香附 10g。方药如下：

党参 10g	苍术 10g	白术 10g	茯苓 10g
山药 30g	法半夏 10g	砂仁 6g	木香 10g
黄连 6g	黄芩 10g	桑白皮 10g	金荞麦 15g
百部 10g	蒲公英 10g	炙甘草 6g	猫爪草 15g
陈皮 10g	大贝母 10g	鸡内金 10g	香附 10g

7 剂，每日一剂，煎服两次

复诊日期：2011–06–07

现病史：病情进一步好转，经前治疗，肝肾功能正常，目前仍在江都人民医院住院巩固治疗。

查体：神清，两肺呼吸音粗，舌红，苔黄，脉滑。

治疗：

1. 05 月 10 日方去半夏，加鸡内金 10g、紫河车 6g。7 剂，每日一剂，煎服两次。

2. 金荞麦片（每天 3 次，每次 3 片）。

复诊日期：2011–06–14

治疗：

1. 方同 06–07，7 剂，每日一剂，煎服两次。

2. 金荞麦片（每天 3 次，每次 3 片）。

复诊日期：2011–06–21

现病史：来人代诉病情继续好转，无咳嗽，体重有所增加。

治疗：

1. 予中药健脾补肺、扶正抗痨，本人经验方“健脾补肺抗痨方”加减，方药如下：

党参 10g	炒白术 10g	茯苓 10g	山药 10g

陈皮 10g　砂仁 6g　木香 10g　黄芪 10g
黄芩 10g　桑白皮 10g　紫河车 6g　黄精 10g
蒲公英 10g　猫爪草 15g　百部 10g　生甘草 6g
干地黄 10g

10 剂，每日一剂，煎服两次

2. 金荞麦片（每天 3 次，每次 3 片）。

复诊日期：2011–06–28

现病史：来人代诉，近期住院复查肝功能又出现轻度异常。

治疗：上方加垂盆草 15g、五味子 10g。10 剂，每日一剂，煎服两次，纯汤药治疗。

复诊日期：2011–07–12

治疗：来人配药，原方紫河车减少 3g。10 剂，每日一剂，煎服两次。

复诊日期：2011–07–28

现病史：来人代诉近日查肝功能已经正常，但肾功能有减退。

治疗：06 月 21 号去猫爪草、紫河车 6g、黄精 15g，加车前子 10g、泽泻 10g、泽兰 10g、猪苓 10g，10 剂，每日一剂，煎服两次。

复诊日期：2011–08–09

现病史：来人代诉病情好转，肾功能改善，体温已经正常。

治疗：中药 06 月 21 号方去干地黄、紫河车、蒲公英，加蔻仁 6g，白术 20g，泽兰 10g，泽泻 10g。10 剂，每日一剂，煎服两次。

复诊日期：2011–08–16

现病史：来人代诉病情好转，但仍有乏力，照片舌红，苔薄黄。

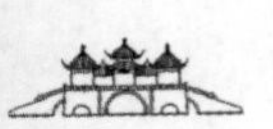

治疗：继予中药健脾补肺、扶正抗痨，方药如下：

党参 20g	炒白术 10g	茯苓 10g	山药 30g
陈皮 10g	砂仁 6g	木香 10g	黄连 6g
黄芩 10g	桑白皮 10g	干地黄 10g	黄精 10g
谷、麦芽各 10g	猫爪草 15g	百部 10g	炙甘草 6g
紫河车 3g			

10 剂，每日一剂，煎服两次

复诊日期：2011-08-30

治疗：来人配药原方猫爪草改为 20g。10 剂，每日一剂，煎服两次。

复诊日期：2011-09-06

现病史：来人代诉，间有黄白痰少许。

治疗：上方去茯苓，加大贝母 10g。10 剂，每日一剂，煎服两次。

复诊日期：2011-09-20

现病史：来人配方，病情明显好转，肝功能正常，肾功能正常。

治疗：中药原方 14 剂，每日一剂，煎服两次。

复诊日期：2011-10-11

现病史：来人代诉目前一般情况尚可，无咳嗽、发热，咯少许黄白痰。

治疗：

1. 中药予健脾补肺，扶正抗痨，参以清肺化痰，方药如下：

党参 10g	炒白术 10g	茯苓 10g	山药 30g
陈皮 10g	砂仁 6g	木香 10g	黄连 6g
黄芩 10g	桑白皮 10g	干地黄 10g	黄精 10g
谷、麦芽各 10g	百部 10g	紫河车 3g	猫爪草 20g

蒲公英 10g　大贝母 10g　苇茎 10g　生甘草 6g

14 剂，每日一剂，煎服两次

2. 金荞麦片（每天 3 次，每次 3 片）。

复诊日期：2011–10–25

治疗：

来人配药，原方 14 剂，每日一剂，煎服两次。

金荞麦片（每天 3 次，每次 3 片）。

既往脚癣复发，予中药足癣泡足方 5 剂，每剂煎煮 3 次，每日泡足一次，每次 15–20 分钟。

足癣泡足方方药如下：

藿香 30g　地肤子 30g　白鲜皮 30g　土茯苓 30g

苦参 30g　蒲公英 30g　生地 10g　当归 10g

六一散 15g　苡仁 30g　土荆皮 30g　花椒 6g

复诊日期：2011–11–13

治疗：病情尚稳定，来人配原口服方 14 剂，每日一剂，煎服两次。

复诊日期：2011–11–29

现病史：来人代诉病情好转，偶有少许黄白痰咯出，体重已从 35 公斤增加至 40 公斤。照片舌红，苔薄黄，边有齿痕。

治疗：

1. 继予健脾补肺、扶正抗痨，参以清肺化痰巩固治疗，方药如下：

党参 10g　炒白术 10g　茯苓 10g　山药 30g

陈皮 10g　砂、蔻仁各 3g　木香 10g　黄连 6g

黄芩 10g　桑白皮 10g　干地黄 10g　黄精 10g

谷、麦芽各 10g　猫爪草 20g　百部 10g　生甘草 6g

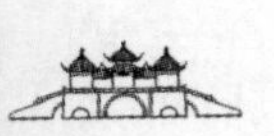

紫河车 3g　蒲公英 15g　大贝母 10g　皂角刺 10g

胆南星 10g

14 剂，每日一剂，煎服两次

2. 金荞麦片（每天 3 次，每次 3 片）。

复诊日期： 2011－12－13

现病史： 来人代诉感寒后咳嗽加重，咯黄白痰，痰培养（－）。无恶寒发热，无咯血等症。照片：舌红，苔薄黄底白，边有齿痕。

治疗：

1. 原方加葶苈子 10g、苏子叶各 10g、细辛 3g、炙麻黄 10g，方药如下：

党参 10g　炒白术 10g　茯苓 10g　山药 30g

陈皮 10g　砂、蔻仁各 6g　木香 10g　黄连 6g

黄芩 10g　桑白皮 10g　干地黄 10g　黄精 10g

谷、麦芽各 10g　猫爪草 20g　百部 10g　生甘草 6g

紫河车 3g　蒲公英 15g　大贝母 10g　皂角刺 10g

胆南星 10g　葶苈子 10g　苏、子叶各 10g　细辛 3g

炙麻黄 10g

7 剂，每日一剂，煎服两次

2. 金荞麦片（每天 3 次，每次 3 片）。

复诊日期： 2011－12－28

现病史： 来人配原方，咳嗽缓解，咯痰明显减少，照片舌红，苔薄黄，边有齿痕。

治疗： 配原方 14 剂，每日一剂，煎服两次。

同时，定制膏方序贯治疗。原方加减，加味加量，浓煎后加蜂蜜收膏，服用半年。共服中药一年半，身体恢复正常，体重增加 10 公斤。此后，随访 8 年无复发，一直到 2019-09-20 因为支气管扩张咯血入江都人民医院。

复诊日期：2019-10-29

现病史：因为支气管扩张咯血于 2019-09-20 在江都人民医院住院治疗，对症处理后仍咯血，并出现腹泻，检查后为真菌感染，治疗后病情缓解，但仍 2-4 次 / 日，患者再次来我院要求中药治疗。刻下扶入诊室，精神萎靡，但较 8 年前形体微胖，舌红，苔薄黄，脉滑。

治疗：

1. 中药健脾和中止泻方，以“香砂六君子汤”加减方，方药如下：

党参 10g	白术 10g	茯苓 10g	鸡内金 10g
陈皮 6g	姜半夏 6g	谷、麦芽各 10g	黄芪 10g
砂、蔻仁各 6g	木香 6g	黄连 6g	甘草 3g

7 剂，每日一剂，煎服两次

2. 王氏保赤丸（每天 2 次，每次 1 支）。

复诊日期：2019-11-05

现病史：来人代诉病情较前明显改善，大便日解 1 次，便溏无稀水。照片：舌红，苔白。

治疗：中药原方继进 7 剂，每日一剂，煎服两次。一切正常。

◎ 案例 4：谭某某，男，49 岁，门诊号：1710270219

就诊日期：2017-10-27

主症：反复咳嗽、咳脓痰 20 余年，伴气喘 5 年，加重 2 个月。

现病史：因“反复咳嗽、咳脓痰 20 余年，伴气喘 5 年，加重 2 个月”于2017-10-27初诊，其间患者曾分别于2015年和2017年两次住上海肺科医院，本次就诊前1周刚从上海肺科医院出院。诊断为“1. 支气管扩张合并感染（多重耐药菌）；2. COPD急性加重期”，痰培养到铜绿假单胞菌、结核杆菌及真菌，予大扶康（氟康唑）、万古霉素、亚胺培南（即所谓的大万能）加口服莫西沙星治疗好转出院。出院前痰仍培养到上述三种病原菌，但都耐药，仅莫西沙星低敏，故让带大万能加莫西沙星10天的量及舒利迭、噻托溴铵、黄芩口服液等出院继续治疗（患者青霉素、头孢过敏）。就诊时患者咳嗽气喘，活动后加重，咳大量黄脓痰，甚则如流水而出，间断痰中带血，纳差腹胀，夜间不能平卧入睡。

查体：神清，气喘貌，口唇紫绀，两肺闻及干湿性啰音及痰鸣音，腹软无压痛，舌红，苔黄腻，脉滑。

中医诊断：肺胀－痰热郁肺，肺脾两虚

西医诊断：1. 支气管扩张合并感染；2. COPD急性加重期

治疗：

1. 停用抗生素，继续使用舒利迭、噻托溴铵、氨茶碱。

2. 中药汤剂予健脾补肺、清肺化痰、止咳平喘之剂，即“健脾补肺平喘方”加减，方药如下：

党参 15g	炒白术 15g	陈皮 10g	法半夏 10g
木香 10g	砂仁 6g	黄精 15g	鸡内金 10g
六曲 15g	桑白皮 15g	炒黄芩 10g	蒲公英 30g
猫爪草 30g	地丁草 15g	金荞麦 15g	败酱草 15g
苦参 15g	射干 10g	百部 15g	炙麻黄 6g
葶苈子 10g	款冬花 10g	泽漆 10g	白茅根 15g
仙鹤草 15g	黄连 6g	山栀 10g	厚朴 10g
苍术 10g	生甘草 6g		

7剂，颗粒剂，冲服，每日三次

3. 金荞麦片（每天3次，每次5片）。

复诊日期：2017–11–03

现病史：1周后复诊，咳嗽气喘好转，痰量减少，已无痰中带血，睡眠稍有改善。舌红，苔黄腻，脉滑。

治疗：继予原方7剂，给药方法同前，巩固疗效。

复诊日期：2017–11–10

现病史：三诊时咳喘进一步好转，痰量进一步减少，精神转佳，纳谷逐渐增加，舌红，苔黄根腻，中有裂纹，脉滑。

治疗：原方去苍术10g，加龟板10g。7剂，改为煎剂，每日一剂，每剂煎煮两次和匀后分三次服。

治疗1月后痰培养仍有铜绿假单胞菌，但未培养出现结核分枝杆菌及真菌。继予中药健脾补肺益肾、化痰止咳平喘方剂口服，方药如下：

党参 15g	炒白术 15g	陈皮 10g	法半夏 10g
砂仁 6g	木香 10g	黄精 15g	黄芪 15g
鸡内金 10g	六曲 15g	龟板 10g	生地 10g
桑白皮 15g	炒黄芩 10g	鱼腥草 15g	蒲公英 15g
猫爪草 20g	百部 15g	射干 10g	炙枇杷叶 15g
葶苈子 15g	款冬花 10g	川贝母粉 3g	泽漆 10g
杏仁 10g	生甘草 6g		

14剂，每日一剂，每剂煎煮两次，和匀后分三次口服

此后以此方加减持续服用半年后，改为每剂煎服两日（即每日服半剂）。病情稳定，并逐渐停用氨茶碱，继用舒利迭250/500u、噻托溴铵1喷qd，此后复查痰培养（–），生活质量较前提高。第二年2月患者因为感寒后，病情加重曾收住我院，痰又培养到铜绿假单胞菌，但有敏感抗

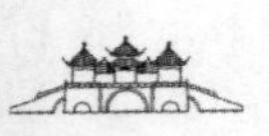

生素可用，且头孢、青霉素也无过敏反应，故予中药清肺化痰、止咳平喘、健脾补肺益肾中药，每日一剂口服，并根据药敏选择加用了头孢他啶及左氧氟沙星，住院治疗20天，即好转出院。出院继续带中药巩固治疗。

按：扶正祛邪是中医内科治疗原则之一。扶正即是补法，用于虚证；祛邪即是泻法，用于实证。从某种意义上说，疾病的过程就是正气与邪气相争的过程。邪胜正则病进，正胜邪则病退。因此，扶正祛邪就是改变邪正双方的力量对比，使疾病向痊愈转化。该患者虽然正值中年，但是久病体虚，三重感染（细菌、结核菌、真菌），又是多重耐药菌的感染，抗生素治疗效果不好，属肺系病重症。肺系病急重症无论中西医，都属疑难，特别是重症肺部感染、难治性感染、多重耐药菌的感染，有时抗生素治疗效果不好，甚至完全无效，此时，辨证使用中药，加上辨病治疗，尤其是在治疗中注重扶正可以加强祛邪的作用，从而能取得令人满意的疗效。

◎ 案例5：王某某，女，46岁　门诊号：1704180529

就诊日期：2017-04-18

现病史：患者右小腿胫前经常红肿、溃烂、瘙痒3年余，外院诊断为“丹毒合并感染”，抗菌药物输液治疗无好转，要求中药治疗。

查体：神清，形体肥胖，右下肢胫前见20cm×10cm红肿，中间破溃，有黄色渗出液，周围抓痕无数，舌红，苔黄根腻，脉滑。

既往史：无高血压病、糖尿病病史。

中医诊断：丹毒－脾肾亏虚，湿毒浸淫

西医诊断：丹毒并感染

治疗：

1. 中医予以健脾益肾、清热解毒、利湿止痒之剂，方药如下：

木香 12g	砂仁 6g	党参 10g	白术 20g
陈皮 12g	鳖甲 10g	茯苓 10g	甘草 6g
谷芽 10g	黄柏 10g	鸡内金 10g	白芍 10g
黄连 6g	蒲公英 15g	泽泻 10g	香附 10g
薏苡仁 10g	地肤子 10g	苦参 10g	白鲜皮 10g
蛇床子 10g	莪术 10g		

7 剂，每日一剂，煎服两次

2. 并予外科局部清创。
3. 嘱忌口（忌辛辣、油煎食品，虾、蟹等海鲜）。

复诊日期：2017–05–02

现病史：药后红肿减轻，创面缩小，渗出减少，舌红，苔黄腻，脉滑。

治疗：原方加减继服，方药如下：

木香 12g	砂仁 6g	党参 10g	白术 20g
陈皮 12g	半夏 10g	茯苓 10g	甘草 6g
谷芽 10g	黄柏 10g	鸡内金 10g	白芍 10g
黄连 6g	蒲公英 15g	泽泻 10g	香附 10g
薏苡仁 10g	地肤子 10g	苦参 10g	白鲜皮 10g
猪苓 10g			

7 剂，每日一剂，煎服两次

患者之后继续巩固治疗，疮疡逐渐好转，嘱忌口，避免劳累，随访 4 年无复发。

◎ 案例 6：武某某，女，9 岁，门诊号：1210240052

就诊日期：2012-10-24

主症：咳嗽、咯黄浓痰 3 月余。

现病史：3 个月前患者因咳嗽，咯黄脓痰，伴发热，住市人民医院，诊断为“肺部感染”，痰培养查到铜绿假单胞菌。既往有“过敏性鼻炎”病史。经住院抗感染治疗 20 余日后病情减轻，身热已退，但仍咳嗽咯脓痰，未愈出院。出院 1 个月后，又因发热、头痛、呕吐，于苏北医院住院诊断为“乙型脑炎”，经治疗后痊愈。但是仍然有咳嗽咯黄痰，故来我院就诊要求中药治疗，就诊时：神清，精神萎靡，咳嗽频作，痰液不断排出，舌红，苔黄腻，边有齿痕，脉滑。体重 49 公斤。

中医诊断：咳嗽 - 痰热郁肺，脾肺气虚

西医诊断：1. 肺部感染；2. 过敏性鼻炎

治疗：

1. 予清肺化痰止咳、益气健脾补肺之剂，经验方“止咳 1 号方”加减，方药如下：

桑白皮 10g	炒黄芩 10g	蒲公英 15g	杏仁 10g
白前 10g	枇杷叶 6g	百部 10g	陈皮 6g
桔梗 6g	射干 12g	甘草 6g	葶苈子 10g
款冬花 10g	苏子 10g	瓜蒌皮 10g	猫爪草 20g
鱼腥草 15g	地丁草 15g	黄精 20g	党参 20g

7 剂，颗粒剂，每日一次，冲两次

2. 忌口（忌虾、蟹等海鲜，花椒、大料等辛辣之物）；指导食疗。

3. 送痰培养。

复诊日期：2012—10—31

现病史：患者仍然咳嗽，咯黄脓痰，舌红，苔黄腻，边有齿痕，脉滑。痰培养到铜绿假单胞菌。

治疗：

1. 原方加金荞麦10g、厚朴10g。10剂，颗粒剂，加水200ml，冲匀后q8h服用一次。

2. 忌口，指导食疗。

3. 痰培养。

复诊日期：2012—11—07

现病史：咳嗽稍减轻，痰量减少。舌红，苔黄腻较前好转，边有齿痕，脉滑。痰仍培养到铜绿假单胞菌。

治疗：

1. 继续予前方加减治疗，方药如下：

桑白皮10g	炒黄芩10g	蒲公英15g	杏仁10g
白前10g	枇杷叶6g	百部10g	陈皮6g
桔梗6g	射干12g	甘草6g	葶苈子10g
款冬花10g	苏子10g	瓜蒌皮10g	猫爪草10g
鱼腥草15g	地丁草15g	黄精20g	党参20g
金荞麦10g	厚朴10g	黑皮三叶青10g	青天葵10g

10剂，颗粒剂，加水200ml，冲匀后q8h

2. 继续忌口。

复诊日期：2012—11—14

现病史：咳嗽继续好转，痰量减少。舌红，苔黄，边有齿痕，脉滑。

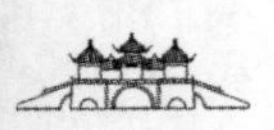

治疗：

1. 原方去厚朴 10g，加黄芪 10g。7 剂，每日一剂，冲服两次。
2. 嘱继续忌口。
3. 痰培养。

复诊日期：2012-11-21

现病史：咳嗽已缓，但仍有少量黄痰咯出，舌红，苔黄，边有齿痕，脉滑。痰培养阴性。

治疗：

1. 原方加减如下：

桑白皮 10g	炒黄芩 10g	蒲公英 15g	杏仁 10g
白前 10g	枇杷叶 6g	百部 10g	陈皮 6g
桔梗 6g	射干 12g	甘草 6g	葶苈子 10g
款冬花 10g	苏子 10g	瓜蒌皮 10g	猫爪草 10g
鱼腥草 10g	地丁草 10g	黄精 15g	党参 15g
金荞麦 10g	黄芪 10g	黑皮三叶青 10g	青天葵 10g

10 剂，颗粒剂，每日一剂，冲服两次。

2. 忌口，指导食疗。
3. 痰培养。

复诊日期：2012-12-04

现病史：咳嗽已缓，仍有少量黄痰。舌红，苔黄，脉滑。痰培养（－）。

治疗：

1. 原方去地丁草 10g，加紫河车 3g。7 剂，每日一剂，冲服两次。
2. 膏方序贯治疗，上方加减，加味加量，方药如下：

党参 250g	茯苓 250g	白术 250g	陈皮 250g
半夏 250g	木香 250g	砂仁 250g	山药 300g
熟地 300g	山萸肉 250g	北沙参 250g	龟板胶 150g
黄精 300g	黄芪 250g	紫河车 100g	蛤蚧 2 对
枸杞 250g	狗脊 250g	麦芽 250g	谷芽 250g
鸡内金 250g	六曲 250g	焦山楂 250g	桑白皮 250g
黄芩 250g	橘红 200g	百部 250g	川贝母粉 100g
苍耳子 250g	胆南星 200g	辛夷花 250g	瓜蒌皮 250g
莱菔子 250g	白芥子 250g	猫爪草 250g	鱼腥草 250g
金荞麦 250g	蒲公英 250g	甘草 250g	东阿阿胶 250g

浓煎后加蜂蜜 1000g 收膏，每日两次，每次 20g

3. 痰培养。

复诊日期：2013－02－25

现病史：经上述治疗，患者咳嗽已止，无咳痰，3 次痰培养阴性。服药期间鼻炎未发作。又予原膏方加减，巩固治疗。

此后 2 年间，每年冬夏两季来配置补肺止咳膏，服用 1 月，病情稳定，身体渐强壮，学习成绩优良。两年间患者未发病，一般情况正常。

按：患者因为咳嗽、咯脓痰伴发热，在西医院诊断“肺部感染”，痰培养查到铜绿假单胞菌，治疗后虽然好转但未愈。既往有过敏性鼻炎病史。中医诊断为咳嗽；辨证为本虚标实。本虚为脾肺气虚，标实为痰热郁肺，故治疗予清肺化痰止咳、益气健脾补肺。患者病情重，病程长，抗生素使用疗程长，故不再使用抗生素，只采用纯中药治疗。参照现代医学给药方式：予 q8h 给药。患者服药后病情好转，三次痰培养阴性，继予膏方序贯治疗，巩固成果，取得了满意的疗效。随访期间患者一般

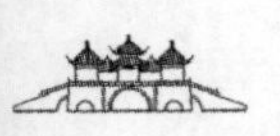

情况良好，病情稳定，过敏性鼻炎也未发作。

◎ 案例 7：张某某，女，68 岁　门诊号：1606150184

就诊日期：2016-06-15

主症：左下肢巨大溃疡 1 月余。

现病史：患者 1 月前左下肢大腿和小腿内侧，劳动时皮肤划破，挠痒后，局部出现红、肿、热、痛，并迅速扩展，在当地乡卫生院治疗后病情未缓，肿块破溃，且出现发热，体温 39℃以上。遂去当地市人民医院诊治，诊断为"蜂窝组织炎"，收住入院，予抗感染、切开排脓等对症治疗后，体温下降到 38℃以下。但住院治疗 20 余日，创口流脓，久不收口，食欲不振，睡眠欠安，遂来我院要求中药治疗。否认糖尿病史。

查体：患者体温 37.8℃。神清，精神萎靡，左大腿及小腿内侧分别见 12cm×12cm 和 10cm×10cm 大小的溃疡，不断有脓液流出，表面附着脓苔，周边红肿，舌红，苔黄腻，边有齿痕，脉沉滑。

中医诊断：痈疽－脾肾亏虚，热毒蕴结

西医诊断：蜂窝组织炎

治疗：

1. 嘱停用抗生素，内外合治。

2. 内治中药予健脾益肾、清热解毒之剂，方药如下：

党参 15g	白术 15g	茯苓 10g	生甘草 10g
生黄芪 20g	生地 10g	山萸肉 10g	黄精 15g
鹿角片 2g	龟板 10g	黄连 6g	黄芩 10g
黄柏 10g	山栀 10g	鱼腥草 15g	地丁草 15g
猫爪草 15g	蒲公英 15g	厚朴 10g	鸡内金 6g

夜交藤 10g　　川牛膝 10g

7剂，颗粒剂，每剂加温开水冲匀后分两次服用，

每8小时一次，即每日一剂半

3. 指导换药室外治予彻底清创后予黄升丹外用，细粉撒于患处，再用辅料贴敷。每天换药。

4. 加强营养，指导食疗。并嘱严格注意忌口（忌虾、蟹等海鲜，花椒、大料等辛辣之物）；戒烟酒。

复诊日期：2016—06—22

现病史：经前治疗，患者身热已退，溃疡创面明显缩小至9cm×9cm、7cm×7cm，脓液变稠，溃疡周边红肿消退，食欲增加，睡眠改善。舌红，苔黄腻，边有齿痕，但较前好转，脉沉滑。

治疗：

1. 效不更方，原方7剂，颗粒剂，每剂加温开水冲匀后分两次服用。每8小时一次，即每日一剂半。

2. 继续清创后予黄升丹外用，细粉撒于患处，再用辅料贴敷，每天换药。

3. 嘱加强营养，指导食疗。注意忌口（忌虾、蟹等海鲜，花椒、大料等辛辣之物）；戒烟酒。

复诊日期：2016—06—29

现病史：经过2周治疗，患者溃疡创面惊人地缩小至7cm×7cm、6cm×5cm，脓液变稠，溃疡周边无红肿。食欲明显增加，睡眠改善。舌红，苔黄腻，边有齿痕，但较前好转，脉沉滑。

治疗：

1. 原方去茯苓10g、厚朴10g，黄芪、黄精加至30g，生地改为熟地

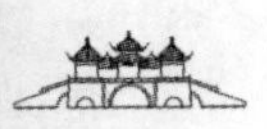

10g，方药如下：

党参 15g	白术 15g	生甘草 10g	生黄芪 30g
熟地 10g	山萸肉 10g	黄精 30g	鹿角片 2g
龟板 10g	黄连 6g	黄芩 10g	黄柏 10g
蒲公英 15g	鱼腥草 15g	地丁草 15g	猫爪草 15g
山栀 10g	鸡内金 6g	夜交藤 10g	川牛膝 10g

7 剂，颗粒剂，改为每月一剂，加温开水冲匀后分两次服用

2. 继续清创后予黄升丹，加 1/3 生肌散和匀后外用，细粉撒于患处，再用辅料贴敷，每天换药。

3. 嘱加强营养，指导食疗。注意忌口（忌虾、蟹等海鲜，花椒、大料等辛辣之物）；戒烟酒。

复诊日期：2016–07–06

现病史：患者溃疡创面继续惊人地缩小至 5cm × 5cm、4cm × 4cm，脓液继续减少，溃疡清洁，饮食正常，睡眠明显改善。舌红，苔黄，边有齿痕，较前变浅，脉沉滑。

治疗：

1. 原方去地丁草 15g、鸡内金 6、黄芩 10g，加酸枣仁 10g。7 剂，颗粒剂，每日一剂，加温开水冲匀后分两次服用。

2. 继续清创后予黄升丹、生肌散等份和均后外用，细粉撒于患处，再用辅料贴敷，每天换药。

3. 嘱加强营养，指导食疗；注意忌口（忌虾、蟹等海鲜，花椒、大料等辛辣之物）；戒烟酒。

复诊日期：2016–07–13

现病史：患者溃疡创面清洁，已无分泌物，创面缩小至 3cm × 3cm、

2cm × 2cm，饮食睡眠正常。舌红，苔黄，边有齿痕，较前变浅，脉沉。

治疗：

1. 原方加减，方药如下：

党参 30g	白术 15g	炙甘草 10g	生黄芪 30g
熟地 15g	山萸肉 10g	黄精 30g	鹿角片 2g
龟板 10g	野菊花 6g	黄柏 10g	蒲公英 15g
鱼腥草 15g	猫爪草 15g	山栀 10g	酸枣仁 10g

7 剂，颗粒剂，每日一剂，加温开水冲匀后分两次服用

2. 继续清创后予生肌散外用，细粉撒于患处，再用辅料贴敷，隔天换药一次。

3. 嘱加强营养，指导食疗。注意忌口（忌虾、蟹等海鲜，花椒、大料等辛辣之物）；戒烟酒。

复诊日期：2016-07-20

现病史：患者溃疡创面已结痂，饮食睡眠正常，一般情况良好，舌红，苔薄黄，边有齿痕，脉沉。

治疗：

1. 原方 10 剂，每日一剂，冲服两次。

2. 创面清洁后敷料覆盖，嘱任其自行脱落。

3. 嘱加强营养，指导食疗。注意忌口（忌虾、蟹等海鲜，花椒、大料等辛辣之物）；戒烟酒。

4. 膏方序贯治疗，原方加减，加味加量，在汤药服完后续用方药如下：

党参 250g	茯苓 250g	白术 250g	陈皮 250g
木香 250g	砂仁 250g	山药 300g	熟地 300g
山萸肉 250g	麦冬 250g	生地 300g	炙黄芪 300g

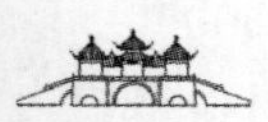

龟板胶 125g	鹿角胶 100g	黄精 300g	紫河车 100g
东阿阿胶 125g	当归 250g	枸杞 250g	麦芽 250g
谷芽 250g	鸡内金 250g	六曲 250g	焦山楂 250g
桑白皮 250g	赤芍 250g	黄芩 250g	黄连 200g
地肤子 250g	虎杖 250g	鱼腥草 250g	苦参 250g
猫爪草 350g	蒲公英 250g	川牛膝 250g	生甘草 180g

浓煎后加蜂蜜 1000g 收膏，每日两次，每次 20g—30g

患者 1 周后疤痕自行脱落，创面愈合良好。随访半年无异常。

按：患者老年女性，患外科疮疡，创面较大，目前已较少见，由于患者年老，加上过度劳累，正气不足，劳动时皮肤划破，由于手挠痒后，局部出现红、肿、热、痛，并迅速扩展，在当地乡卫生院治疗后病情未缓，肿块破溃而成痈疽。中医辨证属脾肾亏虚，热毒蕴结。西医诊断：蜂窝组织炎。已经使用了多种抗生素未愈。而请中医治疗。故治疗嘱停用抗生素。中医内外合治。内治中药予健脾益肾、清热解毒方。方中用党参、白术、茯苓、甘草四君子汤益气健脾，生甘草还有清热解毒作用；加生黄芪、黄精加强益气健脾的作用，其中生黄芪还兼有托疮排脓之功；用生地、山萸肉、龟板、鹿角益肾，阴阳双补，以补肾阴为主，也兼有托疮排脓之功。合方为脾肾双补，气阴双补；加鸡内金消导健脾助运，改善脾胃功能。予三黄解毒汤去大黄，黄连、黄芩、黄柏、山栀清热燥湿，泻火解毒；加鱼腥草、地丁草、猫爪草、蒲公英加强清热解毒的作用；加夜交藤养血安神。起初用方时，采用现代医学的给药方式，予 8 小时一次，以提高和增强疗效。在彻底清创后予黄升丹外用，这是中医外治特色。黄升丹是中成药，由水银、牙硝（结晶）、明矾组成。具有杀菌、拔毒、排脓、祛腐生肌的功效，可用于梅毒、下疳、横痃、溃疡漏管、疥疮秃疮、顽痒湿疹，溃疡创面好转后换药，在黄升丹的基础上逐渐增加生肌散用量，和均后外用，促进创面的愈合。内外合治，提高了治疗效果。加上忌口，食疗，患者很快痊愈。在此继用膏方时，方选紫河车、阿胶、龟板胶、鹿角胶等血肉有情之品，进一步加强了补益的功用。紫河车益气、生精血；阿胶补血，合龟板胶滋肾阴、通任脉；鹿角胶温肾阳、补督脉、强筋骨。如《内经》所言，精不足者补之以味。随访时患者体质明显增强，无不适主诉。

◎ 案例 8：郑某某，女，80 岁　住院号：137053

就诊日期：2018-11-01

主症：食管鱼刺取出术后发热、呼吸困难半月余。

现病史：患者因食管鱼刺取出术后发热、呼吸困难半月余于 2018 年 11 月 1 日 11 时 40 分由本市西医院转入我院 ICU。患者半月前因误吞鱼刺于外院行“咽侧进路椎前间隙异物取出术”，术后继发肺部感染，反复发热，呼吸困难，后转至医院 ICU 行气管插管、机械通气，并予积极抗感染、化痰、抑酸及营养支持等治疗，病情继续恶化。住院期间痰培养到泛耐药鲍曼不动杆菌，曾因使用亚胺培南西司他汀引起药物性癫痫发作。

既往史：有肺恶性肿瘤病史 1 年（未做进一步病理分型），曾服用中药及靶向药物，术后已停用；有高血压病病史 10 余年，长期服用贝那普利，血压控制良好；有糖尿病病史 2 年余，口服二甲双胍，血糖波动在正常范围。

查体：入院时患者昏睡，呼之能应，呼吸急促，咳声无力，喉中痰鸣，保留导尿，大便失禁。T38.3 ℃，P95 次 / 分，R33 次 / 分，BP150/70mmHg。皮肤黏膜无黄染，颈部右侧缘切口已愈合，颈软，呼吸急促，两肺呼吸音粗，满布痰鸣音，心率 95-105 次 / 分，律不齐。腹膨

隆，腹软，无压痛，未扪及包块，四肢无可凹性浮肿。NS：嗜睡，呼之能应，四肢肌力及感觉检查无法配合，肌张力稍减低，病理反射未引出。舌淡红，少苔，脉滑。

辅助检查：血常规：WBC6.12×10^9/L，Neu% 88%，RBC 2.87×10^{12}/L，Hb 88g/L；降钙素原 0.59ng/ml↑；CK386mmol/L↑，BUN16.16mmol/L↑，TG6.38mmol/L↑；D－二聚体 4.48mg/L↑。便常规（－）；尿常规（－）；胸部 CT：1. 左肺上叶异常影；2. 右肺下叶小结节；3. 两肺肺炎（2018.10.25，外院）。四肢彩超：右侧小腿肌间静脉血栓形成。血气分析：PH 7.434，PO262.4mmHg↓，PCO2 37.6mmHg，GLU8.5mmol/L↑，Cl116.3mmol/L↑，Ca1.88mmol/L↓，乳酸 2.4mmol/L↑，氧合指数 181mmHg。

中医诊断：喘嗽症－痰湿蕴肺

西医诊断：1. 肺部感染；2. 肺恶性肿瘤；3. 右小腿肌间静脉血栓形成；4. 高血压病 3 级极高危；5. 2 型糖尿病；6. 高脂血症；7. 椎前间隙异物取出术后

治疗：入院后立即予吸氧，哌拉西林舒巴坦、替加环素、美罗培南联合抗感染，胰岛素持续泵入控制血糖，并立即予中药二陈汤合平胃散加减方一剂，颗粒剂，分两次，鼻饲。入院后 3 小时病情无改善，与患者家属沟通后再次行“气管插管术”，术后继予呼吸机辅助通气。

复诊日期：2018－11－02

现病史：入院第 2 天一大早，ICU 请我急诊会诊，患者仍嗜睡，呼吸机辅助通气，喉中痰鸣，大便失禁。

查体：两肺满布哮鸣音及湿啰音，腹膨软，肠鸣音活跃，双下肢轻度可凹性浮肿，舌不可视，脉滑（入院时舌淡红，少苔，脉滑）。

治疗：根据以往经验结合患者病情，属正虚邪实之证。正虚为脾肾亏虚，气阴不足；邪实在痰湿蕴肺，肺失清肃，湿胜气脱。治疗原则当予扶正祛邪，具体治法为健脾益肾、清肺化痰、平喘止泻，宜大方重剂，故予香砂六君子汤合桑白皮汤加减，方药如下：

党参 20g	炒白术 20g	茯苓 15g	陈皮 15g
法半夏 15g	砂仁 8g	生苡仁 20g	炙龟板 15g
鸡内金 15g	六曲 20g	谷芽 20g	焦山楂 20g
青蒿 15g	黄连 10g	藿香 10g	黄芩 10g
炒山栀 10g	桑白皮 20g	葶苈子 20g	川贝母 6g
猫爪草 30g	鱼腥草 30g	蒲公英 20g	泽泻 10g
射干 12g	款冬花 10g	丹参 10g	生甘草 6g

3 剂，颗粒剂，每剂分两次服，q8h 鼻饲

复诊日期：2018-11-04

现病史：经上述综合治疗，患者入院第 3 天神志转清，但仍发热气喘，能自主呼吸，大便稀薄，呈糊状，6-7 次 / 日。

查体：神清，T38℃，P85 次 / 分，R24 次 / 分，BP130/70mmHg。两肺闻及少许哮鸣音及湿性啰音，腹膨软，无压痛，肠鸣音稍活跃，下肢水肿消退，NS（－），脉沉。于 2018-11-04 12：20 脱机拔管，此时舌红无苔。

辅助检查：血气分析：PH7.446，PO2 105.4mmHg，PCO2 39.4mmHg，氧合指数 189.03mmHg。PCT 0.68ng/ml，乳酸 2.6mmol/L。本院痰培养到鲍曼不动杆菌和肺炎克雷白杆菌，胸部 CT 复查：两肺感染较前好转，左上肺仍有实变影。

治疗：

1. 继予上方中药及抗生素联合治疗，鼻导管吸氧，并注意纠正水电解质酸碱失衡，加强气道管理、翻身、拍背、雾化等。

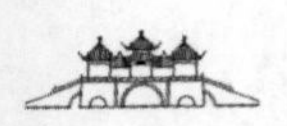

2. 中药原方加蔻仁 6g，方药如下：

党参 20g	白术 20g	陈皮 15g	法半夏 15g
砂仁 8g	蔻仁 6g	苡仁 30g	龟板 15g
鸡内金 15g	六曲 20g	谷芽 20g	焦山楂 20g
黄连 10g	藿香 10g	黄芩 10g	猫爪草 30g
鱼腥草 30g	青蒿 15g	蒲公英 20g	桑白皮 20g
葶苈子 15g	款冬花 15g	川贝母 6g	金荞麦 30g
丹参 10g	泽泻 10g	生甘草 6g	

5 剂，每剂加 200ml 温开水冲匀后分两次内服，每日三次（q8h 给药）。

复诊日期：2018－11－07

现病史：入院后第 6 天，患者身热已退，体温正常，咳喘明显减轻，大便仍呈糊状，每日 3－4 次，舌红有紫色，苔薄白，脉滑。

治疗：继予上方去青蒿 15g，黄连减为 6g。5 剂，每日一剂，冲服两次。

复诊日期：2018－11－12

入院第 11 天，患者症状逐渐改善，胸部 CT 复查两肺炎症较前进一步好转，故转入肺病科继续治疗。转入时患者咳嗽，咳白黏稠痰，活动后气喘，恶心欲吐，咳嗽时加重，解稀便 5－6 次，甚至达 10 次之多。

查体：T36.9℃，P70 次 / 分，R24 次 / 分，BP130/70mmHg。神清，精神萎靡，口唇无紫绀，舌淡红，少苔，脉滑。右颈部切口已愈合，颈静脉无怒张，两肺呼吸音粗，闻及少许湿啰音，腹膨软，无压痛，肠鸣音活跃。

辅助检查：复查血常规：WBC6.2×10^9/L，Neu% 77%，RBC 2.89×10^{12}/L，Hb 88g/L，GLU 7.7mmol/L，Na 133.5mmol/L；CRP 7.5mg/L；

CK-mb 5.6ng/ml。

中医诊断：1. 喘嗽症 - 气阴亏虚，痰热郁肺；2. 泄泻 - 痰湿内阻，脾失健运，属本虚标实之证。

西医诊断：1. 肺部感染；2. 真菌性肠炎；3. 肺恶性肿瘤；4. 右小腿肌间静脉血栓形成；5. 高血压病 3 级　极高危；6. 2 型糖尿病；7. 高脂血症 8. 椎前间隙异物取出术后。

治疗：

1. 以扶正祛邪为原则，具体治法为益气养阴、清肺化痰、化湿和中，中药继予结合药敏联合哌拉西林他唑巴坦、厄他培南，双歧杆菌三联活菌等综合治疗，方药如下：

党参 15g	炒白术 15g	制黄精 15g	陈皮 10g
龟板 10g	法半夏 10g	砂、蔻仁各 6g	鸡内金 10g
六曲 15g	谷、麦芽各 10g	焦山楂 15g	黄连 10g
藿香 10g	葛根 10g	茯苓 15g	炒白芍 15g
丹参 10g	蒲公英 15g	鱼腥草 15g	猫爪草 15g
桑白皮 15g	射干 10g	川贝母 6g	款冬花 10g
旋覆花 10g	生甘草 6g		

3 剂，颗粒剂，每日一剂，冲服两次

复诊日期：2018-11-14

现病史：转入本科第 3 天咳嗽气喘减少，咳痰减少，便次 5-6 次，仍有恶心欲吐，可以下床行走。

辅助检查：痰培养到铜绿假单胞菌及肺炎克雷白杆菌（连续 3 次），大便培养到真菌。

治疗：

1. 停用厄比培南，加大扶康，停鼻饲。

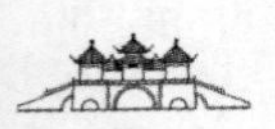

2. 中药原方去茯苓 15g，加苦参 15g、诃子 10g。3 剂，每日一剂，冲服两次。后又续用 3 天。

复诊日期：2018－11－19

现病史：转入本科后第 8 天，患者咳嗽咳痰进一步好转，便次减少，日行 3 次，成形。

查体：BP130/70mmHg，心率 70 次 / 分，两肺呼吸音稍粗，可闻及少许痰鸣音，腹膨软，无压痛，肠鸣音不活跃，舌淡，苔白根腻，脉滑。痰培养（－）。

治疗：中药继予上方，去龟板 10g、款冬花 10g，加苍术 10g。每日一剂，改为普通饮片煎服两次。

复诊日期：2018－11－24

现病史：转入本科第 12 天，患者咳嗽咳痰继续减轻，微咳少痰，大便成形，2－3 次。

查体：神清，精神萎，口唇无紫绀，两肺呼吸音粗，未闻及干湿性啰音，腹膨软，无压痛，肠鸣音正常。舌淡有紫气，苔黄腻，脉细滑。

辅助检查：血常规：WBC5.2 $\times 10^9$/L，Neu% 68%，RBC3.01 $\times 10^{12}$/L，Hb 90g/L；CRP0.8mg/L；粪常规（－）。

治疗：继续巩固治疗，并加用具有抗肿瘤作用的中药，停用所有抗生素。方药如下：

党参 15g　　炒白术 15g　　制黄精 15g　　怀山药 30g
陈皮 10g　　法半夏 10g　　砂、蔻仁各 6g　　鸡内金 10g
六曲 15g　　焦山楂 15g　　黄连 6g　　苍术 10g
藿香 10g　　厚朴 10g　　炒白芍 15g　　丹参 10g
桑白皮 15g　　蒲公英 15g　　猫爪草 15g　　苦参 10g
七叶一枝花 15g　　肿节风 30g　　野葡萄根 15g　　藤梨根 15g

生苡仁 15g　　生甘草 6g

5 剂，每日一剂，煎服两次

复诊日期：2018－11－29

现病史：转入肺病科第 17 天，痰再次培养到铜绿假单胞菌，粪培养（－），B 超检查下肢静脉血栓消失。

治疗：

1. 根据药敏再次使用哌拉西林他唑巴坦 1 周。

2. 中药原方加红藤 15g、败酱草 15g。7 剂，每日一剂，煎服两次。

再一次痰培养、粪培养均（－），停用抗生素，继续单用中药治疗 1 周，患者病情稳定，微咳痰少，活动后稍喘，大便正常，于 2018－12－11 出院，出院时带上方 1 周继续服用。

复诊日期：2018－12－18

现病史：门诊复诊，患者病情稳定，一般情况良好，偶有咳嗽无痰，活动爬楼仍有气喘，大便正常。

治疗：中药原方去红藤、败酱草，继续服用 7 天改为扶正抗癌（即健脾补肺抗癌方）中药，带半月返回广东老家。

按：临床实践经验，使我们体会到急危重症尤其是肺系急危重症多为本虚标实之证，而正虚多以脾虚为主。脾虚是多种病证发生的根源，所以补虚应重在补脾。肺系急重症常常以本虚标实为主，以正气亏虚为根本，根源为脾虚，“脾为后天之本”“气血生化之源”，脾和阳气的关系最为密切，脏腑百脉的滋养运行，都依赖脾胃运化水谷，提供精微的支持。如果脾胃不足，则不能化生气血，从而本脏自病，甚至也可以影响他脏发病。如果脾气不足，影响肺，肺气虚则少气懒言、神疲乏力，脾虚不能益气摄血，又会影响到心，病日久又可及肾，肾水泛滥而为水肿，

或肾不纳气，喘促不足以息。就脾的本脏来说，则生湿、生痰、痞积、留瘀等，所以补益脾胃不仅能益气生血，祛湿化痰，也能治疗因脾虚而影响到其他脏器的病证。另一个要注意的就是补脾要注意开胃，“胃主受纳”“脾主运化”，胃之所以能纳，是依靠胃气，“人以胃气为本”，如果胃气衰败，则预后不良。开胃的方法最常用的是芳香开胃，即在补益药中加砂仁、蔻仁等芳香燥湿之品，这些一般用于舌白而腻或滑润者，但如有胃阴不足、肾不足者则应当养阴益胃，加入如石斛、麦冬、沙参等，但亦要加一两味芳香之品或消导的药物以养阴不碍胃，但临床上养阴开胃用的相对较少。

肺系急重症的治疗要重视辨证施治，要重视辨证与辨病相结合，并结合现代药理可以提高疗效。中医认为治疗疾病的基本方法是辨证施治，大量临床实践证明，辨证施治是科学的，符合辩证法的，不能忽视。我们在临床上还是应该通过望闻问切所得的资料进行综合、分析、归纳，然后立法处方。当然在临床上也要注意辨证与辨病的关系，用中医的辨证和西医的辨病相结合，这是中西医结合的途径之一，有利于明确诊断，扩大思路和治疗方法，也是有效提高临床疗效的手段之一。

该患者年老体弱多病，既有消耗性疾病糖尿病，又有肺癌，辨证属本虚标实无疑。起初病情加重的时候治疗以肺部感染为主，在健脾益肾扶正的基础上加清肺化痰、清热解毒、平喘止泻之品祛邪，方中以香砂六君子汤健脾益气、化湿和中，兼以止泻；加龟板益肾滋阴以扶正，加消导之鸡内金、六曲等以开胃助运，古有“无积不成痢”“无湿不成泻”之说；合桑白皮、黄连、黄芩、山栀、青蒿以清肺热；川贝母、葶苈子、款冬花止咳平喘，结合现代药理，加用清热解毒之猫爪草、鱼腥草、蒲公英以加强抗炎作用。泽泻消肿，丹参活血祛瘀以对症，生甘草调和诸药，全方合用，共奏扶正祛邪之效。补益药中党参健脾补肺、补血生津，现代药理研究不仅能调整胃肠功能，保护胃黏膜，还能增强机体免疫力及抗肿瘤作用；白术益气健脾、燥湿利水，现代药理也有抗肿瘤增殖及抗肿瘤转移的作用；陈皮、木香不仅能理气健脾、燥湿化痰，还有一定的抗炎、抗肿瘤、调节免疫的作用；砂仁、苡仁化湿行气止泻，除对胃肠有保护作用外，也有一定的抗炎作用，苡仁有明确的抗肿瘤作用。后来舌红少苔变成黄腻苔，又有湿热内蕴的表现，故又加了苍术、厚朴等化湿和中之品，病情缓解后仍以健脾补肺益肾扶正，但祛邪则用清热解毒、活血散结（抗癌）之品。

◎ 案例 9：周某某，女，54 岁　门诊号：1609040234

就诊日期：2016-09-09

主症：咳嗽半年余，伴痰中带血。

现病史：半年前受凉后咳嗽，咳白黏痰，伴发热，体温 38℃－39℃，在苏北的医院住院 20 余日，胸部 CT 检查提示右下肺散在的结节，大小融合一体，大约 3.5cm×5.4cm，经皮肺活检后，诊断为肺部真菌感染，予伏立康唑治疗后体温正常，口服伏立康唑继续治疗，但患者感胃脘不适，自行停药已 1 周。来我院要求中药治疗，患者就诊时仍感身体烘热，咳嗽咯黄痰，痰中带血丝。

查体：BP130/80mmHg。神清，精神萎靡，面色萎黄，胸廓对称无畸形，两肺呼吸音粗，闻及痰鸣音，未闻及明显干湿性啰音。舌红，苔薄黄，脉沉滑。

既往史：否认糖尿病、冠心病等慢性病史；偶尔血压偏高；有过敏性鼻炎病史 20 余年；否认肝炎、肺结核等传染病史；否认重大外伤、手术、输血史，停经 10 年。

中医诊断：咳嗽－痰热郁肺，脾肺气虚

西医诊断：肺部真菌感染

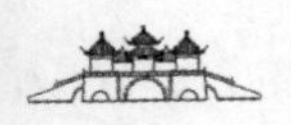

治疗：

1. 急则治其标，先予中药清肺化痰、凉血止咳之剂，参以健脾补肺，方药如下：

桑白皮 10g	炒黄芩 10g	蒲公英 15g	杏仁 12g
白前 12g	前胡 10g	枇杷叶 12g	百部 15g
陈皮 12g	射干 12g	葶苈子 12g	橘红 6g
款冬花 10g	苏子 10g	瓜蒌皮 10g	山栀 10g
川贝母 3g	鱼腥草 15g	猫爪草 30g	白茅根 15g
黄精 15g	甘草 6g		

7 剂，颗粒剂，每日一剂，冲服两次

2. 嘱忌虾、蟹等海鲜，花椒、大料等辛辣之物，配合食疗。

复诊日期：2016-09-16

现病史：患者经前治疗，咳嗽稍减轻，面部烘热好转，但仍有痰中带血，多汗，舌红，苔薄黄，脉滑。

治疗：

1. 原方去橘红 6g、瓜蒌皮 10g，加浮小麦 30g、白茅根 15g。14 剂，颗粒剂，每日一剂，冲服两次。

2. 继续忌口。

复诊日期：2016-09-28

现病史：迭进前方，患者咳嗽明显减轻，面部烘热继续好转，汗出减少，但仍多痰，痰中带血丝，舌红，苔黄根腻，脉滑。

治疗：原方加减，方药如下：

桑白皮 10g	炒黄芩 10g	蒲公英 15g	杏仁 12g
白前 12g	枇杷叶 6g	百部 10g	陈皮 6g

射干 12g	葶苈子 12g	款冬花 10g	苏子 10g
川贝母 3g	猫爪草 30g	鱼腥草 15g	千里光 15g
泽漆 15g	浮小麦 30g	白茅根 15g	厚朴 10g
黄精 15g	甘草 6g		

14 剂，每日一剂，煎服两次

复诊日期：2016-10-12

现病史：药后患者咳嗽明显减轻，偶有痰中带血，咯痰减少，容易咯出，身体烘热好转，但仍有多汗。舌红，苔黄根腻，脉滑。追诉，患者每天用艾叶泡脚。

治疗：

1. 嘱停用艾叶泡脚，忌食生姜等发汗之品。

2. 原方加减继服，去杏仁 12g，加糯稻根 30g。14 剂，每日一剂，煎服两次。

复诊日期：2016-10-28

现病史：减轻治疗，诸症明显好转，咳痰明显减少，咯血已止，汗出明显减少。舌红，苔黄根腻，脉沉滑。

治疗：原方去千里光 15g，加地丁草 15g、党参 15g，方药如下：

桑白皮 10g	炒黄芩 10g	蒲公英 15g	白前 12g
枇杷叶 6g	百部 10g	陈皮 6g	射干 12g
款冬花 10g	苏子 10g	川贝母 3g	猫爪草 30g
鱼腥草 15g	地丁草 15g	泽漆 15g	浮小麦 30g
糯稻根 30g	白茅根 15g	厚朴 10g	黄精 15g
党参 15g	甘草 6g	葶苈子 12g	

14 剂，每日一剂，煎服两次

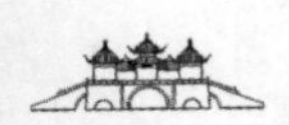

复诊日期：2016-11-16

现病史：诸症继续减轻，面色较前好转，精神转佳。BP120/75mmHg。舌红，苔黄，脉沉滑。

治疗：原方去厚朴 10g，加黄芪 15g。14 剂，每日一剂，煎服两次。

复诊日期：2016-11-30

现病史：患者病情在继续好转，但时感胃脘不适。

治疗：考虑泽漆寒冷的副作用，故加用小剂量干姜予对抗，去浮小麦 30g，加山慈菇 15g，方药如下：

桑白皮 10g	炒黄芩 10g	蒲公英 15g	白前 12g
百部 10g	陈皮 6g	射干 12g	葶苈子 12g
款冬花 10g	苏子 10g	川贝母 3g	猫爪草 30g
鱼腥草 15g	苦参 15g	泽漆 20g	山慈菇 15g
糯稻根 30g	白茅根 15g	黄芪 15g	黄精 15g
党参 15g	干姜 3g	甘草 6g	

14 剂，每日一剂，煎服两次

复诊日期：2016-12-14

现病史：胃脘不适缓解，偶有咳嗽，无痰中带血，一般情况良好，舌红，苔黄，脉沉滑。苏北医院复查胸部 CT 提示；两肺纹理增多，右下肺散在的结节大小融合一体，大约 3cm × 2.3cm，较前缩小。

治疗：原方 14 剂，每日一剂，煎服两次。

复诊日期：2016-12-27，2017-01-10，2017-01-20，2017-03-28，2017-05-03，2017-06-28。在上述时间，以上方加减服用，每日一剂，煎服两次。患者症状逐步消失，一般情况良好，分别于 2017 年 3 月复查胸部 CT 检查提示右下肺散在的结节大小融合一体，大约 2.2cm × 1.3cm，病灶较2016年明显缩小。2017年6月复查胸部CT示：两肺纹理增多，右下肺陈旧病灶。患者舌红苔薄黄，脉沉。予原方加减巩固治疗。继续忌口。方药如下：

桑白皮 10g	炒黄芩 10g	蒲公英 15g	百部 10g
陈皮 6g	射干 12g	葶苈子 12g	款冬花 10g
猫爪草 30g	鱼腥草 15g	苦参 15g	山慈菇 15g
熟地 15g	黄芪 15g	黄精 15g	党参 15g
鳖甲 10g	甘草 6g		

30剂，每日一剂，煎服两次

复诊日期：2017－08－10

现病史：患者已正常上班2月，无明显不适，一般情况良好，面色红润，舌红，苔薄黄，脉沉。

治疗：予上方加味加量，方药如下：

党参 250g	茯苓 250g	白术 250g	陈皮 250g
半夏 250g	木香 250g	砂仁 250g	山药 300g
熟地 300g	山萸肉 250g	北沙参 250g	当归 250g
黄精 300g	黄芪 250g	紫河车 100g	蛤蚧 2对
枸杞 250g	狗脊 250g	麦芽 250g	谷芽 250g
鸡内金 250g	六曲 250g	焦山楂 250g	桑白皮 250g
黄芩 250g	橘红 200g	百部 250g	川贝母粉 100g
紫菀 250g	山慈菇 250g	蒲公英 350g	鱼腥草 350g
猫爪草 350g	苦参 350g	白茅根 250g	辛夷花 250g
苍耳子 250g	炙龟板 250g	甘草 250g	东阿阿胶 250g

浓煎后加蜂蜜1000g收膏，每日两次，每次20－30g

随访一年，患者病情稳定，无复发。

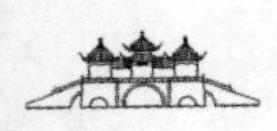

按：肺部真菌感染呈逐年增多趋势。真菌感染的发生是机体与真菌相互作用的结果。其最终结果取决于真菌的致病性、机体的免疫状态及环境条件对机体与真菌之间关系的影响。引起病变的决定因素是真菌的毒力、数量与侵入的途径等等。中年患者，已绝经10年，未老先衰。肺部真菌感染后经西医院住院，积极的抗感染治疗后，病情虽然减轻，但症状没有消失，肺部病灶还存在，仍然很痛苦，影响生活和工作，求助中医治疗。从中医角度讲，该患者属于本虚标实之证。本虚在肺脾气虚，久病肺病及肾，气阴亏虚。标实为痰热郁肺，故治疗予标本兼治。急则治其标，先予中药清肺化痰、凉血止咳，参以健脾补肺。予经验方“止咳1号方”加减。方中桑白皮、炒黄芩、山栀、杏仁、白前、前胡、枇杷叶、百部清肺化痰止咳；陈皮理气化痰疏郁；射干清肺化痰，清热解毒；葶苈子、款冬花、橘红、苏子、瓜蒌皮、川贝母进一步加强清肺化痰止咳的作用。鱼腥草、猫爪草、蒲公英清热解毒，现代药理有抗菌、抗炎、抗病毒作用；白茅根清热凉血止血；黄精一味，健脾补肺益肾，肺脾肾三脏俱补；甘草调和诸药。治疗过程中，适时加用了泽漆清肺化痰止咳，临床体会，泽漆对于热痰效果更佳。《金匮要略》“咳而脉沉者，泽漆汤主之”，加用了地丁草、苦参，有抗真菌作用的清热解毒药。猫爪草除了有抗菌、抗炎、抗病毒作用外，也是很好的抗结核特效中药，与百部、蒲公英联合使用，可以提高治疗效果。病情好转后固本逐步加强。病情缓解后，病灶吸收后，予膏方序贯治疗，病情稳定，恢复工作后，病情无反复，取得了满意的疗效。

（十）自汗、盗汗

◎ 案例 1：张某某，男性，36 岁　门诊号：1000018538

就诊日期：2008–04–08

现病史：患者盗汗 3 年余久久不愈，曾间断服中药或口服维生素治疗，病情无改善。做健康体检未见明显异常。就诊时追诉患者除夜间盗汗还兼见口干苦、心烦、尿赤等症状，舌红，苔黄腻，脉滑。

治疗：中药“当归六黄汤”为主加减化裁，方药如下：

当归 10g	干地黄 10g	黄芩 10g	黄柏 10g
苍、白术各 10g	黄连 5g	生黄芪 15g	糯稻根 10g
天、麦冬各 10g	生甘草 5g		

免煎颗粒，每日一剂，冲匀后，分两次内服

连用 7 剂后复诊，盗汗已止，续用 3 剂瘥后。随访患者半年后曾又出现盗汗，症状同前，自配前方内服后均能汗止而愈。

◎ 案例 2：李某某，男性，32 岁　门诊号：1000009152

就诊日期：2007–10–05

现病史：患者盗汗 2 年余，曾用民间验方治疗无效而求诊。追诉患者未婚，从事营销工作，经常饮酒。就诊时除夜间盗汗外，间有乏力，口苦唇燥。曾做过健康体检未见异常。就诊时舌红润，苔黄腻、脉滑。

治疗：

当归 10g	干地黄 10g	黄芩 10g	黄柏 10g
苍、白术各 10g	黄连 5g	天、麦冬各 10g	生黄芪 15g

糯稻根 10g　　生甘草 5g

7剂，每日一剂

就诊日期：2007-10-12

现病史：患者盗汗未止，但乏力稍减轻。黄腻苔已退，但边见齿痕。

治疗：仍用原方加太子参 10g、怀山药 30g。续用 7 剂。

就诊日期：2007-10-19

现病史：患者服上方第 3 剂时汗即止，此后再未出汗。

治疗：上方去苍术 10g、黄柏 10g。续用 5 剂，巩固疗效，随访未再复发。

按：盗汗是临床中常见病、多发病，多在入睡后汗出，醒后则汗止，西药无特效的方法。盗汗多因阴虚而致，中医认为阴虚则阳亢，阳热亢盛蒸发阴津而为汗。故盗汗患者常常伴有口咽干燥，甚则五心烦热、失眠等。上面 2 例患者均为盗汗，起初辨证均为阴虚挟湿热，故选用当归六黄汤为主方养阴清热、固表止汗。患者阴虚火扰，阴液为火而越外出，故发为盗汗；阴虚内热故口干而苦、心烦尿赤；舌红，苔黄腻，脉滑为阴虚有热之征，苔黄腻亦为挟湿热之象。治疗宜滋阴清热，固表止汗。处方中用当归、干地黄（兼有生地养阴清热，又无熟地滋阴补血之腻）养血增液，育阴清火；辅以黄连、黄芩、黄柏三黄清热泻火除烦，合主药以育阴养血，清热除烦；佐以黄芪益气固表；合当归、地黄以益气养血，气血充则腠理密而汗不易泄，合三黄以扶正清火，火不内扰则阴液内守而汗可止。2 例均使用了天、麦冬以加强养阴之效；苍、白术燥湿健脾以化湿热；加糯稻根进一步加强收敛止汗之功效。第 2 例患者在复诊时黄腻苔已退，而又现舌淡边有齿痕之征，其在初诊时就有乏力，多属脾气虚的表现。故加太子参、怀山药以健脾益气。太子参又叫孩儿参，是补气药中一味清补之品，可补气养胃。此案告诉我们在治疗疾病时一定谨记在辨证的前提下，治病求本，注意针对其疾病的根本原因，进行施治，才能达到满意的效果。

◎ 案例 3：刘某某，女，64 岁　门诊号：2106250127

就诊日期：2021-06-25

主症：间断盗汗 1 年余，加重伴失眠多梦 1 月。

现病史：患者 1 年余前出现夜间多汗，近 1 月加重伴失眠多梦，在当地医院经治疗后病情未缓，要求中药调理。患者就诊时神疲乏力，心烦意乱，潮热。

查体：神志清楚，舌红，苔薄黄，脉滑。

中医诊断：1. 盗汗；2. 不寐

中医辨证：气阴亏虚，湿热内蕴，心神失养。

西医诊断：神经官能症

治疗：

1. 予益气养阴、清热化湿、安神敛汗之剂，内外合治，方药如下：

当归 10g	黄连 6g	黄芩 10g	黄柏 10g
白术 10g	黄芪 10g	生地 10g	熟地 10g
麦冬 10g	夜交藤 15g	五味子 10g	酸枣仁 10g
浮小麦 30g	糯稻根 30g	桃奴 30g	青蒿 10g
地骨皮 15g	防风 6g	砂仁 6g	生甘草 6g

7 剂，每日一剂，冲服两次

2. 五倍子粉 3g，填脐，每日 1 次。

3. 嘱忌口（忌生姜、花椒、大料等辛辣之物）；注意生活起居，调畅情志。

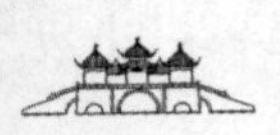

复诊日期：2021－07－02

现病史：经前治疗，患者汗出减少，睡眠明显好转，面部潮红减轻。但时有口干，舌红，苔薄黄，脉缓。

治疗：效不更方，原方加麦冬 10g，继续服用。14 剂，颗粒剂，每日一剂，冲服两次。

复诊日期：2021－07－15

现病史：迭进前方治疗，患者诸症逐步消失。诉一切正常，精神饱满。要求继予原方巩固治疗。

治疗：故原方去黄柏。14 剂，每日一剂，冲服两次。

按：该患者为老年女性，盗汗伴失眠，辨证为气阴亏虚兼挟湿热，故选用当归六黄汤为主方益气养阴清热、固表止汗。患者阴虚火扰，阴液为火蒸腾越而外出，故发为盗汗；阴虚内热故失眠多梦，面部潮红，后有口干；舌红，苔薄黄，脉滑为阴虚有热之征，治疗宜滋阴清热，固表止汗。处方中用当归、干地黄（兼有生地养阴清热，又无熟地滋阴补血之腻）取其养血增液，育阴清火；辅以黄连、黄芩、黄柏三黄清热泻火除烦，合主药以育阴养血，清热除烦；佐以黄芪益气固表，合当归、地黄以益气养血，气血充则腠理密而汗不易泄，合三黄以扶正清火，火不内扰则阴液内守而汗可止；白术燥湿健脾以化湿热；加浮小麦、桃奴、糯稻根进一步加强收敛止汗之功效，加夜交藤、酸枣仁养心安神。面部潮红，阴虚火旺，故加地骨皮、青蒿清热泻火。我们在治疗疾病时一定谨记在辨证的前提下，治病求本，注意针对其疾病的根本原因，进行施治。同时，要注意加强对症治疗，才能达到满意的效果。

◎ 案例 4：赵某某，女，54 岁　门诊号：1703160055

就诊日期：2017－01－27

主症：多汗 2 年余，加重 1 月。

现病史：患者 2 年余前出现白天多汗，汗出恶风，近 1 月加重，活动后尤甚，容易感冒。在当地医院经治疗后病情未缓，且睡眠欠佳。排除甲状腺功能亢进。停经 2 年。要求中药调理。

查体：神志清楚，神疲乏力，多汗，头面部明显，面色萎黄，舌红，苔薄白，脉细。

中医诊断：自汗－肺卫不固

西医诊断：围绝经期综合征

治疗：

1. 予益气固表之剂，方选“玉屏风散”加味，方药如下：

黄芪 15g	白术 10g	防风 10g	党参 10g
黄精 10g	浮小麦 30g	糯稻根 30g	桃奴 10g
牡蛎 30g	黄连 6g	黄芩 10g	五味子 10g
夜交藤 15g	砂仁 6g		

7 剂，颗粒剂，每日一剂，冲服两次

2. 五倍子粉填脐外用，每日一次。

3. 并嘱注意忌口（忌花椒、大料、生姜等麻辣之品），指导食疗；调畅情志。避免劳累。

复诊日期：2017－02－03

现病史：经前治疗后，汗出稍减少，但感口干，舌红，苔薄白，脉细。

治疗：原方加麦冬 10g。14 剂，每日一剂，冲服两次。

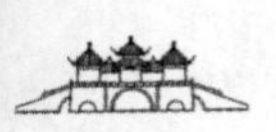

复诊日期：2017-03-17

现病史：迭进前方，患者出汗明显减少，活动后出汗也不多，睡眠改善。但是停药1月，又出现多汗，睡眠不安。要求继续中药巩固治疗。舌红，苔薄白，脉细。

治疗：

1. 继予益气固表、养阴敛汗之剂，参以安神，方药如下：

黄芪 15g	白术 10g	防风 10g	党参 10g
黄精 10g	浮小麦 30g	糯稻根 30g	桃奴 10g
牡蛎 30g	黄连 6g	黄芩 10g	五味子 10g
夜交藤 15g	酸枣仁 15g	麦冬 15g	砂仁 6g

14剂，颗粒剂，每日一剂，冲服两次

2. 五倍子粉填脐外用，每日一次。
3. 并嘱继续注意忌口（忌花椒、大料、生姜等麻辣之品）。

复诊日期：2017-03-31

现病史：药后病情好转，停用五倍子粉填脐也未出汗，舌红，苔薄白，脉细。

治疗：

1. 守方继进，原方14剂，颗粒剂，每日一剂，冲服两次。
2. 继续忌口。嘱注意调畅情志。

复诊日期：2017-04-14

现病史：病情已缓，一般情况明显改善，情绪也较前好转，要求继续巩固治疗。舌红，苔薄白，脉缓。

治疗：继予益气固表、养阴敛汗之剂，参以安神，方药如下：

黄芪 15g	白术 10g	防风 10g	党参 10g

黄精 10g	浮小麦 30g	糯稻根 30g	桃奴 10g
牡蛎 30g	黄连 6g	阿胶 10g	五味子 10g
夜交藤 15g	酸枣仁 15g	麦冬 15g	砂仁 6g

14 剂，每日一剂，颗粒剂，冲服两次

复诊日期：2017－04－28

现病史：患者已经 1 个月无多汗，睡眠良好，精神饱满，服药期间没有感冒。舌红，苔薄白，脉缓。

治疗：

1. 原方 7 剂，颗粒剂，每剂冲服两日，即每日一次，每日半剂。

2. 黄芪、黄精、西洋参、麦冬、酸枣仁各一罐，各 3－5 克，泡服或煎水代茶饮。可以常服。

3. 嘱注意忌口，指导食疗，调畅情志。

此后患者一直注意忌口，食疗，避免劳累，并常服上述代茶饮。随访 1 年，患者身体状况良好，无自汗、盗汗，极少感冒。

按：患者以自汗，汗出恶风，活动尤甚，易于感冒为主诉。就诊时查体：神疲乏力，多汗，头面部明显，面色萎黄，舌红，苔薄白，脉细。体倦乏力，面色少华，脉细弱，苔薄白。中医辨证属肺气亏虚，肌表疏松，表卫不固而汗出恶风，且易于感冒。动则耗气摄汗，故汗出益甚。面色萎黄，脉细为气虚之象。舌红，睡眠困难者，为兼阴虚。故方中黄芪益气固表止汗；白术健脾除湿，助黄芪益气少佐防风走表，而助黄芪固表之力；因汗出较多故加浮小麦、糯稻根、桃奴、牡蛎固表敛汗；加党参、黄精加强益气固摄之功。因见舌红、脉细，加麦冬、五味子、夜交藤养阴敛汗，养心安神；五倍子有敛肺降火敛汗，脐疗外用，起到了协同的作用，加强了疗效。配合忌口、食疗及中药代茶饮，也提高了疗效。

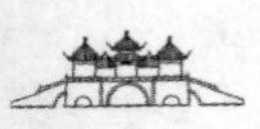

◎ 案例5：严某某，女，68岁　门诊号：2012180375

就诊日期：2020-06-30

主症：多汗、无分昼夜2年余，加重伴失眠多梦1月。

现病史：患者2年余前即开始出现多汗，无分昼夜，夜间为著。自购保健品治疗后病情未缓。近1月加重伴失眠多梦，服用褪黑素后睡眠没有改善，害怕安眠药的副作用，要求中药调理。既往有过敏性鼻炎病史。平素喜欢吃麻辣、香燥食品。患者就诊时诉神疲乏力，心烦意乱，午后潮热，入睡困难，多梦易醒，醒后难以再睡，口干。

查体：神志清楚，面部潮红，舌红，苔黄腻，脉滑。

中医诊断：1. 自汗、盗汗；2. 不寐　　**中医辨证**：气阴亏虚，湿热内蕴，心神失养

西医诊断：神经官能症

治疗：

1. 予益气养阴、清热化湿、安神敛汗之剂，内外合治，方药如下：

防风10g	黄芪15g	白术15g	党参15g
生地10g	熟地10g	知母10g	苍术10g
黄连6g	黄芩10g	黄柏10g	浮小麦30g
糯稻根30g	桃奴30g	牡蛎30g	五味子6g
石榴皮10g	酸枣仁15g	夜交藤15g	炙甘草6g

7剂，颗粒剂，每日一剂，冲服两次

2. 五倍子粉1g，填脐外用，每日一次。

3. 并嘱注意忌口（忌生姜、花椒、大料等辛辣之物）；忌汗蒸、拔火罐、艾灸。

4. 心理疏导。

复诊日期：2020－07－05

现病史：经内外合治后，患者出汗减少，心烦意乱、午后潮热、口干好转，但仍入睡困难，舌红，苔黄根腻，脉滑。

治疗：

1. 原方加减，去石榴皮10g，加珍珠母30g。14剂，颗粒剂，每日一剂，冲服两次。

2. 五倍子粉1g，填脐外用，每日一次。

3. 继续忌口。

复诊日期：2020－07－19

现病史：迭进前方已经3天无汗，口干缓解，睡眠明显改善，能有5－6小时有效睡眠，精神好转。

治疗：

1. 继予原方加减，巩固疗效，原方减黄连6g，方药如下：

防风10g	黄芪15g	白术15g	党参15g
生地10g	熟地10g	知母10g	苍术10g
黄芩10g	黄柏10g	浮小麦30g	糯稻根30g
桃奴30g	牡蛎30g	五味子6g	石榴皮10g
酸枣仁15g	夜交藤15g	炙甘草6g	

10剂，颗粒剂，每日一剂，冲服两次

2. 原方加味加量，膏方序贯治疗，方药如下：

党参250g	茯神250g	白术250g	陈皮250g
半夏250g	木香250g	砂仁250g	山药300g
熟地300g	生地300g	山萸肉250g	枸杞子250g
山栀250g	黄精300g	黄芪250g	知母250g
龟板150g	东阿阿胶250g	麦芽250g	谷芽250g

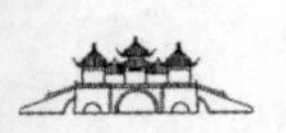

鸡内金 250g	六曲 250g	焦山楂 250g	珍珠母 350g
地骨皮 250g	牡蛎 350g	胆南星 250g	五味子 200g
夜交藤 250g	酸枣仁 250g	藿香 250g	苍耳子 250g
浮小麦 350g	糯稻根 350g	甘草 250g	

浓煎后加蜂蜜 1000g 收膏，每日两次，每次 20-30g

2. 停用五倍子粉填脐外用。

3. 嘱继续注意忌口（忌生姜、花椒、大料等辛辣之物）；忌汗蒸、拔火罐、艾灸等。

患者经汤药治疗及膏方序贯治疗后，已无多汗，心烦意乱、午后潮热及口干缓解，入睡不再困难，此后一直注意生活起居和适当忌口，注意合理养生。随访 1 年，病情稳定无反复。

按：自汗、盗汗是临床上常见病、多发病。该患者病程已 2 年，加重 1 月，且以盗汗为主，伴有失眠多梦、神疲乏力、午后潮热。平素喜欢吃麻辣、香燥食品，喜欢汗蒸，艾叶泡脚。查体：患者面部潮红，舌红，苔黄腻，脉滑。中医辨证属于气阴亏虚，湿热内蕴，心神失养。既有实热，也有虚热，属于本虚标实之证。治疗予益气养阴、清热化湿、安神敛汗之品，内外合治。方选用玉屏风散合当归六黄汤加减。方中白术、黄芪、生地、熟地、党参、知母益气养阴以扶正；黄连、黄芩、黄柏清热化湿；苍术燥湿健脾；夜交藤、五味子、酸枣仁养心安神；牡蛎、珍珠母重镇安神；浮小麦、糯稻根、桃奴、石榴皮、防风固摄敛汗；生甘草调和诸药。加上五倍子粉填脐外用，内外合治。配合忌口，注意生活起居，调畅情志，所以取得了满意的治疗效果。继予膏方序贯治疗，增强了疗效。

◎ 案例 6：周某某，女，58 岁 门诊号：2011280157

就诊日期：2021–06–04

主症：多汗 3 年余，伴失眠多梦加重 1 年。

现病史：患者 3 年余前出现多汗，无分昼夜，伴面部烘热、潮红，失眠多梦，入睡困难，多梦易醒，健忘头晕，神疲乏力，饮食无味，心烦意乱，时有皮肤瘙痒。加重 1 年，有时服安眠药也不能入睡。要求中药调理。停经 4 年。

查体：神志清楚，面部潮红，舌红，苔黄腻，边有齿痕，脉沉滑。

中医诊断：1. 盗汗、自汗；2. 不寐　　中医辨证：气阴亏虚，湿热内蕴，心神失养

西医诊断：围绝经期综合征

治疗：

1. 予益气养阴、清热化湿、安神敛汗之剂，内外合治，方药如下：

人参叶 30g	白术 10g	黄芪 10g	熟地 10g
麦冬 10g	黄连 6g	黄芩 10g	黄柏 10g
夜交藤 15g	五味子 10g	酸枣仁 10g	浮小麦 30g
糯稻根 30g	桃奴 30g	丹皮 6g	银花藤 15g
地肤子 15g	白鲜皮 15g	石榴皮 15g	防风 6g
砂仁 6g	鸡内金 10g	生甘草 6g	

7 剂，颗粒剂，每日一剂，冲服两次

2. 五倍子粉 3g，填脐，每日一次。

3. 嘱忌口（忌生姜、花椒、大料等辛辣之物）；注意生活起居，暂停汗蒸、艾灸；调畅情志。

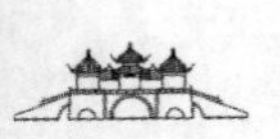

复诊日期：2021–06–10

现病史：经前治疗，患者汗出减少，睡眠明显好转，面部潮红和皮肤瘙痒减轻。但时有口干，舌红，苔黄根腻，边有齿痕，脉沉滑。

治疗：效不更方，原方熟地改生地，加知母10g。14剂，颗粒剂，每日一剂，冲服两次。

患者经过治疗，诸症逐步消失，一般情况明显改善，精神饱满。后继予黄精、麦冬、金银花、菊花各3g代茶饮。巩固治疗。随访3个月，病情稳定。

按：盗汗、自汗是临床上常见的多发病。该患者为围绝经期女性，病程已3年，加重一年，还伴有失眠多梦，面部烘热、皮肤瘙痒。平素喜欢吃麻辣、香燥食品，喜欢汗蒸，艾叶泡脚。查体患者面部潮红，舌红苔黄腻，边有齿痕。所以辨证属于气阴亏虚，湿热内蕴，心神失养。既有实热，也有虚热，属于本虚标实之证，加上不合理养生，所以致病程较长。故予人参叶、白术、黄芪、生地、熟地、麦冬益气养阴以扶正；黄连、黄芩、黄柏、丹皮、银花藤、地肤子、白鲜皮清热化湿，凉血止痒以祛实；夜交藤、五味子、酸枣仁养心安神；浮小麦、糯稻根、桃奴、石榴皮、防风固摄敛汗；砂仁、鸡内金、生甘草和中开胃，其中砂仁也有化湿燥湿的作用。生甘草调和诸药，兼有清热解毒作用。方中术、芪、防取玉屏风散之意；用黄连、黄芩、黄柏合地黄取当归六黄汤之意；用酸枣仁、夜交藤合人参、地黄取养心汤之妙。加上五倍子粉填脐外用，内外合治。配合忌口，注意生活起居，暂停不合理养生，调畅情志，所以取得了满意的治疗效果。

（十一）胃脘痛

◎ 案例 1：陈某某，女，48 岁　门诊号：2005120422

就诊日期： 2020-05-12

主症： 胃脘不适 3 年。

现病史： 患者经常胃脘不适 3 年，伴便溏、乏力、夜寐差，曾在当地医院胃镜检查提示慢性胃炎。

查体： 神清，上腹部轻度压痛，舌红，苔黄腻，边有齿痕，脉滑。

中医诊断： 1. 胃脘痛；2. 不寐　　**中医辨证：** 脾气亏虚，湿阻中焦，心神失养

西医诊断： 慢性胃肠炎

治疗：

1. 予健脾和胃、化湿和中、养心安神之剂，拟六君子汤加减，方药如下：

木香 12g	砂仁 6g	党参 10g	白术 10g
陈皮 12g	姜半夏 12g	茯神 10g	甘草 6g
谷芽 10g	麦芽 10g	鸡内金 9g	白芍 10g
黄连 6g	香附 10g	夜交藤 15g	酸枣仁 10g
厚朴 9g	人参叶 20g		

10 剂，每日一剂，冲服，分两次服

2. 嘱患者注意饮食调摄和生活起居，调畅情志配合治疗。

复诊日期： 2020-05-19

现病史： 患者症状减轻，疼痛缓解，睡眠改善，阅既往体检报告提

示胆囊壁毛躁。

治疗：予原方加茵陈、金钱草，方药如下：

木香 12g	砂仁 6g	党参 10g	白术 10g
陈皮 12g	姜半夏 12g	茯神 10g	甘草 6g
谷芽 10g	麦芽 10g	鸡内金 9g	白芍 10g
黄连 6g	香附 10g	夜交藤 15g	酸枣仁 10g
厚朴 9g	人参叶 20g	茵陈 15g	金钱草 15g

10 剂，每日一剂，冲服，分两次服

复诊日期：2020-07-10

现病史：患者诸症缓解，舌红，苔白根腻，脉缓。

治疗：

1. 原方去厚朴，加藿香、蔻仁，方药如下：

木香 12g	砂仁 6g	党参 10g	白术 10g
陈皮 12g	姜半夏 12g	茯神 10g	甘草 6g
谷芽 10g	麦芽 10g	鸡内金 9g	白芍 10g
黄连 6g	香附 10g	夜交藤 15g	酸枣仁 10g
人参叶 20g	茵陈 15g	金钱草 15g	藿香 10g
蔻仁 6g			

20 剂，每日一剂，冲服，分两次服

2. 原方加减，加味加量，药物如下：

党参 250g	茯神 250g	白术 250g	陈皮 250g
木香 250g	砂仁 250g	山药 300g	熟地 300g
萸肉 250g	麦冬 250g	补骨脂 250g	当归 250g
黄精 300g	柏子仁 250g	麦芽 250g	谷芽 250g
甘草 250g	桑白皮 250g	黄芩 250g	黄连 250g

厚朴 250g	阿胶 250g	丹参 250g	鸡内金 250g
六曲 250g	焦山楂 250g	紫河车 100g	蛤蚧 2 对
五味子 250g	香附 250g	生地 250g	玫瑰花 250g
月季花 250g	白参 250g	夜交藤 250g	酸枣仁 250g
合欢皮 250g	沉香 150g		

浓煎后加蜂蜜 1000g 收膏，每日两次，每次 20–30g

◎ 案例 2：娄某某，女，69 岁　门诊号：2104230394

就诊日期：2021–04–26

主症：胃痛反复发作 2 年余，加重 20 天。

现病史：患者 2 年前即开始反复出现胃痛，受凉、饮食不节、情志不遂时加重，劳累后亦甚。近 20 天发作加重，伴纳谷不馨。在当地医院做胃镜检查示：慢性浅表性胃炎。间断服用奥美拉唑，病情未缓，要求中药治疗。平素经常情志不遂，乏力胸闷，睡眠差。

查体：神清，精神萎靡，焦虑面容，腹软，上腹部轻度压痛无反跳痛，余（–）；舌红，苔薄黄，边有齿痕，脉沉滑。

治疗：

1. 予健脾和中、疏肝理气之剂，拟香砂六君子汤合柴胡疏肝散加减，方药如下：

木香 12g	砂仁 5g	党参 15g	炒白术 15g
陈皮 10g	法半夏 10g	炒谷芽 15g	鸡内金 10g
六曲 15g	炒白芍 20g	香附 10g	醋柴胡 10g
川芎 6g	瓜蒌皮 10g	酸枣仁 10g	甘草 6g

14 剂，每日一剂，煎服两次

2. 嘱注意忌口（忌瓜果等生冷之物，花椒、大料等辛辣之物）；戒烟

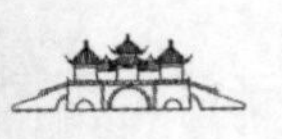

酒；注意调畅情志和饮食调摄。

复诊日期：2021-05-10

现病史：服药2周后诸症明显减轻，睡眠改善，间有背寒。舌正红，苔薄黄，边有齿痕，脉沉。

治疗：继予原方加减，去川芎6g，加桂枝6g。14剂，每日一剂，煎服两次。

复诊日期：2021-05-24

现病史：再诊诸症缓解，一般情况明显改善，睡眠良好，纳谷正常，背寒已缓。查体：神清，精神饱满，面容平和。舌淡红，苔薄黄，边有齿痕，脉沉。

治疗：继予原方加减，方药如下：

木香12g	砂仁5g	党参15g	炒白术15g
陈皮10g	法半夏10g	黄芪15g	黄精15g
六曲15g	香附10g	醋柴胡10g	瓜蒌皮10g
酸枣仁10g	甘草6g		

14剂，每日一剂，煎服两次

随访三个月，病情稳定。

按：该患者为虚实夹杂型胃痛。虚是脾虚气虚，实为肝郁，气机不畅。故以香砂六君健脾补气；柴胡疏肝散疏肝解郁，理气止痛。加消导药助运，加安神药助眠。二诊时，患者出现背寒，并不是因为真正的阳虚，而是由于气机郁滞，阳气不能到达背部，所以在原方的基础上加少量桂枝通阳，患者症状很快缓解。患者为本虚标实之症，故病情缓解后，进一步加强补虚之黄芪、黄精，以巩固疗效。由于患者在治疗过程中，能遵医嘱，注意了生活起居、饮食调摄和情志的调畅，故治疗满意。

◎ 案例 3：赵某某，男，58 岁

就诊日期： 1992-10-06

主症： 胃脘隐痛，反复发作 2 年。

现病史： 胃脘隐痛，反复发作 2 年，秋冬季节及感寒、劳累后加重，情志不遂亦甚，泛吐清水，胃脘部按之稍舒，大便溏薄。但进热饮食后，胃痛减轻。X 造影诊断为十二指肠球部溃疡。就诊时，症见面色晄白，疲倦乏力，四肢欠温，胃脘部按之稍舒，舌质淡红，苔薄白，脉细弱。

中医诊断： 胃痛 - 脾胃虚寒，中阳不振

西医诊断： 1. 十二指肠球部溃疡；2. 慢性胃炎

治疗：

1. 予温中健脾、散寒止痛之剂，方用黄芪建中汤加减，健脾和中，温运脾阳，方药如下：

炙黄芪 15g	党参 10g	白术 10g	茯苓 10g
炙桂枝 6g	干姜 6g	炒白芍 10g	陈皮 10g
法半夏 10g	代赭石 15g	煅乌贼骨 15g	砂仁 6g
六曲 15g	炙甘草 10g		

7 剂，每日一剂，煎服两次。

药渣不弃，再加水煎煮后，泡足一刻钟，不超过 20 分钟

2. 并嘱注意忌口（忌瓜果等生冷之物，花椒、大料等辛辣之物），注意保暖；戒烟酒，尤其要戒酒。

复诊日期： 1992-10-13

现病史： 服药和药渣泡足后，胃痛好转，四肢转温。舌质淡红，苔薄白，脉缓。

治疗： 效不更方，原方继服 7 剂，每日一剂，用法同前。

复诊日期：1992-10-20

现病史：迭进前方，胃痛已缓，乏力明显减轻。舌质淡红，苔薄白，脉缓。

治疗：继予原方加减，原方去煅乌贼骨 15g、代赭石 15g，加吴茱萸 6g。15 剂，每日一剂，用法同前。

服用半月后，仍无胃痛。改用香砂六君丸序贯治疗（每日 2 次，每次 6g），服用两个月。患者此后长服香砂六君丸，随访 3 年胃痛未发。

按：该患者为脾胃虚寒型胃痛。系中阳不运，脾胃虚寒。故症见脘痛绵绵，得食痛缓，泛吐清水，疲倦无力等虚劳里急之象。经云："形不足者，温之以气"。治予以温中补虚，和里缓急之剂，常能取得较为满意的效果。虚寒型胃痛时一般必兼肢冷，且多喜按。口虽渴必喜热饮，或得食痛减，舌苔淡白，中虚，内无热邪，便可使用建中甘温之剂，令脾胃清阳自立，则寒邪自散，诸症悉除。此后又以香砂六君丸长服，健脾和中，加上注意了生活起居和饮食调摄，病情稳定。

（十二）泄泻

◎ 案例 1：李某，男，28 岁　门诊号：1507290325

就诊日期：2015-07-29

现病史：患者 3 天前吃外卖后，出现泄泻腹痛，每日 4–5 次，泻后痛减，起初泻下急迫，后又泻而不爽，便黄而臭，肠鸣，口渴，恶心欲吐，周身不适，小便量少，无里急后重及便下脓血，不发热。

查体： 神清，腹部柔软，脐周轻度压痛，无反跳痛，肠鸣音活跃。麦氏点压痛（－），墨菲征（－）。腹部未扪及包块。舌红，苔黄腻罩白，脉滑。

辅助检查： 大便常规：稀水便，白细胞（++）。

中医诊断： 泄泻－湿热蕴结，感受寒凉，伤及肠胃，传化失常

西医诊断： 急性胃肠炎

治疗：

1. 予清热利湿、疏表散寒、和中止泻之剂，拟"葛根芩连汤合藿香正气汤"加减，方药如下：

黄连 6g	黄芩 10g	葛根 15g	防风 10g
藿香 10g	苏梗 10g	木香 10g	白术 10g
茯苓 10g	陈皮 10g	厚朴 10g	姜半夏 10g
谷芽 10g	鸡内金 10g	白芍 10g	砂仁 6g
蔻仁 6g	六一散 15g		

5 剂，颗粒剂，每日一剂，冲服两次

2. 嘱注意饮食调摄，避免受凉。

患者服用 2 剂后病情减轻，大便次数减少，腹痛缓解，3 剂服完，诸症消失，故服完最后 2 剂，巩固疗效。

按：正值夏季，暑湿所伤，饮食不节，复感寒凉，伤及肠胃，传化失常，故发生泄泻。患者湿热与寒凉并存，肠中有热，故泻下急迫；湿热互结，则泻而不爽；湿热下注，故粪便色黄褐而臭，小便短黄；烦热口渴，舌苔黄腻，脉滑，均为湿热内盛之征；而舌苔黄腻罩白为外感寒邪之像。故治疗予清热利湿、疏表散寒、和中止泻。方选葛根芩连汤合藿香正气汤加减，内清湿热，外散表寒。方中黄芩、黄连苦寒清热燥湿；

葛根解肌清热，升清止泻。古人云：湿胜则濡泄。方中藿香、防风、苏梗辛温散寒、芳香化湿；合六一散清暑化湿；茯苓、陈皮健脾除湿，半夏醒脾燥湿，厚朴、砂仁、蔻仁芳香化湿，理气消满，疏利气机；泄泻者多挟食滞，故加鸡内金、谷芽消食化滞；炒白芍既能止泻，配六一散中甘草也能缓急止痛，甘草还兼调和诸药。本方既能清热利湿，又能疏风散寒，清暑化湿，健脾宽中，调理脾胃，使热清湿化，风寒外解，脾胃功能得到恢复，则泄泻自止。

◎ 案例 2：徐某某，男，80 岁　门诊号：1507170437

就诊日期：2015-07-17

主症：解稀便 3 年余。

现病史：患者 3 年余前即开始解稀便，大便时溏时泻，每日 3-4 次，甚至水谷不化，稍进油腻之物，则大便次数增多，腹痛隐隐，脘闷不舒，纳谷不馨，肢倦乏力，当地医院大便检查未见异常，吃抗生素及黄连素（小檗碱）后，病情未缓。

查体：神清，精神萎靡，面色萎黄，腹部柔软无压痛，舌淡，苔白，脉细弱。

中医诊断：泄泻 - 脾胃虚弱，运化无权

西医诊断：慢性肠炎

治疗：

1. 治宜健脾益胃止泻，拟参苓白术散加减，方药如下：

党参 10g	茯苓 10g	白术 10g	怀山药 15g
甘草 6g	木香 10g	砂仁 6g	陈皮 12g
姜半夏 12g	谷芽 10g	白扁豆 10g	鸡内金 10g
黄连 3g	薏苡仁 10g	藿香 10g	白芍 10g

蔻仁 6g　　　　　甘草 6g

7 剂，颗粒剂，每日一剂，冲服两次

2. 嘱忌食生冷瓜果和粗粮，注意饮食调摄，避受寒凉。

复诊日期：2015–07–24

现病史：药后大便次数减少 1 次，纳谷稍馨，乏力减轻，舌淡，苔白，脉细弱。

治疗：效不更方，原方继进。14 剂，颗粒剂，每日一剂，冲服两次。

复诊日期：2015–08–07

现病史：患者迭进前方，便次减少到 1–2 次，大便成形，纳谷增加，乏力缓解。面色较前改善。舌淡，苔薄白，脉细。

治疗：

1. 继予原方去薏苡仁 10g，加黄芪 15g。14 剂，颗粒剂，每日一剂，冲服两次。

2. 仍嘱忌食生冷瓜果和粗粮，注意饮食调摄，避受寒凉。汤剂服完后，继予参苓白术丸序贯治疗（每日 2 次，每次 6g）。病情稳定后改为每日一次，长期服用。随访一年，大便正常。

按：患者年老体弱，脾胃虚弱，运化无权，水谷不化，清浊不分，故大便溏泄。脾阳不振，运化失常，则饮食减少，脘腹不舒，进油腻之物，大便次数增多。脾胃虚弱，气血来源不足，故面色萎黄，肢倦乏力。舌淡，苔白，脉细弱乃脾胃虚弱之象。方药参苓白术散为主方加减。本方用四君子汤以补气健脾为要，加入消导和中、理气渗湿之品，标本兼治。又予丸剂序贯治疗，治疗效果满意。

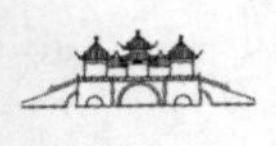

（十三）不寐

◎ 案例1：曹某某，男，50岁　门诊号：1907260245

就诊日期：2019-08-02

主症：失眠2年余，加重伴盗汗半月。

现病史：患者2年前开始出现入睡困难，多梦易醒，健忘头晕，间有头痛、膝痛，心烦意乱，神疲乏力，饮食无味。自行购买安神保健品口服后，病情未缓。外院头颅CT检查未见异常。半个月前，因为家庭琐事，情志不遂，失眠加重，有时服安眠药也不能入睡，要求中药调理。

查体：神志清楚，精神萎靡，面色无华，舌淡，苔白，脉细。

中医诊断：不寐－心脾两虚，气机郁滞

西医诊断：神经官能症

治疗：

1. 宜健脾养心安神，方用"归脾汤合养心汤"加减，方药如下：

党参10g	白术10g	黄芪10g	炙甘草10g
远志6g	茯神10g	酸枣仁10g	珍珠母30g
夜交藤15g	合欢皮10g	熟地10g	当归10g
麦冬10g	天冬10g	五味子12g	木香6g
陈皮6g	白芍10g	黄连6g	糯稻根30g
浮小麦30g	防风10g	焦山楂10g	川牛膝10g

7剂，颗粒剂，每日一剂，冲服两次

2. 嘱忌口（忌花椒、大料等辛辣之物）；注意生活起居；调畅情志。

3. 并作心理疏导。

复诊日期：2019–08–08

现病史：药后患者睡眠改善，汗出减少，但仍食欲不振，舌淡，苔白，脉细。

治疗：

1. 原方去远志 6g、麦冬 10g、天冬 10g，加砂仁 6g、六曲 15g、香附 10g。7 剂，颗粒剂，每日一剂，冲服两次。

2. 再次心理疏导。

复诊日期：2019–08–15

现病史：迭进前方，病情明显好转，睡眠进一步改善，盗汗进一步减少，无头膝疼痛，情绪亦有好转。舌淡，苔薄白，脉细。

治疗：

1. 原方加减，巩固治疗。方药如下：

党参 10g	白术 10g	黄芪 10g	炙甘草 10g
茯神 10g	酸枣仁 10g	珍珠母 30g	夜交藤 15g
合欢皮 10g	熟地 10g	当归 10g	砂仁 6g
六曲 15g	五味子 12g	木香 6g	香附 10g
陈皮 6g	白芍 10g	黄连 6g	糯稻根 30g
浮小麦 30g	防风 10g	焦山楂 10g	川牛膝 10g

7 剂，颗粒剂，每日一剂，冲服两次

2. 原方加味加量，定制膏方序贯治疗，以进一步巩固疗效。方药如下：

党参 250g	白术 200g	黄芪 300g	炙甘草 200g
远志 180g	茯神 200g	酸枣仁 200g	珍珠母 300g
夜交藤 250g	合欢皮 200g	柏子仁 200g	熟地 250g
生地 250g	当归 200g	黄精 300g	山萸肉 200g

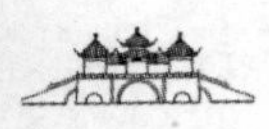

知母 200g	川芎 200g	龟板胶 120g	阿胶 120g
旱莲草 200g	枸杞子 200g	麦冬 200g	天冬 200g
五味子 200g	香附 200g	佛手 200g	木香 180g
陈皮 200g	白芍 200g	黄连 180g	山栀 200g
糯稻根 350g	浮小麦 350g	桃奴 350g	防风 200g
焦山楂 200g	鸡内金 200g	谷芽 200g	麦芽 200g
六曲 300g	川牛膝 100g		

上方浓煎后加蜂蜜 1000 克收膏，每日 2 次，每次 20–30g

按：该患者“不寐”，伴有诸多不适，现代医学诊断属于“神经官能症”。中医辨证属心脾两虚，气机郁滞。治疗方以归脾汤、养心汤二方化裁而收效。方中人参、白术、黄芪、甘草，补气健脾；远志、酸枣仁、茯神、龙眼肉补心益脾，安神定志；熟地、当归、白芍、天麦冬滋养心血；陈皮、木香行气舒脾，使之补而不滞；加合欢皮、柏子仁、五味子养心安神；夜交藤、珍珠母镇静安神；浮小麦、糯稻根、防风固表敛汗；白芍又可合甘草止头膝痛；牛膝引药下行，止膝痛；焦山楂消导助运健脾。二诊时因睡眠改善，汗出减少，但仍食欲不振，故去远志、麦冬、天冬，加砂仁、六曲、香附消导助运，健脾疏郁。由于患者病史长，症状多，病情好转后，又以膏方序贯治疗，加上心理疏导，治疗效果满意。

◎ 案例 2：曹某某，女，45 岁　门诊号：1507100048

就诊日期：2015-07-10

主症：失眠半月余，加重 3 天。

现病史：患者平时性情急躁易怒，半月前因家庭琐事吵架后突然失眠，入睡困难，心烦意乱。近 3 天加重，自服安眠药后也不能入睡，口干喜饮，容易上火，口苦、尿黄、大便干。舌红，苔黄，脉弦。要求中药治疗。

中医诊断：不寐－肝郁化火

西医诊断：特发性失眠（自主神经紊乱）

治疗：

1. 宜疏肝泄热佐以安神，方选“龙胆泻肝汤”，方药如下：

龙胆草 10g	黄芩 10g	山栀 10g	泽泻 10g
木通 6g	车前子 15g	当归 10g	生地 10g
柴胡 10g	生甘草 6g	龙齿 15g	酸枣仁 10g
珍珠母 30g	夜交藤 15g	黄连 6g	香附 10g

7 剂，颗粒剂，每日一剂，冲服两次

2. 嘱忌口（忌花椒、大料等辛辣之物）；注意生活起居；调畅情志。

3. 并作心理疏导。

复诊日期：2015－07－17

现病史：药后睡眠稍改善，心情稍平和，口干、口苦减轻，大便仍然比较干，舌红，苔黄，脉弦。

治疗：

1. 原方去木通 6g，加柏子仁 15g。7 剂，颗粒剂，每日一剂，冲服两次。

2. 再次心理疏导。

复诊日期：2015－07－24

现病史：迭进前方，患者诸症进一步好转，能正常入睡，情绪稳定，无口干口苦，大便每日一次，舌红，苔薄黄，脉弦。

治疗：

1. 效不更方，原方继进。7 剂，颗粒剂，每日一剂，冲服两次。

2. 继予逍遥散口服，每日 2 次，每次 6g。

3. 嘱调畅情志。

序贯治疗两月。随访睡眠正常。

按：患者因恼怒伤肝，肝失条达，气郁化火，上扰心神则心烦不眠；肝郁化火，肝火乘胃，胃热则口渴喜饮；肝火偏旺，则急躁易怒、口干口苦、小便黄赤、大便秘结。舌红，苔黄，脉弦，均为热象。故治疗当疏肝泄热为主，佐以安神。以“龙胆泻肝汤”加减，方中用龙胆草、黄芩、山栀清肝泻火；泽泻、木通、车前子清利肝经湿热；当归、生地养血和肝；柴胡疏畅肝胆之气；甘草和中。加黄连清泻心火，加龙齿、珍珠母镇心安神，加夜交藤、酸枣仁养心安神，加香附以疏肝开郁。故肝火得清，肝郁得解，心神得安，诸症缓解。继予逍遥散序贯治疗，疏肝解郁，健脾养血，巩固疗效。加上心理疏导，疗效满意。

◎ 案例 3：陈某某，男，66 岁，门诊号：1503030442

就诊日期：2015-06-06

主症：反复失眠 3 年余，加重伴盗汗 10 天。

现病史：患者 3 年来经常出现入睡困难，多梦易醒，健忘头晕，心烦意乱，神疲乏力，饮食无味。自购安神保健品口服后，病情未缓。近 10 天失眠加重伴盗汗，要求中药调理。有高血压病史 5 年，服用降压药，血压控制良好。

查体：BP120/80mmHg。神志清楚，精神萎靡，面色无华，舌淡，苔白，脉细。

中医诊断：不寐－心脾两虚，气机郁滞

西医诊断：1. 神经官能症；2. 高血压病

治疗：

1. 宜健脾养心安神，方用“归脾汤合养心汤”加减，方药如下：

党参 10g	白术 10g	黄芪 15g	炙甘草 10g
远志 10g	茯神 10g	酸枣仁 10g	夜交藤 15g
珍珠母 30g	龙齿 15g	当归 10g	木香 6g
熟地 10g	白芍 10g	阿胶 6g	五味子 12g
陈皮 6g	黄连 6g	砂仁 6g	天麻 15g

7 剂，颗粒剂，每日一剂，冲服两次

2. 莲子心、决明子、菊花、灵芝、麦冬、苦丁茶各 3g，代茶饮。
3. 嘱忌口（忌花椒、大料等辛辣之物）；注意生活起居，调畅情志。
4. 并作心理疏导。

复诊日期：2015－06－13

现病史：药后患者睡眠改善，仍然纳谷不馨，舌淡，苔白，脉细。

治疗：

1. 原方去熟地 10g、麦冬 10g，加鸡内金 10g、六曲 15g。7 剂，颗粒剂，每日一剂，冲服两次。
2. 再次心理疏导。

复诊日期：2019－07－22

现病史：迭进前方，病情明显好转，睡眠进一步改善，纳谷增加，情绪亦有好转。BP：128/80mmHg。舌淡，苔薄白，脉细。

治疗：原方加减，巩固治疗。方药如下：

党参 10g	白术 10g	黄芪 15g	炙甘草 10g
远志 10g	茯神 10g	酸枣仁 10g	夜交藤 15g
珍珠母 30g	龙齿 15g	当归 10g	木香 6g

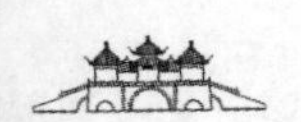

鸡内金 10g　　白芍 10g　　阿胶 6g　　五味子 12g
陈皮 6g　　黄连 6g　　砂仁 6g　　六曲 15g

14 剂，颗粒剂，每日一剂，冲服两次

经前治疗，患者睡眠逐渐改善，饮食正常，情绪稳定。汤药服完后予归脾丸 6g，口服，每日 2 次，序贯治疗。3 个月后，改为每日 1 次常服。继续中药莲子心、决明子、菊花、天麻、麦冬、苦丁茶各 3g 代茶饮。随访一年，睡眠良好。

按：该患者以不寐，伴有诸多不适为主诉，现代医学诊断属于神经官能症。中医辨证属心脾两虚，气机郁滞。治疗方以归脾汤、养心汤二方化裁同用而收效。患者原有高血压病，故加用天麻稳定血压。中药代茶饮进一步加强养心安神和稳定血压的作用。二诊时因睡眠改善，但仍食欲不振，故去熟地、麦冬，加鸡内金、六曲消导助运。由于患者病史长，症状多，病情好转后，又以归脾丸序贯治疗并长期服用，加上心理疏导和中药莲子心、决明子、菊花、天麻、麦冬、苦丁茶各 3g 代茶饮。治疗效果满意。

◎ 案例 4：陈某某，男，35 岁　门诊号：1507150308

就诊日期：2015-07-15

主症：失眠 2 月余，加重伴盗汗 10 天。

现病史：患者 2 月余前，因工作不愉快，开始出现入睡艰难，多梦易醒，健忘梦遗，间有心悸腰酸，饮食无味，五心烦热伴口干。自购安神保健品口服后，病情未缓。10 天前，又因家庭琐事，情志不遂，失眠加重，有时服安眠药也不能入睡，要求中药调理。外院头颅 CT 检查未见异常。

查体：神志清楚，精神萎靡，舌红，苔黄少而干，脉细。

中医诊断：1. 不寐；2. 盗汗　　中医辨证：阴虚火旺

西医诊断：神经官能症

治疗：

1. 宜滋阴降火，养心安神，参以敛汗。方用“黄连阿胶汤合六味地黄丸”加减，方药如下：

黄连 6g	阿胶 10g	黄芩 10g	白芍 10g
夜交藤 15g	酸枣仁 10g	珍珠母 30g	龙齿 15g
生地 15g	山萸肉 10g	茯神 10g	麦冬 10g
陈皮 6g	香附 10g	五味子 12g	糯稻根 30g
浮小麦 30g	炙甘草 10g		

7 剂，颗粒剂，每日一剂，冲服两次

2. 嘱忌口（忌花椒、大料等辛辣之物）；注意生活起居，调畅情志。

3. 并作心理疏导。

复诊时间：2015－07－22

现病史：药后症状减轻，睡眠改善，汗出减少，无心悸梦遗。舌红，苔少，脉细。

治疗：继续予原方 7 剂，颗粒剂，每日一剂，冲服两次。

复诊时间：2015－07－29

现病史：迭进前方，诸症继续好转，每天能睡 5 小时以上，情绪也明显好转，无口干、心烦，但还有少许出汗。舌红，苔薄黄，脉缓。

治疗：继予原方加减，原方去糯稻根 30g、龙齿 15g，加太子参 15g、生地加至 20g，巩固治疗，方药如下：

黄连 6g	阿胶 10g	黄芩 10g	白芍 10g

夜交藤 15g	酸枣仁 10g	珍珠母 30g	太子参 15g
生地 20g	山萸肉 10g	茯神 10g	麦冬 10g
陈皮 6g	香附 10g	五味子 12g	浮小麦 30g
炙甘草 10g			

14 剂，颗粒剂，每日一剂，冲服两次

经治疗，患者诸症逐步消失，睡眠正常，情绪稳定，已无出汗。一般情况良好。随访一年无恙。

按：患者因工作和家庭矛盾，情志不遂，郁而化火伤阴，导致阴虚火旺。肾阴不足，不能上交于心，心肝火旺，火性炎上，虚热扰神，故心烦不眠，心悸不安；肾精亏耗，髓海空虚，故健忘；腰府失养，故腰酸；心肾不交，精关不固，故梦遗；虚火旺胜，津液外泄盗汗，口干，五心烦热。舌红，苔黄少而干，脉细，均为阴虚火旺的表现。治疗当滋阴降火，养心安神，参以敛汗。方用黄连阿胶汤合六味地黄丸加减。黄连阿胶汤重在滋阴降火，加夜交藤、酸枣仁、茯苓养心安神，由于患者失眠较重，故加重镇安神之珍珠母、龙齿，加强安神的作用；用六味地黄丸方滋阴补肾，加浮小麦、糯稻根敛汗，陈皮、香附疏肝解郁。配合心理疏导，故患者很快痊愈。

◎ 案例 5：丁某某，女，54 岁　门诊号：1507080278

就诊时间：2015-07-08

主症：失眠 4 年余，加重伴心悸半月。

现病史：患者 4 年前开始出现入睡困难，3 年前停经后逐渐加重，多梦易醒，健忘头晕，心烦意乱，神疲乏力，饮食无味。自服安神药物后病情未缓。半个月前，因为家庭琐事，情志不遂，失眠加重，有时服安眠药也不能入睡，而且出现心悸，外院心电图检查未见异常。要求中药调理。

查体：神志清楚，精神萎靡，焦虑面容，面色无华，舌淡，苔白，脉细。

中医诊断：不寐－心脾两虚，气机郁滞

西医诊断：围绝经期综合征

治疗：

1. 宜健脾养心安神，方用“归脾汤合养心汤”加减，方药如下：

党参 10g	白术 10g	黄芪 15g	炙甘草 10g
远志 10g	茯神 10g	酸枣仁 10g	夜交藤 15g
珍珠母 30g	龙齿 15g	当归 10g	木香 6g
熟地 10g	白芍 10g	阿胶 6g	五味子 12g
陈皮 6g	黄连 6g	砂仁 6g	麦冬 10g

7 剂，颗粒剂，每日一剂，冲服两次

2. 嘱忌口（忌花椒、大料等辛辣之物）；注意生活起居，调畅情志。
3. 并作心理疏导。

复诊日期：2015－07－15

现病史：药后患者睡眠改善，仍然纳谷不馨，舌淡，苔白，脉细。

治疗：

1. 原方去熟地 10g、麦冬 10g，加鸡内金 10g、六曲 15g。7 剂，颗粒剂，每日一剂，冲服两次。
2. 再次心理疏导。

复诊日期：2019－07－22

现病史：迭进前方，病情明显好转，睡眠进一步改善，纳谷增加，

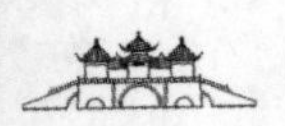

情绪亦有好转。舌淡，苔薄白，脉细。

治疗：原方加减，巩固治疗。方药如下：

党参 10g	白术 10g	黄芪 15g	炙甘草 10g
远志 10g	茯神 10g	酸枣仁 10g	夜交藤 15g
珍珠母 30g	龙齿 15g	当归 10g	木香 6g
鸡内金 10g	白芍 10g	阿胶 6g	五味子 12g
陈皮 6g	黄连 6g	砂仁 6g	六曲 15g

14 剂，颗粒剂，每日一剂，冲服两次

经前治疗，患者睡眠逐渐改善，饮食正常，情绪稳定。汤药服完后予归脾丸 6g，口服，每日 2 次，序贯治疗。3 个月后，改为每日 1 次常服。随访 1 年，睡眠良好。

按：该患者以不寐，伴有诸多不适为主诉，正好停经 3 年，现代医学诊断属于围绝经期综合征。中医辨证属心脾两虚，气机郁滞。治疗方以归脾汤、养心汤二方化裁同用而收效。二诊时因睡眠改善，但仍食欲不振，故去熟地、麦冬，加鸡内金、六曲消导助运。由于患者病史长，症状多，病情好转后，又以归脾丸序贯治疗并长期服用，加上心理疏导，治疗效果满意。

◎ 案例 6：莫某某，男，48 岁　门诊号：1509010445

就诊日期：2015-09-01

主症：间断失眠 2 年余，加重伴乍寒乍热半月。

现病史：患者 2 年前开始出现入睡困难，经常头重，胸闷嗳气，心烦口苦，自购安神保健品口服后，病情未缓。体检除血脂稍增高外，其余检查都正常。近半个月前，因情志不遂，失眠加重，有时服安眠药也不能入睡，乍寒乍热。要求中药调理。追诉，有饮酒嗜好，爱吃麻辣。

查体：BP：126/80mmHg。神志清楚，面红气粗，舌红，苔黄而腻，脉滑。

中医诊断：不寐 – 痰热内扰

西医诊断：神经官能症

治疗：

1. 宜予化痰清热，和中安神，拟“黄连温胆汤”加减，方药如下：

黄连 6g	山栀 10g	半夏 10g	陈皮 10g
竹茹 10g	枳实 10g	茯神 10g	焦山楂 15g
夜交藤 15g	酸枣仁 15g	珍珠母 30g	龙齿 15g
柴胡 10g	香附 10g	郁金 10g	生甘草 6g

7 剂，每日一剂，煎服两次

2. 嘱戒酒；忌花椒、大料等辛辣之物；注意生活起居，调畅情志。

复诊日期：2015–09–08

现病史：患者服用前方后胸闷嗳气、心烦口苦、乍寒乍热好转，但入睡仍然困难，舌红，苔黄根腻，脉滑。

治疗：原方去竹茹 10g，加牡蛎 30g，7 剂，每日一剂，煎服两次。

复诊日期：2015–09–15

现病史：迭进前方，患者诸症好转，睡眠改善，无乍寒乍热，舌红，苔黄微腻，脉滑。

治疗：继予前方加减，原方去郁金 10g，加合欢皮 10g，方药如下：

黄连 6g	山栀 10g	半夏 10g	陈皮 10g
竹茹 10g	枳实 10g	茯神 10g	焦山楂 15g
夜交藤 15g	酸枣仁 15g	珍珠母 30g	龙齿 15g

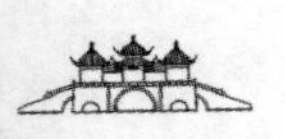

合欢皮 10g　　柴胡 10g　　香附 10g　　生甘草 6g

7 剂，每日一剂，煎服两次

复诊日期：2015-09-22

现病史：病情进一步好转，情绪稳定，无心烦口苦，无面红气粗，舌红，苔黄微腻，脉滑。

治疗：

1. 继续予上方 7 剂，每日一剂，煎服两次。巩固疗效。

2. 予莲子心、焦山楂、酸枣仁、苦丁茶、荷叶各 3-5g，煎水代茶饮。序贯治疗。

3. 嘱继续戒酒；忌花椒、大料等辛辣之物；注意生活起居，调畅情志。

随访半年，一般情况良好，无睡眠障碍。

按：患者因嗜好饮酒，爱吃麻辣，易积湿生痰，因痰生热，痰热上扰则心烦不寐；因痰热壅遏于中，故而胸闷口苦；清阳被蒙，故头重；痰食停滞则气机不畅，胃失和降，故症见嗳气、乍寒乍热。舌红、苔腻而黄，脉滑，均为痰热内扰之症。故选方“黄连温胆汤”加减，方用半夏、陈皮、竹茹、枳实理气化痰，和胃降气；黄连、山栀清心降火；茯神、夜交藤、酸枣仁宁心安神；珍珠母、龙齿安神定志；加郁金、香附、柴胡之类以疏肝解郁，柴胡兼去寒热；加山楂以消导降脂；甘草调和诸药。共奏疏肝泻热安神之功。嘱忌口，并作心理疏导，病情好转后，莲子心、焦山楂、酸枣仁、苦丁茶、荷叶各 3-5g，煎水代茶饮，序贯治疗，治疗效果满意。嘱继续注意饮食起居，忌口等，故患者随访病情稳定。

（十四）杂症

◎ 案例 1：柏某，男，57 岁 门诊号：1808010241

就诊日期：2018－08－01

主症：双足生癣 1 月余。

现病史：1 个月前患者双足脚趾生癣，起初出现皮疹，瘙痒，部分起水泡，然后干燥、脱屑，右足为著，社区诊所诊断为“足癣”（俗称香港脚），予达克宁霜外用治疗后病情未缓，要求中药治疗。

查体：就诊时双足脚趾皮疹，足部抓痕，部分皮肤脱屑，舌红，苔薄黄，脉滑。

治疗：

1. 予经验方“泡足方”，清热燥湿疗癣，方药如下：

藿香 30g　地肤子 30g　白鲜皮 30g　土茯苓 30g
苦参 30g　蒲公英 30g　生地 10g　当归 10g
六一散 15g　苡仁 30g　土荆皮 30g　花椒 6g
牛膝 10g

5 剂，每剂加水煎煮后泡足，双足浸入水中，浸泡 20 分钟左右。最长不超过 30 分钟，以防作足肿，每日一次，每剂方可以煎泡三次。

2. 并嘱注意忌口（忌发物如虾、蟹等海鲜，花椒、大料、韭菜、洋葱等辛辣之物）。

复诊日期：2018－08－15

现病史：患者经前方治疗后，双足脚趾皮疹及脱屑明显减少，瘙痒减轻，未出现任何副作用。舌红，苔薄黄，脉滑。

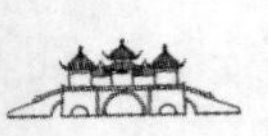

治疗：效不更方，原方继续巩固治疗。5剂，用法同前。继续忌口。

患者共用方10剂，泡足1个月，病情痊愈，双足光滑。此后，第二年夏季，足癣未发，但为了巩固疗效，又配前方7剂，用法同前，泡足三周。随访一年，无复发。

按：足癣，俗称香港脚。是临床上的常见病、多发病。多由真菌感染所致，虽不严重，却也很讨厌，缠绵难愈。中药泡足方有清热利湿、疗癣的作用，其中多数药物具有抗真菌作用，该患者病情较轻，故仅仅外用即可取效。

◎ 案例2：黄某某，女，57岁　门诊号：2003120248

就诊日期：2020-04-08

主症：食欲不振，不能进食干饭4年，伴胃脘隐痛。

现病史：患者4年前即开始出现食欲不振，不能进食干饭，每天仅食稀饭，伴胃脘隐痛，在当地医院及市人民医院、苏北医院做胃镜检查提示：浅表性胃炎、胃微小息肉；肠镜检查提示：慢性结肠炎。在内窥镜下行胃息肉摘除，予以拉唑类药物治疗，胃痛缓解，但患者仍食欲不振，不能进食干饭，在当地医院用中药治疗，症状仍未缓解，来我院要求中药治疗。患者停经4年余。

查体：神志清楚，形体消瘦，精神萎靡，表情淡漠，浅表淋巴结未及，腹软，剑突下轻度压痛，舌淡，苔薄白，脉沉细。

中医诊断：1. 胃痞；2. 郁证　　中医辨证：脾气亏虚，肝气郁结

西医诊断：1. 慢性胃炎；2. 慢性肠炎；3. 抑郁症

治疗：

1. 予以中药益气健脾助运，理气疏肝解郁，方用“香砂六君子汤”

加减，方药如下：

党参 10g	白术 10g	茯苓 10g	炙甘草 6g
黄芪 10g	陈皮 6g	姜半夏 6g	砂仁 6g
木香 6g	醋柴胡 10g	香附 10g	佛手 10g
鸡内金 10g	六曲 15g		

14 剂，每日一剂，煎服两次

2. 调畅情志，鼓励少量多次进食干饭。

3. 王氏保赤丸（每天 2 次，每次 2 支）。

复诊日期：2020−04−22

现病史：复诊时患者精神好转，能少量进食干饭，但仍不欲进食干饭，血常规白细胞略降低，血生化及甲状腺检查正常，舌淡，苔薄白，脉沉细。

治疗：

1. 原方继续巩固治疗。14 剂，每日一剂，煎服两次。

2. 王氏保赤丸（每天 2 次，每次 2 支）。

3. 鼓励患者积极参加健身锻炼。

复诊日期：2020−05−06

现病史：经前治疗，患者可以少量吃干饭，每天进食 5 顿，但食后感腹胀。

治疗：原方加谷芽 10g、麦芽 10g、焦山楂 10g。14 剂，每日一剂，煎服两次。

以上方加减服用 4 月后饮食增加，体重增加 2kg，复查血常规正常。续以香砂六君丸巩固治疗，口服 6g，每日两次，服用 3 个月。饮食正常。半年后复查胃镜示：浅表性胃炎，余无异常。嘱患者注意饮食起居，

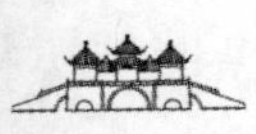

注意保暖，积极参加健身运动。随访患者饮食正常，一般情况良好，精神饱满。

按：患者以食欲不振，不能进食干饭4年就诊，临床较少见，且检查胃、肠镜无严重器质性病变。之所以临床表现比较严重，是由于抑郁因素所致。中医诊断胃痞，郁证，根据就诊的症状体征，中医辨证脾气亏虚，肝气郁结，治疗则健脾益气、疏肝理气解郁，方用香砂六君子汤加减，方中党参、白术、茯苓、炙甘草为四君子汤，益气健脾，加黄芪加强益气健脾功效；木香、陈皮、砂仁，理气和中，疏郁宽胸；加香附、柴胡疏肝解郁；鸡内金、六曲、谷芽、麦芽、焦山楂消导助运。加用中成药王氏保赤丸，加强助运祛滞。王氏保赤丸本为儿科用药，有祛滞健脾祛痰的作用，用于小儿乳滞疳积、痰厥惊风、喘咳痰鸣、乳食减少、吐泻发热、大便秘结、四时感冒，及脾胃虚弱、发育不良等症，成人肠胃不清，痰食阻滞亦有疗效。在本病的治疗中起到协同作用。

◎ 案例3：秦某某，男，27岁　门诊号：1010288531

就诊日期：2011-07-11

现病史：患者年轻男性，周身诸多不适，自认为是亚健康，购买保健品服用，病情未缓，体检未发现明显异常。要求中药调理。就诊时患者经常疲劳、胸闷、失眠健忘，乏力、精神不振，纳谷不馨，便溏，腰背酸痛，情绪不安，做事效率低下等。

查体：神清，精神萎靡，面色晦暗，面部散在痤疮，舌红，苔白，脉沉细。

患者处于亚健康状态。辨证属于本虚标实，为脾气亏虚，湿热内蕴，心神失养。

治疗：

1. 予益气健脾、清热化湿、养心安神之剂，方药如下：

党参 30g	黄精 15g	黄连 6g	黄芩 10g
山栀 10g	炒白术 10g	薏苡仁 15g	砂仁 6g
蔻仁 6g	藿香 10g	佩兰 10g	陈皮 10g
木香 6g	醋柴胡 10g	夜交藤 15g	酸枣仁 15g
炒白芍 10g	生甘草 6g		

7 剂，颗粒剂，每日一剂，冲服两次

2. 心理疏导，并嘱调畅情志，参加力所能及的健身运动。

复诊日期：2011–07–18

现病史：药后患者精神好转，乏力减轻，睡眠改善，舌红，苔薄白，脉沉细。

治疗：

1. 效不更方，原方 7 剂，颗粒剂，每日一剂，冲服两次。

2. 患者已进行跑步健身。

复诊日期：2011–07–25

迭进前方，患者诸症进一步好转，面部痤疮减少，大便正常，无腰背酸痛。舌红，苔薄白，脉沉。

治疗：

1. 予原方加减巩固疗效，原方去藿香、佩兰、蔻仁、炒白芍，加黄芪 15g，方药如下：

党参 30g	黄精 15g	黄芪 15g	黄连 6g
黄芩 10g	山栀 10g	炒白术 10g	薏苡仁 15g
砂仁 6g	陈皮 10g	木香 6g	醋柴胡 10g

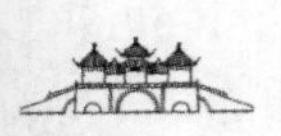

夜交藤 15g　　酸枣仁 15g　　生甘草 6g

10 剂，颗粒剂，每日一剂，冲服两次

2. 上方服完后，予中药泡服方序贯治疗。处方如下：黄精、党参、金银花、莲子心、野菊花各 3g，开水泡服代茶饮。

随访 1 年，患者除了中药泡服，积极参加健身活动，已经恢复健康，学习工作正常，心情愉悦。

按：患者青年男性，无器质性疾病，但有诸多不适，的确是亚健康人群，通过中药治疗、心理疏导和健身活动，逐步好转，诸症消失，恢复健康，学习工作正常。

◎ 案例 4：宋某某，女，66 岁　门诊号：1410110065

就诊日期：2016-03-15

主症：左下肢肿胀、疼痛、潮红 3 天。

现病史：患者左下肢肿胀、疼痛、潮红 3 天，自服抗生素，病情未缓，且纳谷不馨。要求中药治疗。

查体：神清，痛苦面容，左下肢胫前红肿，面积约 10cm×20cm，舌红，边有齿痕，苔黄根腻，脉滑。

辅助检查：血管 B 超：1. 双下肢深静脉通畅；2. 双下肢动脉多普勒检查未见明显异常；3. 左下肢浅静脉曲张，左小腿软组织肿胀。

中医诊断：丹毒 – 脾虚湿阻，热毒蕴结

西医诊断：左下肢静脉曲张伴感染

治疗：

1. 予内外合治、扶正祛邪，予健脾利湿，清热解毒，方用“四君子汤合三黄解毒汤”加减，方药如下：

党参 15g	茯苓 10g	白术 15g	甘草 10g
陈皮 10g	木香 10g	鸡内金 10g	砂仁 6g
黄连 10g	黄芩 10g	黄柏 10g	蒲公英 30g
地丁草 30g	车前草 15g	山栀 10g	丹皮 10g
丹参 10g	鸡血藤 15g	白芍 15g	泽泻 10g
川牛膝 10g			

7 剂，每日一剂，煎服两次

2. 卧床休息，抬高患肢，必要时可穿弹力袜。

3. 左下肢红肿处外敷金黄散，每日 1—2 次。

4. 嘱忌口（忌花椒、大料等辛辣之品）；注意生活起居，调畅情志。

复诊日期：2016—03—23

现病史：经前治疗，红肿热痛减轻，左小腿肿胀范围缩小，但仍感局部疼痛。舌红，边有齿痕，苔黄根腻，但较前好转，脉滑。

治疗：效不更方，原方加川芎 10g，巩固治疗。7 剂，每日一剂，煎服两次。

复诊日期：2016—03—30

现病史：迭进前方，诸症进一步好转，红肿热痛已退，舌红，边有齿痕，苔黄，脉滑。

治疗：

1. 原方加减，继续巩固治疗。原方去黄连 6g、车前草 15g、泽泻 10g、鸡血藤 15g，加苦参 15g、延胡索 15g、黄精 30g，方药如下：

党参 15g	茯苓 10g	白术 15g	甘草 10g
黄精 30g	陈皮 10g	木香 10g	鸡内金 10g
砂仁 6g	苦参 10g	黄芩 10g	黄柏 10g

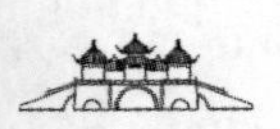

蒲公英 30g　　地丁草 30g　　山栀 10g　　丹皮 10g

丹参 10g　　白芍 15g

10 剂，每日一剂，煎服两次

2. 嘱注意休息，抬高患肢，穿弹力袜。

3. 嘱仍然忌口（忌花椒、大料等辛辣之品）；注意生活起居，调畅情志。

经前治疗，病情痊愈。随访一年未复发。

按：该案为丹毒患者，本虚标实之症，本虚为脾虚，标实为湿阻，热毒蕴结。故治疗予标本兼治，扶正祛邪。方用四君子汤健脾扶正，合三黄解毒汤清热解毒利湿，加陈皮、木香、鸡内金，行气舒脾，消导助运，加蒲公英、地丁草等加强清热解毒作用，加丹皮、丹参、白芍增清热活血止痛之功。加上传统经典外用“金黄散”，加强了消肿止痛作用。配合忌口、生活起居等，取得了满意疗效。

◎ 案例 5：吴某某，男，55　门诊号：1402200178，160820040

就诊日期：2019–03–08

主症：患者右手腕溃疡不逾 2 年。

现病史：患者 2 年前因手皮肤瘙痒，抓破右手腕皮肤后，继而导致溃疡，经抗感染对症处理，溃疡 2 年未愈，要求中药治疗。否认糖尿病史。平素纳谷不馨。

查体：神志清楚，右手腕背部，见约 1.5cm × 1.5cm 大小的溃疡，表面附着少许脓性分泌物，周边潮红，微痒。舌红润，苔黄，边有齿痕，脉滑。

中医辨证：脾肾亏虚，热毒蕴结。

治疗：

1. 故拟方健脾益肾、清热解毒，内服中药汤剂健脾益肾，拟“清热解毒方”加减，方药如下：

党参 10g	白术 10g	茯苓 10g	木香 12g
陈皮 12g	砂仁 6g	六曲 15g	黄芪 15g
黄精 10g	生地 10g	当归 10g	黄连 6g
山栀 10g	银花 10g	连翘 10g	蒲公英 15g
桑白皮 10g	野菊花 10g	丹皮 10g	生甘草 6g

7 剂，颗粒剂，每日一剂，冲服两次

2. 局部清创，去换药室隔日局部清创一次。

3. 并嘱注意忌口（忌虾、蟹等海鲜，花椒、大料等辛辣之物）；戒烟酒。

复诊日期：2019–03–15

现病史：患者经内外合治，患者纳谷增加，手腕溃疡面缩小一半，皮肤已经不瘙痒。舌红，苔薄黄，边有齿痕，脉滑。

治疗：

1. 效不更方，原方继进。7 剂，颗粒剂，每日一剂，冲服两次。

2. 局部清创，去换药室隔两日，局部清创一次。

复诊日期：2019–03–22

现病史：经前内服外用治疗，患者手腕溃疡已愈，食欲正常。舌红，苔薄黄，边有齿痕，脉滑。

治疗：继续原方加减，巩固治疗。原方去银花 10g、蒲公英 15g、桑白皮 10g、野菊花 10g，加地丁草 10g，黄精加至 20g，生地改为熟地 20g。14 剂，颗粒剂，每日一剂，冲服两次。

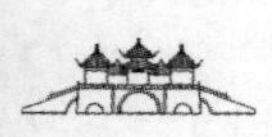

随访2年，皮肤正常，饮食正常，各方面状态很好。

按：患者中年男性，平时工作、生活压力大，应酬多，加上饮食不节，吸烟，饮酒。致脾肾亏虚，正逢抓破皮肤后感染，热毒蕴结形成溃疡。中医辨证属于脾肾亏虚，热毒蕴结。故拟方健脾益肾，清热解毒。方中以香砂六君汤，党参、白术、茯苓、木香、陈皮、砂仁、六曲健脾开胃；黄芪加强健脾，兼以托疮排脓；黄精、生地、当归益肾活血，黄连、山栀、银花、连翘、蒲公英、桑白皮、野菊花、丹皮、生甘草清热解毒，凉血止痒；生甘草既清热解毒，又调和诸药。加上外治清创，结合中医忌口，使患者脾肾得健，热毒得清，所以很快痊愈，饮食正常，各方面状态改善，能够以饱满的姿态投入生活和工作。

◎ 案例6：绪某，男，44岁　门诊号：1311070778

就诊日期：2020-12-08

主症：大便未解10天。

现病史：大便未解10天，用中西药治疗后，大便仍未解，伴腹胀烦躁。

查体：神清，腹部胀满，腹软，左下腹轻度跳痛，无反跳痛，未扪及包块。舌红苔黄根腻，脉滑。

治疗：清热攻下，予“大承气汤”加减，方药如下：

玄明粉20g	生大黄9g	生地20g	党参20g
白术20g	厚朴9g	枳实6g	陈皮12g
大腹皮10g	甘草6g	白芍20g	

1剂，加200ml温开水冲匀后，一次顿服

下午4点服用，6点大便通畅，腹胀缓解，烦躁解除。

◎ 案例7：杨某某，男，80岁　门诊号：1705055101

就诊日期：2017—05—05

主症：皮肤瘙痒3月余。

现病史：患者3月前就开始出现皮肤干燥瘙痒，逐渐加重，夜间不能入睡，曾用息斯敏（阿司米唑）、强的松等药物治疗，病情未缓，要求中药治疗。既往有高血压病史，服用降压药物，血压控制良好，否认糖尿病史。就诊时痛苦面容。周身无明显皮疹，满处抓痕，面色萎黄，舌淡红，苔薄黄，中有裂纹，脉沉细。

中医诊断：风瘙痒－血虚生风，皮肤失养

西医诊断：老年性皮肤瘙痒症

治疗：

1. 予养血祛风，清热止痒之剂，拟经验方“清热养血止痒方”加减，方药如下：

熟地 10g	生地 10g	阿胶 10g	桑白皮 10g
防风 6g	地肤子 10g	黄连 6g	炒黄芩 10g
银花 10g	山栀 10g	白术 10g	砂仁 6g
苦参 10g	炒黄芩 10g	白鲜皮 10g	苍耳子 10g
丹皮 10g	紫草 10g	夜交藤 15g	生甘草 6g

10剂，颗粒剂，每日一剂，冲服两次

2. 并嘱注意忌口（忌虾、蟹等海鲜，花椒、大料等辛辣之物）；戒烟酒。

3. 百雀羚、凡士林滋养润肤露睡前外涂皮肤。

复诊日期：2017—05—15

现病史：药后患者皮肤干燥好转，瘙痒减轻，睡眠较前稍有改善。

舌淡红，苔薄黄，中有裂纹，脉沉细。

治疗：

1. 原方继续巩固治疗。10剂，颗粒剂，每日一剂，冲服两次。

2. 并嘱继续忌口（忌虾、蟹等海鲜，花椒、大料等辛辣之物）；戒烟酒。

3. 百雀羚、凡士林滋养润肤露睡前外涂皮肤。

复诊日期：2017-05-29

现病史：患者皮肤干燥继续好转，瘙痒明显减轻，睡眠明显改善。面色较前好转。舌淡红，苔薄黄，中有裂纹，脉沉细。

治疗：

1. 继予原方加减，原方去黄连6g、银花10g、紫草10g，加旱莲草10g、陈皮10g、麦冬10g，方药如下：

熟地 10g	生地 10g	阿胶 10g	桑白皮 10g
防风 6g	地肤子 10g	炒黄芩 10g	旱莲草 10g
陈皮 10g	麦冬 10g	山栀 10g	白术 10g
砂仁 6g	苦参 10g	炒黄芩 10g	白鲜皮 10g
苍耳子 10g	丹皮 10g	夜交藤 15g	生甘草 6g

10剂，颗粒剂，每日一剂，冲服两次

2. 膏方序贯治疗，上方加减，方药如下：

党参 250g	茯苓 250g	白术 250g	陈皮 250g
半夏 250g	木香 250g	砂仁 250g	山药 300g
熟地 300g	山萸肉 250g	生地 300g	当归 250g
黄精 300g	黄芪 250g	紫河车 100g	旱莲草 250g
枸杞 250g	狗脊 250g	麦芽 250g	谷芽 250g
鸡内金 250g	六曲 250g	焦山楂 250g	桑白皮 250g

黄芩 250g	地肤子 250g	百部 250g	紫草 250g
白鲜皮 250g	苍耳子 250g	丹皮 250g	夜交藤 250g
麦冬 250g	酸枣仁 250g	五味子 250g	丹参 250g
炙龟板 250g	补骨脂 250g	甘草 250g	东阿阿胶 250g

浓煎后加蜂蜜 1000g 收膏，每日两次，每次 20—30g

3. 嘱患者继续忌口，睡前外涂凡士林滋养润肤露。

患者经过治疗，病情逐步缓解，已无皮肤瘙痒及睡眠障碍。一般情况明显改善。此后一直忌口。间断外涂润肤露。随访 1 年，皮肤瘙痒无发作。

按：随着人口的老年化，老年性皮肤瘙痒症逐渐增多，成为常见病、多发病。该患者老年男性，患老年性皮肤瘙痒症，虽然不严重，但是很痛苦，并且因此而影响睡眠。老年人常常营养状况差。就诊时，面色萎黄，周身满处抓痕，并无明显皮疹，舌淡红，苔薄黄，中有裂纹，脉沉细。中医辨证属于血虚生风，皮肤失养。故治疗予养血祛风，清热止痒。予经验方"清热养血止痒方"加减内服，补养气血，使皮肤得养，虚风自除。加配合忌口，外涂润肤露，提高了疗效。再以膏方序贯治疗，进一步巩固了疗效，预防了再次复发。

◎ 案例 8：殷某某，女，62 岁　门诊号 1911060424

就诊日期：2020—12—12

主症：感冒咳嗽反复发作 2 年余。

现病史：患者在 2018 年因患脑膜瘤在上海中山医院行手术治疗，术后并发肺部感染、肺脓疡，做气管切开。治疗痊愈后，经常感冒咳嗽，肺部感染，每 1—2 个月均需在当地医院住院治疗。予患者以中药膏方调

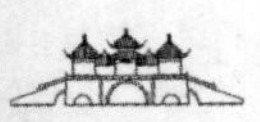

理。就诊时，偶有咳嗽，咽部不适，无痰，不发热。

查体：神志清楚，精神萎靡，颈部见气管切开手术疤痕，舌淡，苔黄根腻，脉沉。

中医辨证：肺脾肾虚，痰热未清

治疗：

1. 予健脾补肺益肾、清肺化痰止咳之剂，先予汤药口服开路，方药如下：

党参 15g	白术 10g	陈皮 10g	法半夏 6g
砂仁 5g	木香 5g	紫河车 3g	黄芪 10g
生地 6g	酒黄精 10g	橘红 5g	蜜百部 6g
麦冬 10g	射干 6g	蒲公英 15g	厚朴 10g
蜜枇杷叶 10g	川贝母粉 3g	白前 10g	生甘草 6g

7 剂，每日一剂，煎服两次

2. 汤药服完后膏方序贯治疗，药物如下：

潞党参 250g	炒白术 250g	云茯苓 250g	陈皮 250g
木香 250g	砂仁 250g	怀山药 300g	熟地 300g
山萸肉 250g	麦冬 250g	北沙参 250g	当归 250g
黄精 300g	枸杞子 250g	狗脊 250g	黄芪 250g
东阿阿胶 250g	紫河车 100g	白参 100g	补骨脂 250g
蛤蚧 2 对	麦芽 250g	谷芽 250g	鸡内金 250g
六曲 250g	焦山楂 250g	桑白皮 250g	山栀 250g
黄芩 250g	射干 250g	橘红 180g	川贝母粉 100g
五味子 250g	草豆蔻 250g	猫爪草 350g	鱼腥草 350g
厚朴 200g	木蝴蝶 200g	牛蒡子 250g	生甘草 150g

上方浓煎后加蜂蜜 1000g 收膏，每日两次，每次 20—30g

复诊日期：2021–06–24

现病史：患者服用膏方期间及治疗结束后半年内，未发生感冒，咳嗽和肺部感染也未住院治疗。故再次就诊，要求继续巩固治疗。就诊时患者无咳嗽，胃口极佳。睡眠好。面色红润，精神饱满。舌正红，边有齿痕，苔薄黄，脉缓。

治疗：原膏方去川贝母、厚朴，加炙黄芪 300g。

按：患者因脑部手术和术后并发严重肺部感染并做气管切开后，造成肺脾肾三脏俱虚。经过治疗，感染虽然控制，但就诊时仍然有咽部不适、咳嗽，舌淡苔黄根腻。从中医角度讲，正气已虚，痰热未清。健脾补肺益肾补其虚，清肺化痰止咳去其邪。汤药开路，继予膏方，序贯治疗，取得了满意的疗效。

（十五）疑难病

◎ 案例 1：陈某，女，50 岁　门诊号：1010615834，1211300360

就诊日期：2013–05–11

主症：咳嗽 8 个月。

现病史：患者 8 个月前出现咳嗽，咯黄白痰，伴痰中带血，间有少许盗汗，但无发热。在苏北医院作胸部 CT 检查提示：两肺炎症，呈间质性改变，经抗感染及对症治疗后，病情未缓。后又去南京鼓楼医院就诊，诊断为间质性肺炎，予乙酰半胱氨酸治疗口服，患者仍然咳嗽，寐差乏力，焦虑。要求中药治疗。就诊时，咳嗽阵作，咯黄白痰，伴痰中带血，间有盗汗。

查体：神清，面容焦虑，两肺呼吸音粗，闻及少许痰鸣音。舌红，苔黄中花剥，脉沉。

中医诊断：咳嗽－痰热郁肺，肺肾亏虚

西医诊断：间质性肺炎

治疗：

1. 急则治其标，先予清肺化痰止咳、凉血止血敛汗之剂，病情缓解后再予补肺益肾之剂治其本，本人经验方“止咳1号方”加减，方药如下：

桑白皮 10g	炒黄芩 10g	蒲公英 15g	杏仁 10g
前胡 10g	枇杷叶 12g	百部 10g	陈皮 6g
川贝母粉 3g	射干 12g	葶苈子 10g	款冬花 10g
猫爪草 15g	鱼腥草 15g	白茅根 15g	仙鹤草 15g
麦冬 10g	浮小麦 30g	酸枣仁 15g	生甘草 6g

6剂，颗粒剂，每日一剂，冲服两次

2. 金荞麦片3瓶（每日3次，每次5片）。

3. 嘱忌口（忌虾、蟹等海鲜，花椒、大料等辛辣之物）；配合食疗；心理疏导，调畅情志。

复诊日期：2013-05-17

现病史：诸症好转，但出汗增多，追诉患者擅自用小葱煎水喝，用生姜片贴涌泉穴。舌红，苔薄黄，脉沉。

治疗：

1. 嘱停用小葱和生姜。

2. 原方去枇杷叶12g，加五味子12g。6剂，颗粒剂，每日一剂，冲服两次。

3. 金荞麦片3瓶（每日3次，每次5片）。

复诊日期：2013–05–22

现病史：咳嗽明显好转，睡眠转佳，咯血已止，但又感乏力。舌红，苔薄黄，脉沉。

治疗：原方加减，去前胡 10g，加防风 10g、人参叶 15g、桃奴 30g，方药如下：

桑白皮 10g	炒黄芩 10g	蒲公英 15g	杏仁 10g
防风 10g	百部 10g	陈皮 6g	川贝母粉 3g
射干 12g	葶苈子 10g	款冬花 10g	猫爪草 15g
鱼腥草 15g	白茅根 15g	仙鹤草 15g	麦冬 10g
浮小麦 30g	桃奴 30g	酸枣仁 15g	生甘草 6g

7 剂，颗粒剂，每日一剂，冲服两次

复诊日期：2013–05–29

现病史：诸症继续好转，但多汗、失眠多梦、烦躁，舌红，苔薄黄，脉沉。

治疗：

1. 原方去仙鹤草 15g，加山栀 10g。7 剂，颗粒剂，每日一剂，冲服两次。

2. 天王补心丸（每日 2 次，每次 6g）自备。

复诊日期：2013–06–05，2013–06–11，2013–06–18，2013–06–25，2013–06–28。前方加减服用 57 剂，患者症状缓解，一般情况良好，情绪稳定，舌正红，苔薄黄，脉缓。

治疗：

1. 原方加减，方药如下：

桑白皮 10g	炒黄芩 10g	蒲公英 15g	生甘草 6g
百部 10g	陈皮 6g	射干 12g	葶苈子 10g

款冬花 10g　猫爪草 15g　鱼腥草 15g　白茅根 15g
麦冬 10g　浮小麦 30g　酸枣仁 15g　党参 20g
黄精 20g　黄芪 20g　紫河车 3g　生甘草 6g

7 剂，颗粒剂，每日一剂，冲服两次

2. 补肺止咳膏 4 瓶（可服一个月），序贯治疗。每日 2 次，每次 20–30g，以健脾补肺益肾止咳。

3. 嘱仍然忌口，择期复查胸部 CT。

复诊日期：2013–07–03，2013–07–31。

治疗：病情稳定，无咳嗽乏力，精神饱满。补肺止咳膏继续巩固治疗。

复诊日期：2013–08–20

现病史：感寒后鼻痒，打喷嚏，予疏风清热通窍剂口服，每日一剂，冲服两次。暂停使用补肺止咳膏。3 天即愈，继续使用补肺止咳膏，用法同前。

复诊日期：2013–09–06，2013–10–14，2013–11–15，2013–12–15。连续服用补肺止咳膏，病情稳定。外院胸部 CT 检查较前好转。

复诊日期：2014–02–14

现病史：晨间练习气功时咯血 3 口，微咳，舌红，苔薄黄，脉滑。胸部 CT 示：两肺炎症较前明显好转，呈轻度间质性改变。

治疗：予中药疏风清热、凉血止咳剂口服，暂停服用补肺止咳膏，方药如下：

防风 12g　桑叶 10g　前胡 10g　陈皮 6g
百部 10g　桔梗 6g　枇杷叶 12g　射干 6g

薄荷 6g	连翘 10g	牛蒡子 10g	白茅根 10g
仙鹤草 10g	山栀 10g	血见愁 10g	甘草 6g

3 剂，颗粒剂，每日一剂，冲服两次

复诊日期：2014-02-17

现病史：经前治疗，咯血咳嗽已止，舌红，苔薄黄，脉缓。

治疗：原方继续巩固治疗。7 剂，颗粒剂，每日一剂，冲服两次。

复诊日期：2014-02-25

现病史：经汤药治疗，病情稳定，无咳嗽咯血，舌红，苔薄黄，脉缓。

治疗：

1. 中药原方 5 剂，颗粒剂，每日一剂，冲服两次，进一步巩固疗效。
2. 补肺止咳膏 4 瓶（每日 2 次，每次 20–30g）。

复诊日期：2014-03-05，2014-04-01

治疗：夜间盗汗，百合食疗后缓解。

复诊日期：2014-04-08

治疗：补肺止咳膏序贯治疗。

复诊日期：2014-05-27

现病史：患者未遵医嘱忌口，吃火锅后，口中冒火，有异味，咯痰，痰中带血，不咳嗽，舌红，苔黄，脉滑。此为饮食不节，热伤血络所致。

治疗：

1. 嘱遵医嘱忌口，暂停使用补肺止咳膏。
2. 予清热化痰止血剂口服，以“咳血方”加减，方药如下：

青黛 6g	山栀 10g	瓜蒌仁 10g	海浮石 15g

诃子 10g	桑白皮 15g	侧柏叶 10g	白茅根 15g
仙鹤草 15g	小蓟 10g	血见愁 10g	生甘草 6g

7 剂，颗粒剂，每日一剂，冲服两次

患者服用 3 剂后出血停止，继续服完巩固疗效。仍然予补肺止咳膏序贯治疗。嘱忌口。

复诊日期：2014-06-04，2014-06-13，2014-06-20。

治疗：配补肺止咳膏。

复诊日期：2014-07-19

现病史：病情稳定精神饱满，无咳嗽咯血，舌正红，苔薄黄，脉缓。

治疗：

1. 续配补肺止咳膏。

2. 正逢夏季，故同时穴位敷贴：予平喘乳膏敷贴双肺俞、双脾俞、双肾俞、天突、神阙、定喘，隔 1-2 日一次，共 10 次。

3. 穴位敷贴后，患者无不适。此后常服补肺止咳膏（每日 2 次，每次 20g）。

复诊日期：2014-07-29，2014-08-22，2014-09-19，2014-10-31，2014-11-25，2014-12-29，2015-01-16，2015-02-03，2015-03-31，2015-05-05，2015-06-09，2015-07-07，2015-08-24

治疗：患者停用汤药 1 年来，仅因感寒后感冒 1 次，3 天痊愈。无咳嗽咳痰，无咯血，一般情况良好。外院复查胸部 CT：两肺纹理增多。故补肺止咳膏改为每日服用 1 次，每次 20g。

复诊日期：2015-10-13，2015-12-01，2016-01-19，2016-03-04，2016-07-05，2016-08-09，2016-11-29，2017-01-20，2017-12-29，

2018-01-20，2018-08-13，2019-03-08，2019-03-15，2020-03-22，2020-07-08，2021-01-15。

从2016年起，患者每年夏季和冬季服用补肺止咳膏1个月，以增强患者的抗暑及抗寒能力。患者病情稳定，身体健康，无复发加重。

按：患者因咳嗽8个月，伴痰中带血，盗汗。西医诊断为间质性肺炎，中医诊断为咳嗽，辨证属于痰热郁肺，肺肾亏虚。急则治其标，先予清肺化痰止咳，凉血止血敛汗。病情缓解后再予补肺益肾治其本。先予经验方“止咳1号方”加减，病情好转后予补肺止咳膏序贯治疗，健脾补肺益肾，兼以止咳，病情逐渐稳定，即使偶尔感寒后咳嗽，或因锻炼、吃火锅咯血，亦很快好转。西医认为间质性肺炎主要临床表现是咳嗽、进行性呼吸困难、紫绀等，缺乏特效治疗药物，预后较差。自然病程及结局个体差异很大，难以预测。研究发现，中医药在改善肺间质性炎症的症状，提高患者生活质量方面具有一定效果，而引起大家广泛的关注。中医认为在肺损伤期（肺泡炎向肺间质纤维化转变期）属于本虚标实证，本虚为肺脾肾虚，标实为痰瘀互阻、湿痰胶结；在这个阶段如果及时中药治疗干预，是可以阻断肺泡炎向肺间质纤维化转变期，该患者的治疗就是很好的说明。

◎ 案例2：陈某某。女，48岁　门诊号：1309170376

就诊日期：2021-04-19

主症：双手小关节肿痛、口干10余年，加重伴咯黄痰4年。

现病史：患者双手小关节肿痛、口干10余年，加重伴咯黄痰4年，并经常鼻腔出血。于2017年8月在苏北的医院和北京协和医院住院治疗确诊为“类风湿性关节炎、继发性干燥综合征、肺间质纤维化改变、肺

部感染、骨质疏松症"，予抗感染，来氟米特、柳氮磺吡啶（SASP）、强的松联合雷公藤及中药、针灸等治疗，病情缓解后出院。长期服用强的松和雷公藤。后又改用纷乐（硫酸羟氯喹片）2片bid，艾拉莫德1片qd，骨化三醇胶囊1片qd，强骨胶囊1片qd，阿仑磷酸钠1片qw。患者就诊时关节疼痛不甚，主要为口干舌燥，饮不解渴，口无唾液，咳不甚，咯黄痰，经常流鼻血，血色鲜红，睡眠不安。神疲乏力，精神萎靡，舌红，少苔而干，脉沉滑。

中医辨证：肺肾阴虚，津不上承，血热妄行，痰热郁肺。

治疗：

1. 急则治其标，予以养阴清热、生津止血之剂，方药如下：

太子参30g	白术10g	陈皮10g	法半夏6g
紫河车3g	生地20g	山萸肉10g	龟板10g
酒黄精20g	麦冬10g	石斛10g	南沙参10g
北沙参10g	玉竹10g	阿胶10g	夜交藤15g
酸枣仁10g	白茅根15g	仙鹤草15g	侧柏叶15g
小蓟10g	山栀10g	血见愁10g	

7剂，颗粒剂，每日一剂，冲服两次

2. 中药泡服方，代茶饮，药物如下：

黄精、西洋参、麦冬、枸杞子、石斛各3g，每日泡服，代茶饮。

3. 作痰培养。

复诊日期：2021-04-26

现病史：病情明显好转，已无鼻出血。痰培养到铜绿假单胞菌，有敏感抗生素可用。患者拒绝住院进一步查治。

治疗：

1. 予左氧氟沙星（每日2次，每次0.2g）；头孢地尼（每日3次，每次 0.1g），西为中用。

2. 中药去白茅根 15g、仙鹤草 15g、侧柏叶 15g、小蓟 10g、血见愁 10g，加蒲公英 30g、鱼腥草 30g、猫爪草 30g。12 剂，颗粒剂，每日一剂，冲服两次。

复诊日期：2021−06−24

现病史：经前治疗诸症均已缓解，无咳嗽，无咯痰，无鼻出血，口干已不明显。中药泡服方一直持续泡服。夏季来临，但仍有周身关节酸痛，患者要求膏方巩固治疗。舌红，苔薄黄，脉沉。

治疗：

1. 上方加人参叶 20g。10 剂，颗粒剂，每日一剂，冲服两次。

2. 膏方原方加味加量，方药如下：

党参 250g	茯苓 250g	白术 250g	陈皮 250g
木香 250g	砂仁 250g	山药 300g	熟地 300g
山萸肉 250g	南沙参 250g	北沙参 250g	当归 250g
黄精 250g	鹿角片 125g	龟板 125g	杜仲 250g
东阿阿胶 150g	紫河车 100g	补骨脂 250g	麦芽 250g
谷芽 250g	鸡内金 250g	六曲 250g	焦山楂 250g
路路通 250g	威灵仙 250g	秦艽 250g	蒲公英 250g
蛇床子 250g	夜交藤 250g	酸枣仁 250g	五味子 250g
怀牛膝 250g	炒白芍 250g	桑白皮 250g	甘草 250g

上方浓煎后加蜂蜜 1000g 收膏，每日两次，每次 20−30g

按：该患者患有类风湿性关节炎、继发性干燥综合征、肺间质纤维化改变、肺部感染、骨质疏松症等疾病。无论是中医、西医，都属于疑难病症。但仍以口干舌燥，饮不解渴，口无唾液，咯黄痰，经常流鼻血，血色鲜红，睡眠不安等为主要痛苦，辨证本虚标实。本虚为主，肺肾阴

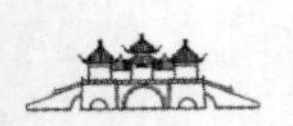

虚，津不上承，肺肾阴虚，津不上承；标实次之，为痰热郁肺，血热妄行。本虚为急，急则治其标，予养阴清热，生津止血，取得了满意的治疗效果。痰培养到铜绿假单胞菌，有敏感抗生素可用，根据药敏选择合理的抗生素。西为中用，进一步提高了疗效。中药太子参、白术、陈皮、法半夏健脾补肺；紫河车、生地、山萸肉、龟板、酒黄精、麦冬、石斛、南沙参、北沙参、玉竹、阿胶补肺益肾，养阴清热；夜交藤、酸枣仁养心安神；白茅根、仙鹤草、侧柏叶、小蓟、血见愁清热凉血止血；加蒲公英、鱼腥草、猫爪草进一步加强抗感染作用。故治疗效果突显，继续予膏方序贯治疗，巩固疗效，更好地发挥中西医结合的协同作用。

◎ 案例 3：董某某，女，62 岁　门诊号：1511250113

就诊日期：2015-11-25

主症：口腔溃疡反复发作 1 年余，伴便秘。

现病史：患者 1 年余前就开始出现口腔溃疡，反复发作。自服多种维生素及抗生素、清热解毒中成药，病情未缓。要求中药治疗。就诊时，口糜、口干、口臭，大便干结，3 日一行，食欲不振，夜寐欠安。

查体：神清，口腔臭味，可见口舌多处溃疡，大小不等，舌红，苔黄腻，脉沉滑。

中医诊断：1. 口糜；2. 便秘　　**中医辨证：**脾胃热积，腑气不通

西医诊断：1. 口腔溃疡；2. 习惯性便秘

治疗：

1. 予清热泻火，润肠通便之剂，方药如下：

黄连 6g　　黄芩 10g　　山栀 10g　　大青叶 15g
苍术 10g　　藿香 10g　　石菖蒲 15g　　佩兰 10g
厚朴 10g　　枳实 6g　　白术 15g　　陈皮 10g

六曲 15g　　　生大黄 6g　　　火麻仁 15g　　　生甘草 6g

7 剂，每日一剂，冲服两次

2. 连翘颗粒剂，适量研粉后水调，外涂口舌溃疡处。

3. 忌口（忌花椒、大料、韭菜、洋葱等辛辣之物以及热性水果等）。

复诊日期：2015－12－02

现病史：经前中药内外合治，患者大便已解，口臭减轻，但仍有异味，纳谷不馨，夜寐欠安，舌红苔黄，脉沉滑。

治疗：原方去佩兰 10g、大黄 6g，加砂仁 6g、夜交藤 15g。7 剂，每日一剂，冲服两次。

复诊日期：2015－12－09

现病史：迭进前方，口舌溃疡已愈，口臭消失，纳谷正常，睡眠改善，舌红，舌苔黄，脉沉。

治疗：

1. 继予原方 14 剂，第一周，每日一剂，冲服两次；第二周，每剂冲匀后，分两日服用，即每剂服二日，巩固治疗。

2. 继续忌口，注意饮食调摄。

3. 嘱长期用黄精、麦冬、金银花、决明子、枸杞子各 3–5g，泡服，代茶饮。

随访一年，病情稳定，无复发。

按：该患者为口腔溃疡合并习惯性便秘。中医辨证属于脾胃热积，腑气不通。患者脾胃积热，耗伤津液，所以大便不通；热伏于里，脾胃之热，熏蒸于上，故见口糜、口干、口臭；腑气不通，浊气不降，故出现便秘、食欲不振，睡眠不安；舌红，苔黄，脉沉滑，为热积于里的里

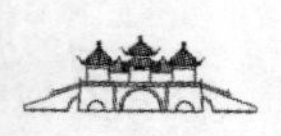

实证表现，故方中用黄连、黄芩、山栀、大青叶清热泻火，除去脾胃积热以外，还可以清心除烦；苍术、藿香、石菖蒲、佩兰，芳香化浊除臭；厚朴、枳实、白术、陈皮、六曲行气除满，消导助运；生大黄、火麻仁泄热、润肠通便；加上连翘研粉外用。忌口，注意饮食调摄，病情缓解后，予有益气养阴、清热通便代茶饮，扶助正气，清热润肠。故病情稳定，无复发。

◎ 案例4：韩某某，女，70岁　门诊号：1906190306

就诊日期：2019-06-19

主症：咳嗽半年余。

现病史：半年前受凉后咳嗽，咳白黏痰，伴发热，体温38℃-39℃，在苏北医院住院20余日，诊断为肺部真菌感染，予伏立康唑治疗后体温正常，胸部CT检查提示右下肺散在的结节，大小融合一体，大约3cm×1.3cm，故口服伏立康唑继续治疗。患者就诊时仍感身体烘热，咳嗽痰黄，痰中带血丝。

查体：神清，精神萎靡，面色黄，胸廓对称无畸形，两肺呼吸音粗，未闻及明显干湿性啰音。舌红，苔薄黄，脉滑。

既往史：否认糖尿病、冠心病等慢性病史；偶尔血压偏高；有过敏性鼻炎病史20余年；否认肝炎、肺结核等传染病史；否认重大外伤、手术、输血史；停经20年。

中医诊断：咳嗽-痰热郁肺，脾肺气虚

西医诊断：肺部真菌感染

治疗：急则治其标，先予中药清肺化痰、凉血止咳之剂，参以健脾补肺，方药如下：

桑白皮10g　　炒黄芩10g　　蒲公英15g　　前胡12g

猫爪草 20g	山栀 10g	鱼腥草 10g	黄连 6g
白茅根 15g	仙鹤草 15g	白前 12g	枇杷叶 15g
百部 10g	陈皮 10g	射干 12g	葶苈子 10g
款冬花 10g	苏子 10g	瓜蒌皮 10g	砂仁 6g
党参 15g	黄精 15g	诃子 10g	莱菔子 15g
甘草 6g			

7 剂，每日一剂，煎服两次

复诊日期：2019–06–26

现病史：药后咳嗽减轻，已无痰中带血。但皮肤出现瘙痒，无皮疹。出院带伏立康唑用完，停用。舌红，苔薄黄，脉滑。

治疗：效不更方，原方去诃子 10g、瓜蒌皮 10g、葶苈子 10g，加橘红 6g、地肤子 15g、苦参 10g。7 剂，每日一剂，煎服两次。

复诊日期：2019–07–03

现病史：咳嗽进一步减轻，皮肤瘙痒也好转，身体烘热已缓，但寐差。舌红，苔薄黄，脉滑。

治疗：原方去莱菔子 15g，加酸枣仁 15g、夜交藤 15g，方药如下：

桑白皮 10g	炒黄芩 10g	蒲公英 15g	前胡 12g
猫爪草 20g	山栀 10g	鱼腥草 10g	黄连 6g
白茅根 15g	仙鹤草 15g	白前 12g	枇杷叶 15g
百部 10g	陈皮 10g	射干 12g	葶苈子 10g
款冬花 10g	苏子 10g	瓜蒌皮 10g	砂仁 6g
党参 15g	黄精 15g	酸枣仁 15g	夜交藤 15g
甘草 6g			

7 剂，每日一剂，煎服两次

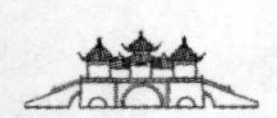

复诊日期：2019-10-28，2019-07-10，2019-07-22，2019-08-05，2019-08-12，2019-08-19，2019-08-26，2019-09-02，2019-09-09，2019-09-16，2019-09-23，2019-09-30，2019-10-07，2019-10-14，2019-10-21。

现病史：患者在上述日期分别以上方加减治疗，咳嗽缓解，乏力减轻，精神及睡眠较前明显改善，仍有少量白黏痰咯出，痰培养（-）。苏北医院复查胸部CT病灶较前缩小为2.2cm×1.0cm，部分钙化。舌红，苔黄根腻，脉滑。

治疗：继续予清肺化痰、健脾补肺方剂口服，原方加减，方药如下：

桑白皮 10g	炒黄芩 10g	蒲公英 15g	蛇舌草 15g
猫爪草 20g	山栀 10g	鱼腥草 10g	白茅根 15g
百部 10g	陈皮 10g	射干 12g	橘红 6g
瓜蒌皮 10g	砂仁 6g	川贝母粉 3g	厚朴 6g
草豆蔻 6g	党参 20g	黄精 20g	酸枣仁 15g
夜交藤 15g	甘草 6g		

7剂，每日一剂，煎服两次

复诊日期：2019-11-04，2019-11-11，2019-11-18，2019-11-25，2019-12-02，2019-12-10，2019-12-17。

现病史：患者在上述日期分别以上方加减治疗，病情尚稳定，但近2日感寒后又出现鼻塞，少量白黏痰咯出，舌红，苔薄黄，中有裂纹，脉滑。

治疗：患者久病体虚，肺病及肾，气阴亏虚，痰热郁肺，风邪上受，肺气不宣，拟方标本兼治，方药如下：

桑白皮 20g	蒲公英 15g	泽漆 15g	鸡内金 10g
百部 15g	猫爪草 15g	陈皮 10g	射干 12g

白芷 10g	甘草 6g	砂仁 6g	苦参 10g
胆南星 10g	党参 30g	黄精 30g	龟板 10g
紫河车 10g	香附 6g	生地 30g	辛夷花 10g

中药 7 剂，每日一剂，煎服两次

复诊日期：2019－12－24

现病史：服用前方后，鼻塞已除，仍少量白黏痰咯出，寐差。冬季怕冷。舌红，苔薄黄，脉沉。

治疗：

1. 予健脾补肺益肾、化痰止咳通窍之剂，原方 7 剂，巩固治疗，每日一剂，煎服两次。

2. 原方加味加量，做成膏方序贯治疗，进一步巩固疗效，药物如下：

党参 250g	茯苓 250g	白术 250g	陈皮 250g
木香 250g	砂仁 250g	山药 300g	熟地 250g
山萸肉 250g	西洋参 120g	生地 250g	黄精 250g
鹿角胶 125g	枸杞 250g	紫河车 100g	东阿阿胶 250g
蛤蚧 2 对	炙黄芪 250g	补骨脂 250g	麦芽 250g
谷芽 250g	蔻仁 250g	鸡内金 250g	六曲 250g
焦山楂 250g	黄芩 250g	桑白皮 250g	川贝母粉 100g
百部 250g	鱼腥草 350g	猫爪草 500g	蒲公英 350g
橘红 180g	五味子 250g	黄连 200g	夜交藤 350g
酸枣仁 250g	藿香 250g	辛夷花 250g	生甘草 180g

上方浓煎后加蜂蜜 1000g 收膏，每日两次，每次 20–30g

复诊日期：2020－07－28，2021－01－02

现病史：患者在上述日期分别以上方膏方加减巩固治疗，咳嗽已止，乏力缓解，睡眠较前明显改善，精神饱满。苏北医院复查胸部 CT，病灶

较前继续缩小 1.3cm × 0.8cm，基本钙化。

按：肺部真菌感染呈逐年增多趋势。真菌感染的发生是机体与真菌相互作用的结果。其最终结果取决于真菌的致病性、机体的免疫状态及环境条件对机体与真菌之间关系的影响。引起病变的决定因素是真菌的毒力、数量与侵入的途径等等。患者年已古稀，年老体弱，肺部真菌感染后经西医院住院，积极的抗感染治疗后，病情虽然减轻，但症状没有消失，肺部病灶还存在，仍然很痛苦，影响生活和工作，求助中医治疗。从中医角度讲，该患者属于本虚标实之证。本虚在肺脾气虚，久病及肾，气阴亏虚；标实为痰热郁肺。故治疗予标本兼治。急则治其标，先予中药清肺化痰、凉血止咳，参以健脾补肺，予止咳 1 号方加减。病情好转后固本逐步加强，出现气阴亏虚表现时，又以健脾补肺益肾为主，出现兼夹症状时，及时对症处理。病情缓解后，予膏方序贯治疗，直至症状缓解，病灶吸收，病情稳定。取得了满意的疗效。

◎ 案例 5：刘某某，男，87 岁　门诊号：1703230320

就诊日期：2017-03-23

主症：皮肤瘙痒 4 年余，加重伴失眠 3 月。

现病史：患者 4 年前即开始反复出现皮肤干燥、瘙痒，用多种外用药膏，病情时有好转。但近 3 个月前逐渐加重，皮肤干燥、瘙痒无度，夜间不能入睡，口干苦。曾用息斯敏、强的松及中药等药物治疗，病情未缓，故来我院，要求中药治疗。

既往史：有高血压病史，服用降压药物，血压控制良；否认糖尿病史；平素嗜好辛辣味重肥甘食物，饮酒。

查体：BP130/80mmHg，神志清楚，痛苦面容，周身无明显皮疹，全身满处抓痕，面部潮红，舌红，苔黄腻，中有裂纹，脉沉滑。

中医诊断：风瘙痒－本虚标实，阴虚火旺，湿热浸淫

西医诊断：老年性皮肤瘙痒症

治疗：

1. 治疗拟内外合治，标本兼治，滋阴清热，燥湿止痒，予益肾滋阴治其本，清热燥湿止痒治其标，方药如下：

青蒿 10g	鳖甲 10g	地骨皮 10g	熟地 10g
生地 10g	阿胶 10g	桑白皮 10g	苍术 10g
厚朴 10g	地肤子 10g	黄连 6g	炒黄芩 10g
山栀 10g	砂仁 6g	苦参 10g	赤芍 10g
白鲜皮 10g	苍耳子 10g	乌梢蛇 10g	豨莶草 15g
丹皮 10g	紫草 10g	夜交藤 15g	生甘草 6g

7 剂，颗粒剂，每日一剂，冲服两次

2. 并嘱注意忌口（忌虾、蟹等海鲜，花椒、大料等辛辣之物及其他肥甘厚味）；戒烟酒。

3. 百雀羚、凡士林滋养润肤露睡前外涂皮肤。

复诊日期：2017－03－30

现病史：药后患者皮肤干燥好转，皮肤瘙痒、口干苦减轻，睡眠较前稍有改善。舌红，苔黄腻，中有裂纹，脉沉滑。

治疗：

1. 原方继续巩固治疗。14 剂，颗粒剂，每日一剂，冲服两次。

2. 并嘱继续忌口（忌虾、蟹等海鲜，花椒、大料等辛辣之物及其他肥甘厚味）；戒烟酒。

3. 百雀羚、凡士林滋养润肤露睡前外涂皮肤。

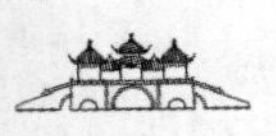

复诊日期：2017－04－13

现病史：患者皮肤干燥继续好转，瘙痒明显减轻，睡眠明显改善，面部潮红好转。舌红，苔黄，根腻，中有裂纹，脉沉滑。

治疗：

1. 继予原方加减，原方去黄连 6g、紫草 10g，加旱莲草 10g、陈皮 10g，方药如下：

青蒿 10g	鳖甲 10g	地骨皮 10g	熟地 10g
生地 10g	阿胶 10g	桑白皮 10g	苍术 10g
厚朴 10g	地肤子 10g	陈皮 10g	炒黄芩 10g
山栀 10g	砂仁 6g	苦参 10g	赤芍 10g
白鲜皮 10g	苍耳子 10g	乌梢蛇 10g	豨莶草 15g
丹皮 10g	旱莲草 10g	夜交藤 15g	生甘草 6g

14 剂，颗粒剂，每日一剂，冲服两次

2. 并嘱继续忌口（忌虾、蟹等海鲜，花椒、大料等辛辣之物及其他肥甘厚味）；戒烟酒。

3. 百雀羚、凡士林滋养润肤露睡前外涂皮肤。

复诊日期：2017－04－27

现病史：诸症继续好转，舌红苔黄，中有裂纹，脉沉滑。

治疗：原方去苍术 10g、厚朴 10g，加麦冬 10g、酸枣仁 15g。14 剂，颗粒剂，每日一剂，冲服两次。

复诊日期：2017－05－11

现病史：患者皮肤稍感干燥，瘙痒明显减轻，但小腿仍有瘙痒，睡眠进一步改善。面部潮红明显好转。舌红，苔黄，中有裂纹，脉沉滑。

治疗：

1. 继予原方加减，去黄芩 10g、赤芍 10g，加黄柏 10g、川牛膝 10g，方药如下：

青蒿 10g	鳖甲 10g	地骨皮 10g	熟地 10g
生地 10g	阿胶 10g	桑白皮 10g	地肤子 10g
陈皮 10g	黄柏 10g	山栀 10g	砂仁 6g
苦参 10g	川牛膝 10g	白鲜皮 10g	苍耳子 10g
乌梢蛇 10g	豨莶草 15g	丹皮 10g	旱莲草 10g
夜交藤 15g	麦冬 10g	酸枣仁 15g	生甘草 6g

14 剂，颗粒剂，每日一剂，冲服两次

2. 并嘱继续忌口（忌虾、蟹等海鲜，花椒、大料等辛辣之物及其他肥甘厚味）；戒烟酒。

3. 百雀羚、凡士林滋养润肤露睡前外涂皮肤。

复诊日期：2017–05–25

现病史：小腿瘙痒较前减轻，睡眠明显改善，面部潮红消退，无口苦口干，舌红苔黄，裂纹变浅，脉沉。

治疗：原方 14 剂，颗粒剂，每日一剂，冲服两次。

复诊日期：2017–06–08

现病史：经过 2 个多月的治疗，患者诸症已经缓解，一般情况明显改善，生活自理，活动正常。血压波动在 120–130/75–85mmHg，舌红，苔黄，脉沉。

治疗：

1. 原方加减，去乌梢蛇 10g，加天麻 15g，方药如下：

青蒿 10g	鳖甲 10g	地骨皮 10g	熟地 10g

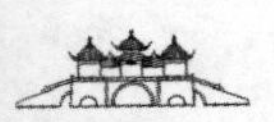

生地 10g	阿胶 10g	桑白皮 10g	地肤子 10g
陈皮 10g	黄柏 10g	山栀 10g	砂仁 6g
苦参 10g	川牛膝 10g	白鲜皮 10g	苍耳子 10g
天麻 15g	豨莶草 15g	丹皮 10g	旱莲草 10g
夜交藤 15g	麦冬 10g	酸枣仁 15g	生甘草 6g

14 剂，颗粒剂，每日一剂，冲服两次

2. 膏方序贯治疗，上方加减，方药如下：

党参 250g	茯苓 250g	白术 250g	陈皮 250g
半夏 250g	木香 250g	砂仁 250g	山药 300g
熟地 300g	山萸肉 250g	生地 300g	当归 250g
黄精 300g	知母 250g	山栀 250g	旱莲草 250g
枸杞 250g	地骨皮 250g	青蒿 250g	麦芽 250g
谷芽 250g	鸡内金 250g	六曲 250g	桑白皮 250g
川牛膝 250g	地肤子 250g	百部 250g	紫草 250g
白鲜皮 250g	苍耳子 250g	丹皮 250g	夜交藤 250g
麦冬 250g	酸枣仁 250g	豨莶草 250g	丹参 250g
炙龟板 250g	天麻 250g	甘草 250g	东阿阿胶 250g

浓煎后加蜂蜜 1000g 收膏，每日两次，每次 20–30g

3. 并嘱继续忌口（忌虾、蟹等海鲜，花椒，大料等辛辣之物及其他肥甘厚味）；戒烟酒。

4. 睡前皮肤涂凡士林滋养润肤露。

患者经过汤药治疗和膏方序贯治疗，病情逐步缓解。已无皮肤瘙痒及睡眠障碍。一般情况明显改善，此后一直忌口。常服中药代茶饮：生地、枸杞子、麦冬、黄精、银花、荷叶、菊花各 3–5g，泡服或者煎水代茶。间断外涂润肤露。随访 3 年，皮肤瘙痒无发作。

按：随着人口的老年化，老年性皮肤瘙痒症逐渐增多，成为常见病，多发病。该患者老年男性，已经87岁，但体质相对较好，只是因为嗜好辛辣味重肥甘食物，饮酒，而导致阴虚火旺，湿热浸淫。发作老年性皮肤瘙痒症。辨证属于本虚标实之证。虽然不危及生命，但是缠绵4年不愈也很痛苦，并且因此影响睡眠。故治疗拟内外合治，标本兼治。滋阴清热、燥湿止痒，予益肾滋阴治其本，清热燥湿止痒治其标。经过汤药治疗和膏方序贯治疗，病情逐步缓解。加上配合忌口，外涂润肤露，提高了疗效。此后又以中药代茶饮持续治疗，进一步巩固了疗效，预防了再次复发。

◎ 案例6：卢某某，男，51岁　门诊号：1705280003

就诊日期：2017-06-22

主症：咳嗽伴间断发热八年半，胸闷、目涩、痤疮1月余。

现病史：患者反复咳嗽咳痰八年半，在多家医院CT检查提示双肺炎症。间断抗感染治疗，症状无明显好转。2年前出现胸背部疼痛不适。去复旦大学附属中山医院行气管镜检查提示：支气管黏膜固有层较多，增生淋巴组织，未见淋巴滤泡，浸润黏膜肌层及黏膜上皮层。经对症处理后，咳嗽发热好转。因疑似淋巴瘤或隐球菌感染，后又转入苏州大学附属第一医院住院诊治，出院诊断“1. 肺部感染；2. 淋巴组织增生”，但PET-CT检查考虑为淋巴瘤累及两肺可能，两肺慢性炎性小结节，两肺肺气肿、右肺中叶大泡形成，骨髓糖代谢轻度增高。2015-07-07胸部CT检查，两肺多发炎症机会大，伴部分支气管扩张，右肺中下叶肺大泡形成。2015-07-09支气管镜活检病理示（右下肺叶基底段）黏膜相关边缘区B细胞淋巴瘤可能性存在。出院时医嘱为休闲营养，定期门诊随访，及时就诊。在此期间，还去过北京协和医院专家门诊，也考虑淋

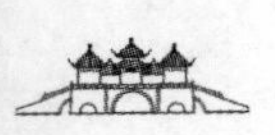

巴瘤可能，但不能确定诊断。2017 年 5 月，患者再次出现咳嗽、咯痰、发热，午后为著，体温 38℃－39℃，遂去苏北医院住院治疗，予抗感染对症处理并使用强的松治疗 4 周后，咳嗽缓解，发热较前减轻，但出现激素类痤疮而停药。来我院门诊，要求中药治疗。就诊时患者偶有咳嗽，咳痰，背部疼痛、痤疮、瘙痒，胸闷，双目干涩，午后低热，体温 37.8℃左右。2017－05－29 苏北医院 MR 检查诊断意见：右侧泪腺见弥漫性增大，最大截面约 23mm × 17mm，左侧泪腺稍增大，考虑淋巴瘤或泪腺增生可能，炎性肌纤维母细胞瘤或其他待排。

查体：神志清楚，背部满布痤疮，两肺呼吸音粗，下肺尤甚。舌红，苔薄黄，脉滑。

中医辨证：脾肺肾虚，痰热郁结。

治疗：

1. 属于本虚标实之证，故治疗予标本兼治，拟健脾补肺益肾兼以清热凉血平痤之剂，方药如下：

党参 20g	白术 30g	茯苓 15g	甘草 5g
陈皮 10g	半夏 10g	黄芪 15g	黄精 15g
木香 6g	砂仁 6g	射干 10g	桑白皮 15g
丹皮 15g	虎杖 15g	地肤子 15g	苦参 15g
白鲜皮 15g	密蒙花 10g	千里光 10g	菊花 15g

7 剂，每日一剂，煎服两次

2. 并嘱注意忌口（忌虾、蟹等海鲜，花椒、大料等辛辣之物）；戒烟酒。

复诊日期：2017－07－03

现病史：复诊时，病情好转，潮热减轻，背部痤疮减少，胸闷，背痛，目涩减轻，但入睡困难。

查体：神清，舌红，苔黄根腻，脉滑。背部痤疮明显变少，色变淡。

治疗：继与原方加减，去密蒙花10g，加夜交藤15g、酸枣仁15g。10剂，每日一剂，煎服两次。

复诊日期：2017-07-15

现病史：迭进前方，患者诸症明显好转，无咳嗽、胸闷，无背痛、目涩，也无潮热，背部痤疮进一步减少，睡眠改善。

查体：神清，背部痤疮少许，色淡。舌红，苔黄根腻，脉滑。

治疗：

1. 原方加减继续巩固治疗，去丹皮10g、白鲜皮15g，加熟地15g，黄精加至30g，方药如下：

党参 20g	白术 30g	茯苓 15g	甘草 5g
陈皮 10g	半夏 10g	黄芪 15g	黄精 30g
木香 6g	砂仁 6g	射干 10g	桑白皮 15g
丹皮 15g	虎杖 15g	地肤子 15g	苦参 15g
千里光 10g	菊花 15g	夜交藤 15g	酸枣仁 15g
熟地 15g			

10剂，每日一剂，煎服两次

2. 继续忌口，注意生活起居。

3. 膏方序贯治疗原方加味加量，药物如下：

党参 300g	茯神 250g	白术 250g	陈皮 250g
半夏 250g	木香 250g	砂仁 250g	山药 300g
熟地 300g	山萸肉 250g	北沙参 250g	黄精 300g
黄芪 250g	紫河车 100g	蛤蚧 2对	枸杞 250g
狗脊 250g	麦芽 250g	谷芽 250g	鸡内金 250g
六曲 250g	焦山楂 250g	桑白皮 250g	黄芩 250g

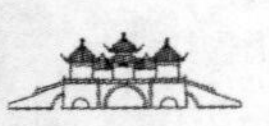

丹皮 250g	百部 250g	千里光 250g	密蒙花 250g
虎杖 250g	肿节风 350g	地肤子 250g	苦参 250g
夜交藤 250g	酸枣仁 250g	五味子 250g	丹参 250g
猫爪草 250g	龟板胶 150g	甘草 180g	东阿阿胶 250g

浓煎后加饴糖 250g 收膏，每日两次，每次 20–30g

患者经前汤药和膏方序贯治疗后诸症均已缓解，没有发热，一般情况明显改善，已经正常上班。于 2017–10–26 在当地医院复查胸部 CT，两肺感染及右肺病灶较前好转。

复诊日期：2017–12–19

现病史：患者在服用膏方期间，一般情况良好，精神饱满。目前已停药 2 月，自觉停用膏方后又感乏力，精力减退。1 周前劳累受凉后咳嗽又作，咯少量黄痰，但较前为轻，无发热及咯血盗汗。

查体：神清，背部遗留痤疮斑痕，舌红，苔黄，中有裂纹，脉滑。

治疗：

1. 急则治其标，予“止咳一号方”加减，清肺化痰止咳，方药如下：

桑白皮 10g	炒黄芩 10g	蒲公英 15g	杏仁 10g
白前 10g	枇杷叶 12g	百部 10g	陈皮 6g
川贝母粉 3g	射干 12g	甘草 6g	葶苈子 10g
款冬花 10g	苏子 10g	瓜蒌皮 10g	猫爪草 15g

10 剂，颗粒剂，每日一剂，冲服两次

2. 嘱注意忌口（忌虾、蟹等海鲜，花椒、大料等辛辣之物）；戒烟酒。

3. 原膏方加减，方药如下：

党参 300g	茯神 250g	白术 250g	陈皮 250g

半夏 250g	木香 250g	砂仁 250g	山药 300g
熟地 300g	山萸肉 250g	北沙参 250g	黄精 300g
黄芪 250g	紫河车 100g	蛤蚧 2 对	枸杞 250g
狗脊 250g	麦芽 250g	谷芽 250g	鸡内金 250g
六曲 250g	焦山楂 250g	桑白皮 250g	黄芩 250g
车前子 250g	百部 250g	射干 250g	密蒙花 250g
蒲公英 250g	金银花 250g	鱼腥草 250g	苦参 250g
肿节风 350g	山慈菇 250g	五味子 250g	莪术 250g
猫爪草 250g	龟板胶 150g	甘草 180g	东阿阿胶 250g

上方浓煎后加饴糖 250g 收膏，每日两次，每次 20—30g

复诊日期：2018—06—20，2018—11—26，2019—04—15，2019—07—22，2019—12—02，2020—07—06，2020—12—14，2021—06—08

此后，患者在上述时间（即每年的冬季和夏季），均以原膏方加减服用，提高了抗寒和抗暑的能力，增强了体质，没有急性发病和加重，工作生活正常。偶尔感冒咳嗽，很快痊愈。分别于 2019 年 6 月和 2020 年 12 月，在上海肺科医院及当地医院复查胸部 CT，提示肺病阴影，考虑淋巴瘤可能。但病灶较前缩小，建议进一步检查治疗。患者拒绝进一步检查和西药治疗，仅以纯中药治疗，带瘤生存。一般情况良好，无不适主诉。

按：这是一例疑难病例，曾在省内外多家医院（包括国内顶级医院）就诊，诊断不明，考虑淋巴瘤，但始终不能确诊。经对症治疗后，病情有好转，但不愈。使用激素治疗后，又因为副作用而停药，又出现痤疮。来我院要求中药治疗，通过纯中药治疗，带瘤生存。中医辨证脾肺肾虚，痰热郁结，属于本虚标实之证，故治疗予标本兼治，拟方健脾补肺益肾

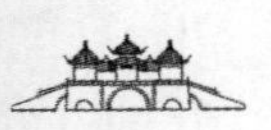

兼以清热凉血平痤，并嘱忌口等。以经验方健脾补肺止咳方加减。方中用党参、白术、茯苓、甘草，四君子汤益气健脾补肺；加陈皮、半夏、黄芪、黄精、木香、砂仁进一步加强益气健脾补肺的作用，也就是健脾补肺方的基本方，健脾补肺汤是在香砂六君子汤的基础上加黄芪、黄精而成。黄精还兼有益肾的作用，古人有“黄精一味，肺脾肾三脏具补”的说法；加射干、桑白皮合陈皮、半夏清肺化痰止咳；加丹皮、虎杖、地肤子、苦参、白鲜皮清热凉血利湿以平痤；加密蒙花、千里光、菊花清肝明目，兼以解毒。后又出现失眠，故又加用了养血安神的夜交藤、酸枣仁。病情好转后改用膏方序贯治疗，患者症状逐步消失，病情得到了控制，继续在冬季和夏季予膏方巩固治疗。患者病情稳定，病灶缩小，带瘤生存，增强了体质，大大提高了生活治疗，精神饱满地投入工作。

◎ 案例 7：王某某，女，6 岁　门诊号：1706060421

就诊日期：2017-06-06

主症：皮肤经常出现红斑风团瘙痒 3 年，加重 3 个月。

现病史：患者 3 年前即开始反复出现皮肤红斑、风团、瘙痒，忽隐忽现，发无定时，遇风易发，在当地医院及省皮肤病防治所诊断为“过敏性荨麻疹”，予口服抗组胺药物及强的松治疗，病情一度好转，但近 3 个月加重，瘙痒无度，夜间难以入睡，伴便溏。其母看到报纸上讲“肺主皮毛”，故来我院，要求中药治疗。足月，剖宫产儿。就诊时见患儿肥胖体型，周身都可以见红斑、风团及皮肤抓痕，颈部、双上肢淡红色疙瘩较多见。舌淡，苔白，边有齿痕，脉滑。体重 30 公斤。

中医诊断：瘾疹 – 脾肺气虚，湿热浸淫，风邪外袭

西医诊断：过敏性荨麻疹

治疗：

1. 予中药健脾补肺固表、散风祛湿止痒之剂，方选“健脾补肺汤合过敏煎”加减，方药如下：

党参 10g	白术 10g	茯苓 10g	陈皮 5g
姜半夏 5g	黄芪 10g	砂仁 3g	木香 5g
防风 5g	银柴胡 5g	乌梅 5g	五味子 5g
甘草 5g	丹皮 5g	地肤子 6g	白鲜皮 6g

7 剂，每日一剂，煎服两次，药渣加水煎煮后去渣，再加水稀释后洗澡，洗后再用清水冲干净身体。

2. 停用一切可能引起过敏的药物和食物。

3. 并嘱注意忌口（忌虾、蟹等海鲜，花椒、大料等辛辣之物）；少去花卉较多的公园避免花粉过敏。

复诊日期：2017-06-13

现病史：药后患者皮肤瘙痒稍减轻，但皮肤仍红斑、风团，忽隐忽现，发无定时，仍便溏。舌淡，苔白，边有齿痕，脉滑。

治疗：原方去五味子 5g，加黄连 3g。7 剂，每日一剂，用法同前。

复诊日期：2017-06-20

现病史：迭进前方，患者皮肤瘙痒明显减轻，睡眠改善，夜间能入睡，皮肤红斑、风团显现减少，便溏减轻稍好转，舌淡，苔白，边有齿痕，脉滑。

治疗：原方加减，去茯苓 10g，加鸡内金 6g，方药如下：

党参 10g	白术 10g	鸡内金 6g	陈皮 5g
姜半夏 5g	黄芪 10g	砂仁 3g	木香 5g
防风 5g	银柴胡 5g	乌梅 5g	五味子 5g

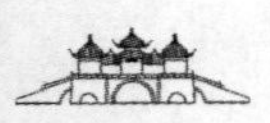

甘草 5g	丹皮 5g	地肤子 6g	白鲜皮 6g

7 剂，每日一剂，用法同前

复诊日期：2017–06–27

现病史：病情继续好转，皮肤红斑、风团仅在白天显现，大便已经成形，精神也较前好转，舌淡，苔白，边有齿痕，脉滑。

治疗：原方继服 7 剂，每日一剂，用法同前。

复诊日期：2017–07–04

现病史：皮肤红斑、风团明显减少，大便正常，睡眠已基本正常，舌淡，苔薄白，边有齿痕较前好转，脉滑。

治疗：原方去银柴胡 5g、白鲜皮 6g，加黄精 10g、苦参 6g，方药如下：

党参 10g	白术 10g	鸡内金 6g	陈皮 5g
姜半夏 5g	黄芪 10g	砂仁 3g	木香 5g
防风 5g	黄精 10g	乌梅 5g	五味子 5g
甘草 5g	丹皮 5g	地肤子 6g	苦参 6g

7 剂，每日一剂，用法同前

复诊日期：2017–07–11

现病史：皮肤红斑、风团继续减少，饮食睡眠正常。舌淡，苔薄白，边有齿痕较浅，脉缓。

治疗：效不更方，原方 14 剂，每日一剂，用法同前。

复诊日期：2017–07–25

现病史：皮肤红斑、风团已经 5 日未现，一般情况良好，舌淡苔薄白，边有齿痕较浅，脉缓。

治疗：原方去丹皮 5g，加生地 5g，14 剂，每日一剂，用法同前。

复诊日期：2017−08−08

现病史：患者服用中药两月，皮肤红斑、风团已接近3周未现，一般情况良好，饮食睡眠、大小便正常。舌淡，苔薄白，边有齿痕较浅，脉缓。

治疗：

1. 原方继续服用10剂，每日一剂，用法同前。
2. 原方加味加量，序贯治疗，方药如下：

党参 250g	茯苓 250g	白术 250g	陈皮 250g
半夏 250g	木香 250g	砂仁 250g	山药 300g
熟地 300g	山萸肉 250g	炙黄芪 250g	黄精 300g
黄芪 250g	紫河车 100g	防风 250g	狗脊 250g
麦芽 250g	谷芽 250g	鸡内金 250g	六曲 250g
焦山楂 250g	桑白皮 250g	黄芩 250g	黄连 150g
百部 250g	苦参 180g	乌梅 250g	地肤子 250g
白鲜皮 250g	五味子 250g	生地 250g	炙龟板 125g
鹿角片 125g	甘草 150g	东阿阿胶 150g	

浓煎后加饴糖200g收膏，每日两次，每次15g

膏方服完后，又以上述膏方加减，继服一料膏方，患者病情稳定，未有反复。此后，每年夏季和冬季均以原膏方加减，各服用一料膏方。患者体质明显增强，过敏性荨麻疹没有复发。随访2年，病情稳定，已经上小学，学习成绩优良。

按：患者患过敏性荨麻疹3年，痛苦不堪，中医病名也为荨麻疹或称瘖痛，瘾疹，俗称风疹块。中医辨证属于脾肺气虚，湿热浸淫，风邪外袭。治疗予中药健脾补肺固表，散风祛湿止痒，方选健脾补肺汤合过敏煎加减。健脾补肺汤为本人的经验方，是在香砂六君子汤基础上加黄

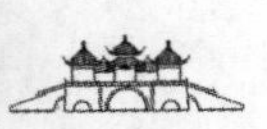

芪而成，有健脾补肺固表的作用。过敏煎为中国协和医科大学教授祝谌予的经验方，方药组成：防风、银柴胡、乌梅、五味子、甘草各10g，过敏煎功效解表和里，主要针对对过敏性鼻炎、荨麻疹、过敏性哮喘等过敏性疾病有很好的疗效，有益气固表、散风祛湿、柔肝息风、肃肺降逆的功效。适合过敏性鼻炎、过敏性哮喘、荨麻疹、过敏性紫癜等过敏性疾病患者，两方合用，再加上丹皮、地肤子、白鲜皮、苦参等具有清热凉血，祛风止痒的药物，提高了治疗荨麻疹的效果。病情缓解后又予膏方序贯治疗，进一步巩固了疗效，防止了复发。

◎ 案例 8：王某某，女，45 岁　门诊号：2106150131

就诊日期：2021–06–15

主症：双手麻木 2 月。

现病史：2 个月前出现双手麻木，在当地医院经对症治疗后，病情没有缓解，要求中药治疗。既往有颈椎病史，舌红，苔薄黄，脉滑。

治疗：

1. 方拟养血活血通络之剂，方药如下：

熟地 10g	白术 15g	丹参 10g	益母草 15g
白芍 20g	木香 12g	法半夏 10g	陈皮 10g
香附 10g	党参 15g	玫瑰花 10g	秦艽 10g
威灵仙 10g	甘草 6g	蒲公英 15g	鸡血藤 15g
粉葛根 10g	砂仁 5g	穿山龙 10g	

7 剂，每日一剂，煎服两次，药渣再煎一次，泡手，15–20 分钟

2. 嘱注意保暖和生活起居。

复诊日期： 2021-06-23

现病史： 病情明显好转，舌红，苔薄黄，脉滑。

治疗： 原方加减，加伸筋草 15g。7 剂，每日一剂，煎服两次，药渣再煎一次，泡手，15-20 分钟。

◎ 案例 9：王某某，女，46 岁　门诊号：1704180529

就诊日期： 2017-04-18

现病史： 患者右小腿胫前经常红肿、溃烂、瘙痒 3 年余，外院诊断为丹毒合并感染，抗菌药物输液治疗无好转，要求中药治疗。

查体： 神清，形体肥胖，右下肢胫前见 20cm × 10cm 红肿，中间破溃，有黄色渗出液，周围抓痕无数，舌红，苔黄根腻，脉滑。

既往史： 无高血压病、糖尿病病史。

中医诊断： 丹毒 - 脾肾亏虚、湿毒浸淫

西医诊断： 丹毒并感染

治疗：

1. 予健脾益肾、清热解毒、利湿止痒之剂，方药如下：

木香 12g	砂仁 6g	党参 10g	白术 20g
陈皮 12g	鳖甲 10g	茯苓 10g	甘草 6g
谷芽 10g	黄柏 10g	鸡内金 10g	白芍 10g
黄连 6g	蒲公英 15g	泽泻 10g	香附 10g
薏苡仁 10g	地肤子 10g	苦参 10g	白鲜皮 10g
蛇床子 10g	莪术 10g		

7 剂，每日一剂，煎服两次

2. 并予外科局部清创。

3. 嘱忌口（忌辛辣、油煎食品，虾、蟹等海鲜）。

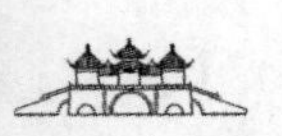

复诊日期：2017-05-02

现病史：药后红肿减轻，创面缩小，渗出减少，舌红，苔黄腻，脉滑。

治疗：原方加减继服，药物如下：

木香 12g	砂仁 6g	党参 10g	白术 20g
陈皮 12g	半夏 10g	茯苓 10g	甘草 6g
谷芽 10g	黄柏 10g	鸡内金 10g	白芍 10g
黄连 6g	蒲公英 15g	泽泻 10g	香附 10g
薏苡仁 10g	地肤子 10g	苦参 10g	白鲜皮 10g
猪苓 10g			

7 剂，每日一剂，煎服两次

患者之后继续巩固治疗，疮疡逐渐好转，嘱忌口，避免劳累，随访 4 年无复发。

◎ 案例 10：王某某，女，56 岁　门诊号：1000580130

就诊日期：2017-11-22

主症：双手指遇冷发白 1 年余，上腹部胀满 2 月余。

现病史：患者 1 年前就出现双手指遇冷发白，未予重视，2 个月前又出现上腹部胀满，于 2017-10-09 至 2017-10-12 住苏北医院风湿免疫科，诊断为进行性系统性硬化症、继发性血液系统损害、慢性浅表性胃炎，予羟氯喹 0.1g 口服 bid，白芍总苷 0.3g 口服 bid 等药物治疗，病情稍减轻出院。但仍有手指关节酸痛，上腹部胀满，纳谷不馨，睡眠不安，自服雷贝拉唑片后，病情未缓，故来我院门诊，要求中药治疗。既往有胆囊切除手术史。

查体：患者神清，无腹痛呕吐，无腹泻，右手小指关节压痛，腹部柔软无压痛，舌红，苔黄腻，脉沉滑。

中医诊断：1. 痹证；2. 胃痞　　中医辨证：脾虚湿阻，气机郁滞，胃气失和

治疗：

1. 予健脾化湿，理气和中，参以安神通络之剂，方药如下：

党参 10g	苍、白术各 10g	茯苓 10g	陈皮 6g
姜半夏 6g	砂仁 6g	木香 6g	鸡内金 10g
六曲 10g	谷芽 10g	大腹皮 15g	香附 10g
佛手 10g	鸡血藤 15g	路路通 15g	炒白芍 15g
夜交藤 15g	酸枣仁 15g	龙齿 15g	甘草 6g

10 剂，每日一剂，煎服两次，药渣煎水泡手脚，不超过 20 分钟

2. 注意保暖。吃柔软易消化的食物，忌麻辣及生冷瓜果，调畅情志。

复诊日期：2017-12-03

现病史：药后患者手指关节酸痛减轻，上腹部胀满明显缓解，纳谷较前增加，睡眠好转，舌红，苔黄根腻，脉沉滑。

治疗：效不更方，原方继进 10 剂，每日一剂，煎服两次，药渣煎水泡手脚，不超过 20 分钟。

复诊日期：2017-12-15

现病史：迭进前方，诸症缓解，舌红苔薄黄，脉沉。

治疗：原方加减，去谷芽 10g、大腹皮 15g，加黄芪 15g、威灵仙 15g，方药如下：

党参 10g	苍、白术各 10g	茯苓 10g	陈皮 6g
姜半夏 6g	砂仁 6g	木香 6g	鸡内金 10g
六曲 10g	黄芪 15g	威灵仙 15g	香附 10g

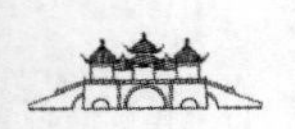

佛手 10g　鸡血藤 15g　路路通 15g　炒白芍 15g
夜交藤 15g　酸枣仁 15g　龙齿 15g　甘草 6g

15 剂，前 10 剂，每日一剂，煎服两次，药渣煎水，泡手脚，不超过 20 分钟。

5 剂，每剂煎服两日

此后，患者在当地经常间断以前方配方服用，随访 2 年病情稳定，病情无发作加重，一般情况良好，工作生活正常。

按：患者因双手指遇冷发白 1 年余，上腹部胀满 2 月余来诊。西医医院确诊为进行性系统性硬化症，继发性血液系统损害，慢性浅表性胃炎。经对症治疗后，病情未缓，要求中药治疗。中医诊断：1. 痹证 2. 胃痞。辨证属于脾虚湿阻，气机郁滞，胃气失和。所以治疗予健脾化湿，理气和中，参以安神通络。方选用香砂六君汤加减，方中四君子汤益气补中，健脾益胃，助运化痰加陈皮、半夏、木香、砂仁名为香砂六君汤，以加强理气疏郁，和中的作用；加苍术加强化湿和中的作用；加鸡内金、六曲、谷芽以消导助运；加大腹皮理气消胀；鸡血藤、路路通、白芍活血通络止痛；甘草配白芍止痛，也可调和诸药。湿邪去后加用黄芪、威灵仙，进一步加强补气健脾和通络止痛的作用，疗效满意。标本兼治。故患者常服后能使病情稳定，生活质量得到改善和提高。

◎ 案例 11：徐某某，男，8 岁　门诊号：1407080130

就诊日期：2014-07-08

主症：因口腔溃疡反复发作 5 年。

现病史：患者 5 年前开始出现口腔溃疡，反复发作。曾在当地医院及省级儿童医院、皮肤研究所诊断为复发性口腔溃疡，经对症处理后，病情未缓，要求中药治疗。母亲诉患儿为第 2 胎，在 45 岁怀孕，早产。

夜寐欠安，食欲不振，口腔溃疡奇痒。就诊时神清，患儿用牙签一直划口腔溃疡处，可见口腔多处溃疡，大小不等，表面附着脓苔，舌尖边红，边有齿痕，舌苔黄腻，脉沉滑。

中医诊断：口糜－脾肾两虚，湿热内蕴

西医诊断：复发性口腔溃疡

治疗：

1. 予健脾益肾，清热利湿，凉血止痒方，方药如下：

党参 10g	白术 10g	陈皮 5g	木香 5g
人参叶 10g	砂仁 5g	鸡内金 6g	六曲 10g
熟地 6g	鳖甲 6g	鹿角片 3g	黄连 3g
焦栀子 6g	夜交藤 6g	鱼腥草 10g	蒲公英 10g
地肤子 10g	石决明 10g	龙齿 10g	生甘草 6g

7 剂，每日一剂，加 200ml 开水，冲匀后分三次内服

2. 忌口（忌虾、蟹等海鲜，花椒、大料等辛辣之物）。

就诊日期：2014−07−15

现病史：服药后舌痒好转，夜间睡眠改善，食欲增加。舌红，苔黄，脉沉滑。

治疗：效不更方，原方续用，7 剂，颗粒剂，每日一剂，加 200ml 开水，冲匀后分三次内服。

就诊日期：2014−07−22

现病史：迭进前方，患者口腔溃疡明显好转，舌痒明显减轻，已不再用牙签划口腔溃疡，精神状态明显改善，舌红，苔黄，脉沉滑。

治疗：原方去石决明 10g，加黄精 10g，方药如下：

党参 10g	白术 10g	陈皮 5g	木香 5g

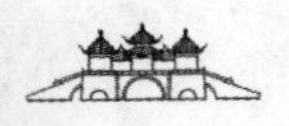

人参叶 10g	砂仁 5g	鸡内金 6g	六曲 10g
熟地 6g	鳖甲 6g	鹿角片 3g	黄连 3g
焦栀子 6g	夜交藤 6g	鱼腥草 10g	蒲公英 10g
地肤子 10g	黄精 10g	龙齿 10g	生甘草 6g

7 剂，每日一剂，颗粒剂，加 200ml 开水，冲匀后分三次内服

就诊日期：2014-07-29

现病史：病情继续好转，口腔溃疡已愈，饮食正常。舌红，苔黄，脉沉。

治疗：

1. 原方去鸡内金 6g、六曲 10g，加阿胶 6g。10 剂，颗粒剂，每日一剂，用法同前。

2. 膏方序贯治疗，在汤药服完后续用，方药如下：

党参 250g	茯苓 250g	白术 250g	陈皮 250g
木香 250g	砂仁 250g	山药 300g	熟地 250g
山萸肉 250g	麦冬 250g	生地 250g	黄芪 250g
龟板胶 125g	鹿角胶 125g	黄精 250g	紫河车 100g
东阿阿胶 125g	当归 250g	枸杞 250g	补骨脂 250g
麦芽 250g	谷芽 250g	鸡内金 250g	六曲 250g
焦山楂 250g	桑白皮 250g	赤芍 250g	黄芩 250g
黄连 200g	地肤子 250g	虎杖 250g	白鲜皮 250g
苦参 250g	龙齿 350g	石决明 350g	甘草 250g

上方浓煎后加蜂蜜 1000g 收膏，每日两次，每次 15–20g

上方服完后，又续服一料膏方，随访两年口腔溃疡没有复发。

按：患者先天不足，后天失养，脾肾两虚。是口腔溃疡发生的主要病理因素，故方中用香砂六君加消导药健脾助运，改善脾胃功能。用生地、龟板、鹿角益肾，阴阳双补，以补肾阴为主，兼有托疮排脓之功。合方为脾肾双补，气阴双补，以补为主。又因兼有湿热，故用黄连、黄芩、白鲜皮、地肤子等清热利湿止痒。继用膏方时，选紫河车、阿胶、龟板胶、鹿角胶等血肉有情之品，进一步加强补益的功用。紫河车益气、生精血；阿胶补血，合龟板胶滋肾阴、通任脉；鹿角胶温肾阳、补督脉、强筋骨。正如《内径》所言，精不足者补之以味。

◎ 案例 12：徐某某，女，4 岁　门诊号：1910180197

就诊日期：2020－06－30

主症：尿频、遗尿 1 年余，加重伴咳嗽、盗汗 1 月。

现病史：患儿 1 年前就开始出现尿频，在当地医院、省儿童医院检查未发现明显异常，经对症治疗后病情未缓。近 1 个月逐渐加重，最多每天 40 余次，夜间遗尿、潮热盗汗。1 周前又出现鼻塞流涕，咽痛，咳嗽，咯少量黄痰，纳谷不馨，遂来我院，要求中药治疗。追诉患儿早产 1 月。近 1 年来，已经早教学习，参加了舞蹈、英语、朗诵等，内容很丰富。就诊时形体消瘦，面部潮红，多汗，两肺呼吸音粗，未闻及干湿性啰音，咽部充血，流涕。舌红，苔薄黄，脉浮细。

中医诊断：1. 咳嗽；2. 遗溺（俗称“尿床”）；3. 盗汗　　**中医辨证：**本虚标实，肺脾肾虚，风热犯肺，肺失清肃

西医诊断：1. 上呼吸道感染；2. 遗尿症

治疗：

1. 急则治其标，先予疏风清热、化痰止咳治其标，方用经验方“止咳 3 号方”加减，咳嗽缓解后再予健脾补肺益肾、清热敛汗止遗之剂治其本，方药如下：

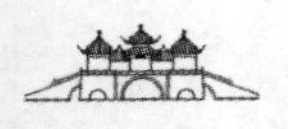

防风 6g	桑叶 5g	薄荷 5g	牛蒡子 5g
银花 5g	前胡 5g	陈皮 5g	桔梗 3g
枇杷叶 6g	射干 5g	甘草 6g	连翘 5g
鱼腥草 8g	山栀 6g	鸡内金 10g	生甘草 3g

7 剂，每日一剂，冲服两次

2. 并嘱注意忌口（忌虾、蟹等海鲜，花椒、大料等辛辣之物）。

3. 五倍子粉 1g，填脐外敷，每日一次。

4. 建议家长减少孩子的早教课程。

复诊日期：2020－07－07

现病史：患儿服药后鼻塞流涕、咽痛、咳嗽缓解，但仍尿频、遗尿，潮热盗汗，纳谷不馨。舌红，苔薄黄，脉浮细。

治疗：

1. 予健脾补肺益肾、清热敛汗止遗之剂，参以止咳，方选经验方“健脾补肺方合玉屏风散、青蒿鳖甲散”加减，方药如下：

党参 8g	白术 6g	黄芪 6g	防风 5g
陈皮 6g	浮小麦 10g	地骨皮 6g	鳖甲 6g
砂仁 3g	木香 5g	鸡内金 10g	牛蒡子 5g
射干 5g	五味子 5g	甘草 3g	

7 剂，每日一剂，冲服两次

2. 五倍子粉 1g，填脐外敷，每日一次。

复诊日期：2020－07－14

现病史：鼻塞流涕、咽痛、咳嗽已止，纳谷稍馨，尿频次数减少，仍潮热，汗出较多。舌红，苔薄黄，脉浮细。

治疗：

1. 原方加减，去牛蒡子 5g、射干 5g，加糯稻根 10g、益智仁 6g。14 剂，每日一剂，冲服两次。

2. 王氏保赤丸 50 粒，口服，每日两次。

3. 继续忌口。

4. 嘱配合食疗。如间断芡实煮稀饭、鹿肉烧乌龟肉（或甲鱼肉）、甲鱼煨母鸡汤、百合汤等。

复诊日期：2020-07-28

现病史：纳谷稍馨，尿频次数减少，仍潮热，汗出较多。舌红，苔薄黄，脉浮细。

治疗：原方加减，去鳖甲 6g，加龟板 6g、桃奴 6g，方药如下：

党参 8g	白术 6g	黄芪 6g	防风 5g
陈皮 6g	浮小麦 10g	地骨皮 6g	龟板 6g
砂仁 3g	木香 5g	鸡内金 10g	益智仁 6g
糯稻根 10g	桃奴 6g	五味子 5g	甘草 3g

14 剂，每日一剂，冲服两次

复诊日期：2020-08-11

现病史：经前治疗，患者尿频次数已减少到 20 多次，偶尔遗尿，潮热盗汗明显减轻，舌红，苔薄黄，脉细。

治疗：效不更方，原方继进，14 剂，每日一剂，冲服两次。

复诊日期：2020-08-25，2020-09-08，2020-09-22，2020-10-06，2020-10-20，2020-11-03，2020-11-17，2020-12-01

现病史：在上述时间，以原方加减，每日一剂，口服 5 个月，患儿排尿次数已正常，遗尿、潮热缓解，活动后偶有多汗，饮食正常，体重身高较前增加。舌红，苔薄黄，脉细。

治疗：

1. 原方 15 剂，减半量，即半剂，每日一次，口服，继续巩固治疗。

2. 继续忌口。

3. 嘱配合食疗。如间断芡实煮稀饭、鹿肉烧乌龟肉（或甲鱼肉）、甲鱼煨母鸡汤、百合汤等。

复诊日期：2020－12－30

现病史：家长来诉，病情稳定，无反复，继续巩固治疗。

治疗：

1. 原方 15 剂，减半量，即半剂，每日一次，口服，继续巩固治疗。

2. 继续忌口。

3. 嘱继续配合食疗。如间断芡实煮稀饭、鹿肉烧乌龟肉（或甲鱼肉）、甲鱼煨母鸡汤、百合汤等。

随访半年病情无反复，一般情况良好，积极参加各种早教课程学习。

按：患儿为早产儿，先天不足。体质较差，加上家长提前早教，课程多，压力大，导致身体亏耗，先天不足，后天失养，脾肺肾虚。尤其是肾阴虚，阴虚导致火旺，故出现尿频，遗尿，潮热盗汗，纳谷不馨。就诊时因体质差，感受风热，肺失清肃还伴有咳嗽。急治其标，先予疏风清热、化痰止咳之剂止咳嗽，方用止咳 3 号方加减；咳嗽缓解后，予健脾补肺益肾、清热敛汗止遗之剂治其本，方选经验方健脾补肺方合玉屏风散、青蒿鳖甲散加减。因为孩子小，加之脾胃功能差，青蒿偏寒没有选用，取其方意。根据该患儿的病理特点及儿童的生理特点，选择了四个食疗方，配合治疗。芡实煮稀饭有健脾益肾、固涩的作用；鹿肉烧乌龟肉（或甲鱼肉），都属于血肉有情之品，《内经》说：精不足者，补之以味。其中鹿肉有补督脉、助肾阳、生精髓和强筋骨的作用。乌龟肉有滋阴潜阳、益肾健骨的作用。对于肾阴不足、骨蒸潮热、盗汗尤其适用。张景岳先生也说：善补阳者，在阴中求阳，善补阴者，必在阳中求阴，鹿肉烧乌龟肉阴阳双补。甲鱼煨母鸡汤，甲鱼有滋阴潜阳的作用，母鸡（公鸡是传统意义上的发物）有益气健脾补肺的作用，两者合用，气阴双补，脾肾双补。百合汤，百合有滋阴润肺、养心安神作用。五倍子粉，填脐外敷，有敛肺降火敛汗的作用。诸法同用大大提高疗效。

◎ 案例 13：尤某某，女，68 岁　门诊号：2010210068

就诊日期：2020－11－11

主症：口干、无津液 4 年余，间有头晕。

现病史：患者口干、无津液 4 年余，间有头晕。既往有帕金森综合征、干燥综合征、高血压病史（未服用降压药），乙肝携带者等病史 5 年余。正常服用美多芭。也曾经使用过强的松，口干无改善，并逐渐加重，要求中药治疗。

查体：BP140/90mmHg，神清，精神萎靡，形体消瘦，皮肤干燥无光泽。舌红，苔薄黄，无津液，边有齿痕，脉沉。

中医辨证：气阴亏虚，津枯血燥。

1. 予健脾补肺益肾、养阴生津润燥之剂治疗，予经验方“健脾补肺滋肾方”加减，方药如下：

党参 10g	白术 15g	茯苓 10g	生地 10g
熟地 10g	枸杞 15g	萸肉 15g	龟板 15g
麦冬 10g	石斛 10g	香附 10g	陈皮 10g
鸡内金 10g	六曲 10g	钩藤 15g	天麻 10g

炙甘草 6g

7 剂，每日一剂，煎服两次

2. 黄精、麦冬、石斛每日各 3g–5g，泡服，代茶饮。

3. 并嘱注意忌口（忌虾、蟹等海鲜，花椒、大料等辛辣之物）；戒烟酒；指导食疗；避免疲劳。

4. 复查肝功能、乙肝 DNA。

复诊日期：2020–11–18

现病史：患者口干稍减轻，头晕好转，但精神欠佳。谷丙转氨酶 50U/L，稍高，乙肝 DNA 正常。

查体：BP130/80mmHg，舌红，苔少，无津液，脉沉。

治疗：

1. 原方去茯苓 10g，生地加至 20g，加垂盆草 30g、玉竹 10g，方药如下：

党参 10g	白术 15g	玉竹 10g	生地 20g
熟地 10g	枸杞 15g	萸肉 15g	龟板 15g
麦冬 10g	石斛 10g	香附 10g	陈皮 10g
鸡内金 10g	六曲 10g	钩藤 15g	天麻 10g
垂盆草 30g	炙甘草 6g		

14 剂，每日一剂，煎服两次

复诊日期：2020–12–04

现病史：患者口干明显好转。

查体：BP130/80mmHg，舌红，苔薄黄，舌苔可见津液，脉缓。

治疗：

1. 效不更方，原方继服，14 剂，每日一剂，煎服两次。注意事项同前。

2. 复查肝功能。

复诊日期：2020-12-17

现病史：患者口干已缓解，无头晕乏力，肝功能正常。

查体：BP120/80mmHg，舌红，苔薄黄，津液较前增多，基本正常，脉缓。

治疗：

1. 上方原方继服，14 剂，每日一剂，煎服两次。

2. 膏方续贯治疗，继予原方加减，方药如下：

太子参 300g	白术 250g	陈皮 250g	木香 250g
砂仁 250g	山药 300g	熟地 300g	山萸肉 250g
生地 300g	南沙参 250g	北沙参 250g	当归 250g
黄精 300g	石斛 250g	枸杞 250g	麦芽 250g
谷芽 250g	甘草 150g	麦冬 250g	山栀 250g
黄连 200g	旱莲草 250g	东阿阿胶 250g	丹参 250g
菟丝子 250g	鸡内金 250g	六曲 250g	焦山楂 250g
紫河车 100g	玉竹 250g	五味子 250g	天麻 250g
穿山龙 250g	钩藤 250g	龟板 250g	珍珠母 300g
黄芩 250g			

加味加量，浓煎后加蜜 750g 收膏，每日 2 次，口服，每次 20g

3. 嘱可以常用黄精、麦冬、石斛每日各 3-5g，泡服，代茶饮。

患者无口干，血压稳定，舌苔正常。随访半年，病情稳定。

按：患者以口干、无津液 4 年余，间有头晕为主诉。既往有帕金森综合征、干燥综合征、高血压病史（未服用降压药），乙肝携带者等多

种慢性病史。西医也属疑难，治疗效果欠佳，而选择中医治疗。患者就诊时BP140/90mmHg，神清，精神萎靡，形体消瘦，皮肤干燥无光泽。舌红，苔薄黄，无津液，边有齿痕，脉沉。中医辨证属气阴亏虚，津枯血燥。予健脾补肺益肾，养阴生津润燥剂治疗。方中党参、白术、茯苓、炙甘草为四君子汤，益气健脾；生地、熟地、枸杞、萸肉、龟板、麦冬、石斛滋补肝肾，益胃生津，润燥止渴；陈皮、香附理气和中，疏郁宽胸；鸡内金、六曲消导助运，以防滋腻碍胃；天麻、钩藤平肝降压。气血津液与脏腑的关系十分密切，气血津液由脏腑生化输布，而脏腑又赖之以进行正常的生理活动。所以脏腑发生病变，可以影响气血津液的生化和输布。肺朝百脉，司呼吸，通调水道。肺虚不能输津滋肾表现为肺肾阴亏。脾主运化，脾虚不能散精，肺也因之而虚，表现为肺脾两虚。肾为先天之本，主水液以维持体内水液的平衡。肺、脾、肾三脏俱虚，津液输布障碍，津不上承，所以患者口干难愈。所以该患者的治疗以补虚为主，健脾补肺益肾，使肺脾肾三脏功能恢复，津液输布正常，症状就自然缓解了。

◎ 案例14：张某某，男，42岁　门诊号：1207240503

就诊日期：2012-12-17

主症：多种药物过敏，经常感冒，要求中药调理。

现病史：患者自诉有几十种药物过敏，几乎所有的西药都有过敏反应。经常感冒、鼻塞打喷嚏。有过敏性鼻炎病史10余年。过敏原检测：花粉、牛奶、虾、蟹、牛肉、羊肉均阳性。要求中药调理。就诊时神清、精神萎靡。不断打喷嚏。舌体胖大，舌淡。苔白，边有齿痕，脉沉细。

治疗：

1. 根据患者的状况，该患者中医的体质特征属于“特禀质”和“气虚质”，两者兼而有之。拟健脾补肺益肾之剂，参以通窍，以经验方“健脾补肺益肾方”加减，方药如下：

党参 15g	白术 15g	茯苓 10g	炙黄芪 15g
熟地 10g	山药 15g	山萸肉 10g	黄精 15g
鹿角片 3g	龟板 10g	紫河车 6g	苍耳子 10g
藿香 10g	辛夷花 12g	胆南星 6g	防风 12g
白芷 10g	炙甘草 10g		

10剂，颗粒剂，每日一剂，冲服两次

2. 避免接触一切可能引起过敏的食物及生活用品；避免去有花卉的公园；避免食用各种致敏食物，减少发作机会。饮食宜清淡，忌生冷、辛辣、肥甘油腻及各种发物，如酒、鱼、虾、蟹、辣椒、肥肉、浓茶、咖啡等。

3. 饮食调养可选用具有健脾益气作用的食物食用。如小米、糯米、扁豆、红薯、菜花、胡萝卜、香菇、豆腐、马铃薯、兔肉、猪肚、鸡肉、鸡蛋、鲢鱼、刀鱼、黄鱼、比目鱼等。由于气虚者多有脾胃虚弱，因此饮食不宜过于滋腻，应选择营养丰富而且易于消化的食品，亦宜选用补气药膳调养身体。

复诊日期：2012-12-27

现病史：药后患者鼻塞打喷嚏好转，精神较前转佳，舌体胖大，舌淡苔白，边有齿痕，脉沉细。

治疗：继予原方14剂，颗粒剂，每日一剂，冲服两次。

复诊日期：2013-01-10

现病史：迭进前方，患者鼻塞打喷嚏进一步好转，精神进一步较前好转，舌体胖大，舌淡苔白，边有齿痕，脉沉细。

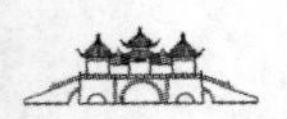

治疗：继予原方加减，去胆南星 6g，加陈皮 10g，方药如下：

党参 15g	白术 15g	茯苓 10g	炙黄芪 15g
熟地 10g	山药 15g	山萸肉 10g	黄精 15g
鹿角片 3g	龟板 10g	紫河车 6g	苍耳子 10g
藿香 10g	辛夷花 12g	陈皮 10g	防风 12g
白芷 10g	炙甘草 10g		

14 剂，颗粒剂，每日一剂，冲服两次

复诊日期：2013-01-24

现病史：经前治疗鼻塞打喷嚏已缓，精神明显改善，一般情况良好，舌体胖大，舌淡苔白，边有齿痕，脉沉细。

治疗：守方继续巩固治疗。原去藿香 10g、白芷 10g。颗粒剂，14 剂，每日一剂，冲服两次。

此后以上方加减，颗粒剂，每日一剂，冲服两次。共服用半年，在此期间无感冒、鼻塞、打喷嚏等不适，也没有发生不良反应。后改为每剂服用两日，即每日一次。又服用半年，体质明显好转，极少感冒，即使感冒，很快痊愈。继续予中药代茶饮常服：西洋参、黄精、黄芪、熟地各 3-5g，红枣 3-5 枚，泡服，煎水代茶。仍嘱患者要避免食用各种致敏食物，减少发作机会。饮食调养起居要求如前。

随访 3 年，患者气虚质和特禀质体质特征明显改善，多数药物已经无过敏（仅头孢和磺胺类药物过敏），复查过敏原已经正常，从此也喜欢上了中医中药。

按：患者因多种药物过敏（几乎所有的西药都有过敏反应），经常感冒，鼻塞、打喷嚏，有过敏性鼻炎病史 10 余年，要求中药调理。舌体胖大，舌淡苔白，边有齿痕，脉沉细。根据患者的状况，该患者中医的体质特征属于特禀质和气虚质，两者兼而有之。特禀质：一般多由于先天性或遗传因素所形成的一种特殊体质状态。如先天性、遗传性的生理缺陷，先天性、遗传性疾病，变态反应性疾病，原发性免疫缺陷等。该体质对季节气候适应能力差，易患花粉症，易引发宿疾，易药物过敏。气虚质：由于元气不足，以气息低弱、机体、脏腑功能状态低下为主要特征的一种体质状态。平素体质虚弱，卫表不固，易患感冒，或病后抗病能力弱，易迁延不愈。既往有过敏性鼻炎病史10余年。故治疗予健脾补肺益肾之剂，参以通窍，以经验方健脾补肺益肾方加减。方中用党参、白术、茯苓、炙甘草四君子汤健脾补肺，加炙黄芪、山药、黄精加强益气健脾的作用；熟地、山萸肉补益肝肾，龟板滋阴潜阳，益肾健骨，鹿角片温补肝肾、强筋骨，紫河车益气补精血。鹿角片、龟板、紫河车均为血肉有情之品。苍耳子、藿香、辛夷花、胆南星、防风、白芷散风通鼻窍。该患者的治疗经过告诉我们，体质是可通过中药调理的。无论何种体质，气虚质也好，特禀质也好，都是可调可治的。

◎ 案例 15：仲某，女，12 岁　门诊号：1707040434

就诊日期：2017-07-04

主症：皮肤出现淡红斑 2 年，伴痛经 1 年。

现病史：患者 2 年前在胸部出现指甲盖大小的皮肤红斑，继之在四肢出现，大小不等，并附着少量细糠状白屑，呈圆形或者椭圆形，有瘙痒感，在当地医院及江苏省皮肤病防治所诊断为玫瑰糠疹，予口服抗组胺药物及强的松治疗，病情一度好转，但近 1 年加重，瘙痒明显，且月经延期来潮，经期腹痛，月经量少、色淡。故来我院门诊，要求中药治疗。足月，剖宫产儿。就诊时见患儿形体偏肥胖，躯干及四肢近端，颈至膝部位的皮肤可见圆形或者椭圆形淡红斑或淡棕色斑，皮肤少许抓痕，表面并附着少量细糠状白屑，舌淡，苔白，边有齿痕，脉沉细。体重55公斤。

中医诊断：1. 血疳（母子癣，风癣、风热疮）－脾肺气虚，湿热浸淫，风邪外袭；2. 月经后期－脾虚血少，虚中有滞

西医诊断：1. 玫瑰糠疹；2. 月经不调

治疗：

1. 予中药健脾补肺固表，散风祛湿止痒，参以养血调经，方选“健脾补肺汤合过敏煎”加减，方药如下：

党参 10g	白术 10g	茯苓 10g	陈皮 5g
姜半夏 6g	黄芪 10g	砂仁 6g	香附 10g
防风 10g	银柴胡 10g	乌梅 10g	五味子 10g
熟地 10g	地肤子 10g	白鲜皮 10g	炒白芍 10g
益母草 10g	甘草 10g		

7 剂，每日一剂，煎服两次，药渣加水煎煮后去渣，再加水稀释后洗澡，洗后再用清水冲干净身体。

2. 停用一切可能引起过敏的药物和食物。

3. 并嘱注意忌口（忌虾、蟹等海鲜，花椒、大料等辛辣之物）；忌生冷；避免剧烈运动。

复诊日期：2017－07－11

现病史：药后患者皮肤瘙痒减轻，但皮肤仍有红斑、皮屑。舌淡，苔白，边有齿痕，脉沉细。

治疗：原方去五味子 10g，加蝉蜕 3g。7 剂，每日一剂，用法同前。

复诊日期：2017－07－18

现病史：迭进前方，患者皮肤瘙痒明显减轻，皮肤红斑缩小，月经来潮 2 日，量少，腹痛较前减轻，舌淡，苔白，边有齿痕，脉沉细。

治疗：7 月 4 日方加减，去茯苓 10g，加乌药 10g，方药如下：

党参 10g	白术 10g	乌药 10g	陈皮 5g
姜半夏 6g	黄芪 10g	砂仁 6g	香附 10g
防风 10g	银柴胡 10g	乌梅 10g	五味子 10g
熟地 10g	地肤子 10g	白鲜皮 10g	炒白芍 10g
益母草 10g	甘草 10g		

7 剂，每日一剂，用法同前

复诊日期：2017-07-25

现病史：病情继续好转，皮肤红斑减少，精神也较前好转，月经来潮 1 周已尽。舌淡，苔白，边有齿痕，脉沉细。

治疗：原方继续服 7 剂，每日一剂，用法同前。

复诊日期：2017-08-01

现病史：皮肤红斑、风团明显减少，大便正常，睡眠已基本正常，舌淡，苔薄白，边有齿痕较前好转，脉滑。

治疗：上方去银柴胡 10g、白鲜皮 10g，加黄精 10g、苦参 6g，方药如下：

党参 10g	白术 10g	乌药 10g	陈皮 5g
姜半夏 6g	黄芪 10g	砂仁 6g	香附 10g
防风 10g	黄精 10g	乌梅 10g	五味子 10g
熟地 10g	地肤子 10g	苦参 6g	炒白芍 10g
益母草 10g	甘草 10g		

7 剂，每日一剂，用法同前

复诊日期：2017-08-08

现病史：皮肤红斑继续减少，饮食睡眠正常。舌淡，苔薄白，边有

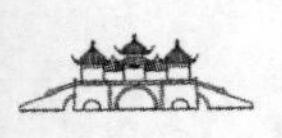

齿痕较浅，脉缓。

治疗：效不更方，原方14剂，每日一剂，用法同前。

复诊日期：2017-08-22

现病史：皮肤红斑大部分已消失，一般情况良好，月经延期2日而至，月经量较前稍增加，腹痛明显减轻。舌淡，苔薄白，边有齿痕较浅，脉缓。

治疗：原方14剂，每日一剂，用法同前。

复诊日期：2017-09-05

现病史：患者服用中药2月，皮肤红斑已消退，3周未现，一般情况良好，饮食睡眠、大小便正常。舌淡，苔薄白，边有较浅齿痕，脉缓。

治疗：

1. 原方继续服用，10剂，每日一剂，用法同前。
2. 原方加味加量，序贯治疗，方药如下：

党参 250g	茯苓 250g	白术 250g	陈皮 250g
半夏 250g	木香 250g	砂仁 250g	山药 300g
熟地 300g	山萸肉 250g	黄芪 250g	炙黄芪 250g
黄精 300g	紫河车 100g	防风 250g	狗脊 250g
麦芽 250g	谷芽 250g	鸡内金 250g	六曲 250g
焦山楂 250g	桑白皮 250g	黄芩 250g	旱莲草 250g
桑葚子 250g	苦参 180g	乌梅 250g	地肤子 250g
白鲜皮 250g	五味子 250g	生地 300g	益母草 250g
炒白芍 250g	当归 250g	乌药 250g	炙龟板 125g
鹿角片 125g	甘草 150g	东阿阿胶 250g	

浓煎后加蜂蜜1000g收膏，每日两次，每次20g

膏方服完后，又以上述膏方加减，继服一料膏方，患者病情稳定，未有反复。月经按期而至，无腹痛，量色正常。此后，每年夏季和冬季均以原膏方加减，各服用一料膏方。患者体质明显增强，活泼可爱。随访2年，病情稳定，学习成绩优良。

按：患者患玫瑰糠疹2年，月经不调1年，中医诊断为1.血疳（母子癣，风癣、风热疮），证属于脾肺气虚，湿热浸淫，风邪外袭2.月经后期，证属脾虚血少，虚中有滞。治疗予中药健脾补肺固表，散风祛湿止痒，参以养血调经，方选健脾补肺汤合过敏煎加减。健脾补肺汤为本人的经验方，是在香砂六君汤基础上加黄芪而成，有健脾补肺固表的作用。过敏煎为中国协和医科大学教授祝谌予的经验方，方药组成：防风、银柴胡、乌梅、五味子、甘草各10g，过敏煎功效解表和里，主要针对对过敏性鼻炎、荨麻疹，过敏性哮喘等过敏性疾病有很好的疗效，有益气固表、散风祛湿、柔肝息风、肃肺降逆的功效。此处应用于玫瑰糠疹也取得了满意的疗效。两方合用，再加上地肤子、白鲜皮、苦参等具有清热凉血，祛风止痒的药物，加上熟地、益母草、炒白芍、乌药等养血调经之品，有补虚行滞的作用，故在治好皮肤病的同时，也治好了月经不调和痛经之苦。提高了治疗效果。病情缓解后又予膏方序贯治疗，进一步巩固了疗效，防止了复发。

◎ 案例16：朱某某，男，48岁　门诊号：1000164638

就诊日期：2016-07-15

主症：腰背酸痛1年余，加重半月。

现病史：患者1年前即开始出现腰背酸痛，近半月加重，时而呈刺痛，痛处伴有热感，热天或雨天疼痛加重，活动不受限，而活动后可减轻，小便短赤，久坐后阴囊潮湿，无尿频尿急。平素经常饮酒，喜欢吃

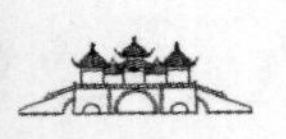

麻辣。

既往史：有高血压病史，服用缬沙坦，每日一片，血压控制尚可。

辅助检查：腰椎CT提示：腰椎退行性病变，椎间盘突出。胸部CT提示：两肺陈旧性病灶。胃镜检查提示：浅表性胃炎。甘油三酯稍增高。血常规、血沉、肝肾功能、血糖、甲状腺功能、肿瘤标志物均正常。

查体：神清，腰椎棘突轻度压痛，余（－）。舌红，苔黄根腻，脉滑。

中医诊断：腰痛－湿热腰痛，兼有肾精亏损

西医诊断：腰椎退行性病变

治疗：

1. 予清热利湿、舒筋止痛之剂，方选四妙丸加减，方药如下：

苍术10g	黄柏10g	牛膝10g	薏苡仁15g
木瓜10g	络石藤10g	臭梧桐10g	秦艽10g
海桐皮10g	海风藤10g	寻骨风10g	石楠叶10g
千年健10g	栀子10g	泽泻10g	木通6g
炒白芍15g	六一散15g		

7剂，颗粒剂，每日一剂，冲服两次

2. 并嘱注意忌口（忌虾、蟹等海鲜，花椒、大料等辛辣之物）；戒烟酒。

复诊日期：2016－07－22

现病史：药后患者腰痛减轻，阴囊潮湿稍好转，舌红，苔黄根腻，脉滑。

治疗：效不更方，原方继服7剂，颗粒剂，每日一剂，冲服两次。继续忌口。

复诊日期：2016-07-29

现病史：迭进前方，患者腰痛缓解，阴囊已无潮湿，舌红，苔薄黄，脉沉滑。

治疗：

1. 原方加减，巩固治疗。去泽泻 10g、木通 6g，六一散改为生甘草 6g，加黄精 15g、龟板 10g，方药如下：

苍术 10g	黄柏 10g	牛膝 10g	薏苡仁 15g
木瓜 10g	络石藤 10g	臭梧桐 10g	秦艽 10g
海桐皮 10g	海风藤 10g	寻骨风 10g	石楠叶 10g
千年健 10g	栀子 10g	黄精 15g	龟板 10g
炒白芍 15g	生甘草 6g		

7 剂，颗粒剂，每日一剂，冲服两次

2. 原方加味加量，序贯治疗，方药如下：

党参 250g	茯苓 250g	白术 250g	陈皮 250g
木香 250g	砂仁 250g	山药 300g	熟地 250g
山萸肉 250g	苍术 250g	黄柏 250g	当归 250g
黄精 300g	枸杞 250g	山栀 250g	牛膝 250g
麦芽 250g	谷芽 250g	鸡内金 250g	六曲 250g
焦山楂 250g	天麻 250g	钩藤 250g	决明子 250g
黄芩 250g	黄连 200g	旱莲草 250g	丹参 250g
臭梧桐 250g	秦艽 250g	海桐皮 250g	海风藤 250g
络石藤 250g	寻骨风 250g	石楠叶 250g	千年健 250g
炒白芍 250g	龟板胶 125g	阿胶 125g	甘草 150g

浓煎后加蜂蜜 1000g 收膏，每日两次，每次 20–30g

经中药汤剂口服，以及膏方序贯治疗，并注意忌口，戒酒，避免疲劳，患者腰背酸痛逐渐缓解，腰部也无热感，活动不受限，热天或雨天无腰痛发作加重，久坐后亦无阴囊潮湿。随访2年，未发作加重。

按：患者中年男性，平素经常饮酒，嗜好麻辣。易滋生湿热，湿热壅于腰部，经气不通，故腰部酸痛而伴有热感，适逢夏季天热湿增，故疼痛加重，活动后气机稍有舒展，湿滞得减，故腰痛可减轻。湿热下注故阴囊潮湿，湿热下注膀胱，故小便短赤。舌红，苔黄腻，脉滑均为湿热之象。腰为肾府，劳累过度，肾精亏损，无以濡养经脉，故腰痛缠绵。故治疗先予汤剂，口服治其标，方药选四妙丸加味。方中苍术苦温燥湿，黄柏苦寒清下焦之热；配薏苡仁清利湿热；再以牛膝通利筋脉，引药下行兼能强壮腰膝，四药合用，则湿热下清，而腰筋强壮，疼痛可愈。加木瓜、络石藤、臭梧桐、秦艽、海桐皮、海风藤、寻骨风以加强舒筋通络止痛之功，同时兼清湿热。患者舌质红、小便短赤，是热象偏重，故加栀子以清里热，阴囊潮湿、苔黄腻，脉滑，湿热之邪蕴蓄之征，故加泽泻、木通以助清利湿热。加炒白芍缓急止痛，六一散清热利湿，配白芍缓急止痛。患者劳累过度，肾精亏损，腰痛缠绵。故治当清利湿热为主，佐以滋补肾阴，故选用了滋阴而不恋湿的龟板，滋阴潜阳，益肾健骨。腰痛缓解后予膏方序贯治疗，巩固了治疗效果。同时嘱患者注意生活起居，避免疲劳，忌口、戒酒。提高了疗效。

◎ 案例17：朱某某，男，6岁　门诊号：2104020066，2104300104，2105140090

就诊日期：2021-04-02

主症：便溏伴失禁3年。

现病史：患者便溏，经常失禁3年。经常内裤有大便残留。在当地医院经多次治疗，病情未缓。要求中药治疗。患儿足月，剖腹产。3年前曾因下肢烫伤，造成右下肢多处疤痕。患儿平时偏食。

查体：神清，能正常交流，舌正红，苔黄，脉沉。

中医辨证：先天不足，后天失调，脾肾两虚，固摄失常

治疗：

1. 拟方健脾益肾固涩，予“香砂六君汤加龟鹿二仙汤”加减，方药如下：

党参 10g	白术 10g	茯苓 6g	陈皮 5g
姜半夏 5g	砂仁 5g	木香 5g	鸡内金 10g
六曲 10g	焦山楂 10g	炒谷芽 10g	蔻仁 5g
炒白芍 6g	芡实 10g	益智仁 10g	诃子 6g
山药 10g	龟板 6g	鹿角片 6g	黄精 10g

14 剂，颗粒剂，每日一剂，冲服两次

2. 并嘱注意饮食调摄。

复诊日期：2021−04−16

现病史：患儿经前方治疗后。大便失禁明显好转，食欲增加。舌正红，苔黄，脉沉。

治疗：效不更方，原方继续服 14 剂，每日一剂，冲服两次。

复诊日期：2021−04−30

现病史：迭进前方，患儿便溏、失禁均已好转，已不挑食，面色较前转红润，舌正红，苔黄，脉沉。

治疗：原方去炒白芍 6g，加金樱子 6g。14 剂，每日一剂，冲服两次。

复诊日期：2021−05−14

现病史：病情继续好转，大便已成形，舌正红，苔黄，脉缓。

治疗：原方去谷芽 10g，加黄连 3g，方药如下：

党参 10g	白术 10g	茯苓 6g	陈皮 5g
姜半夏 5g	砂仁 5g	木香 5g	鸡内金 10g
六曲 10g	焦山楂 10g	黄连 3g	蔻仁 5g
金樱子 6g	芡实 10g	益智仁 10g	诃子 6g
山药 10g	龟板 6g	鹿角片 6g	黄精 10g

14 剂，颗粒剂，每日一剂，冲服两次

复诊日期：2021－05－28

现病史：病情进一步好转，无大便失禁，内裤有大便残留，精神饱满，舌正红，苔薄黄，脉缓。

治疗：原方继续服用 14 剂，每日一剂，冲服两次。

复诊日期：2021－06－11

现病史：大便，饮食均已正常，无挑食，食欲旺盛。面色较前转红润。舌正红，苔薄黄，脉缓。

治疗：

1. 原方加减，每两日一剂（即每日半剂，服用一次），去龟板、鹿角片改为食疗。每周食甲鱼（或者乌龟）和鹿肉 1－2 次。方药如下：

党参 10g	白术 10g	陈皮 5g	砂仁 5g
木香 5g	鸡内金 10g	焦山楂 10g	蔻仁 5g
黄连 3g	石榴皮 5g	芡实 10g	金樱子 6g
诃子 6g	山药 10g	熟地 8g	黄芪 10g
黄精 10g	炙甘草 3g		

14 剂，每日半剂，冲服一次

2. 嘱继续注意饮食调摄。

随访 3 个月，一切正常，身高体重都在增长，学习注意力较前集中，性格较前开朗。

按：患儿以便溏伴失禁 3 年为主诉。患儿为剖腹产儿。3 年前，又因下肢烫伤，造成右下肢多处的疤痕，平时有偏食，先天不足，后天又失调。而且由于大便经常失禁，导致他心理自卑，没有儿童的天真活泼。从辨证来看，属于脾肾两虚，固摄失常。故拟方予健脾益肾固涩，用香砂六君加龟鹿二仙加减，其中香砂六君汤加消导药党参、白术、茯苓、陈皮、姜半夏、砂仁、木香、鸡内金、六曲、焦山楂健脾助运，龟鹿二仙加收敛固涩药物，炒龟板、鹿角片、白芍、芡实、益智仁、诃子、山药、黄精益肾固涩。龟板、鹿角片都是血肉有情之品，填精益肾，阴阳双补。故使脾运得健，肾气充足。所以患儿便溏能够很快好转，失禁消失。患儿经过治疗。身体强壮，心理也健康了，情绪也饱满了，快乐成长。

第三篇　医话

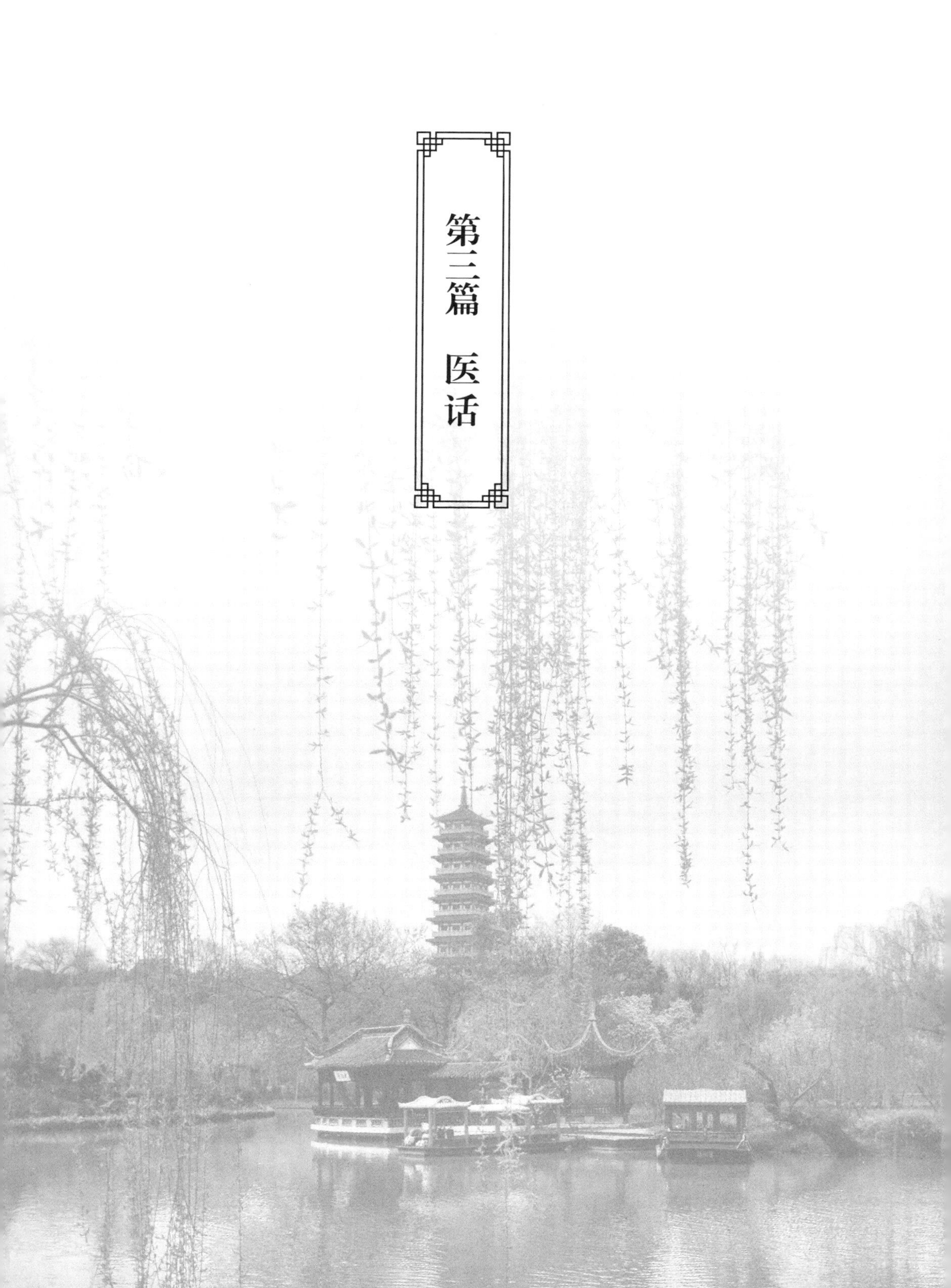

（一）夏季中医防暑小常识

气象学将日最高气温大于或等于35摄氏度定义为“高温日”，连续5天以上“高温日”称作“持续高温”。气温过高，人的胃肠功能因受暑热刺激，其功能就会相对减弱，容易发生头重倦怠、胸脘郁闷、食欲不振等不适，甚至引起中暑。

天气炎热，应尽量避免在强烈阳光下进行户外工作或活动，特别是午后高温时段和老、弱、病、幼人群；在进行户外工作或活动时，要避免长时间在阳光下曝晒，同时采取防晒措施：穿浅色或素色的服装，带遮阳帽、草帽或打遮阳伞；多喝水，特别是盐开水，随身携带防暑药物如：人丹、清凉油、风油精等。在高温作业场所，企业要采取有效的防暑降温措施，加强对工人防暑降温知识的宣传，合理调配工人的作业时间，避免高温时段室外作业，减轻劳动强度。还可以在饮食上加以调节，喝些绿豆汤，用莲子、薄荷、荷叶与粳米、冰糖煮粥不仅香甜爽口，还是极好的清热解暑良药，可以有效地防暑降温，避免发生中暑。

一旦发生中暑，应将病人抬到阴凉通风的地方，躺下休息，给病人解开衣扣，用冷毛巾敷在病人的头上和颈部，然后送往附近的医院治疗。

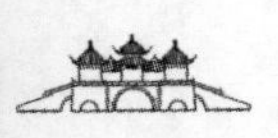

1. 常备防暑药物

盛夏酷暑，高温燥热，常使人们食无味、睡不香，容易出现头晕、头痛、乏力，甚至恶心、呕吐等症状，为了安全度夏，准备一些防暑药物是很有必要的，这些药物有：

仁丹：能清暑祛湿。主治中暑受热引起的头昏脑涨、胸中郁闷、腹痛腹泻，也可用于晕车晕船、水土不服。

十滴水：能清暑散寒。适于中暑所致的头昏、恶心呕吐、胸闷腹泻等症。

藿香正气水：能清暑解表。适于暑天因受寒所致的头昏、腹痛、呕吐、腹泻突出者。

清凉油：能清暑解毒。可治疗暑热引起的头昏头痛，或因贪凉引起的腹泻。

无极丹：能清热祛暑、镇静止吐。

避瘟散：为防暑解热良药。能祛暑化浊、芳香开窍、止痛。

金银花：具有祛暑清热、解毒止痢等功效。可开水泡代茶饮。

菊花：具有消暑、平肝、利尿等功效。有高血压患者尤宜。以开水泡代茶饮。

荷叶：适宜中暑所致的心烦胸闷、头昏头痛者。有高血压患者尤宜。以开水泡代茶饮。

2. 采用降温饮品

预防中暑除了要注意身体状况、环境、饮食和常备一些藿香正气水、十滴水、仁丹等防暑药品外，多喝防暑降温饮料也是预防中暑的最佳方法之一。以下介绍几种降温饮品：

山楂汤：山楂片 100 克、酸梅 50 克加 3500ml 水煮烂，放入白菊花 100 克烧开后捞出，然后放入适量白糖，晾凉饮用。

冰镇西瓜露：西瓜去皮去子，瓜瓤切丁，连汁倒入盆内冰镇。然后用适量冰糖、白糖加水煮开，撇去浮沫，置于冰箱冷藏。食用时将西瓜丁倒入冰镇糖水中即可。

绿豆酸梅汤：绿豆150克、酸梅100克加水煮烂，加适量白糖，晾凉饮用。

金银花（或菊花）汤：金银花（或菊花）30克，加适量白糖，开水冲泡，凉后即可饮用。

西瓜翠衣汤：西瓜洗净后切下薄绿皮，加水煎煮30分钟，去渣加适量白糖，凉后饮用。

椰汁银耳羹：银耳30克洗净后用温水发开，除去硬皮，与椰汁125克、适量冰糖及水，煮沸即成。

3. 其他防暑常识

（1）少吃多餐：一顿饭吃的东西越多，为了消化这些食物，身体产生代谢热量也就越多，特别注意少吃高蛋白的食物，它们产生的代谢热量尤其多；

（2）吃辛辣食物：医生认为，尽管大热天里吃这些东西难以想象，但辛辣食物可以刺激口腔内的热量接收，提高血液循环，导致大量出汗，这些有助于降低体温；

（3）温水冲澡：最好是用稍低于体温的温水冲澡或沐浴，特别是在睡前进行；

（4）多喝水：医生建议少饮酒多喝水，因为酒精可能导致身体缺水，矿泉水或低糖汽水是更好的选择；

（5）避免剧烈运动：剧烈活动将激活身体能量，增加内部温度；

（6）使用冰袋：可重复使用的冰袋是很好的降低皮肤温度的工具，里面预充的液体有降温效果；

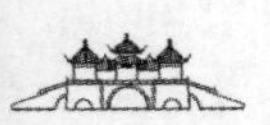

（7）选好枕具：使用羽毛或绒毛枕头，枕套最好是棉质的，合成纤维的枕套会积累热量；

（8）凉水冲手腕：每隔几小时用自来水冲手腕5秒，因为手腕是动脉流过的地方，这样可降低血液温度。

（二）发物

看中医时，大夫会嘱咐病人忌食“发物”，理由是“发物”会加重病情。那“发物”究竟是什么，这种说法有道理吗？中医认为，食物之所以能防治疾病，是由于它本身特有的性味所决定的，这就是食物的“食性”。但如果不懂“食性”，对某些特殊体质的人或患者，“食性”就会诱发旧病，或加重已发疾病，或削弱药力，这是食物的“发性”，也就是民间所说的“发物”。多了解发物和忌口的知识，能够避免很多由饮食不当引起的不良后果。

1. 关于发物，目前专家共识发物一般分六种

【发物分类】

① **动火发物：**能助热动火、伤津劫液，如烟、酒、葱、蒜、韭菜、卤制品、油炸物等。发热口渴，大便秘结的人不宜食用，高血压者应忌口。

② **动风发物：**多有升发、散气、火热之性，能使邪毒走窜，如茄子、猪头肉、鸡蛋、部分蘑菇等。有荨麻疹、湿疹、中风等疾病者不宜吃。

③ **助湿发物：**多具有黏滞、肥甘滋腻之性。如糯米、醪糟、米酒、大枣、肥肉、面食等。患湿热病、黄疸、痢疾等病者忌食。

④ **积冷发物：**多具寒凉润利之性，能伤阳生寒，影响脏腑运化，如冬瓜、西瓜、四季豆、莴笋、柿子等。脾胃虚弱的人要慎食，过食会造成胃虚冷痛、肠鸣腹泻。

⑤ **动血发物：**多活血散血，能动血伤络，迫血外溢，如羊肉、菠菜、烧酒等。月经过多、皮下出血、尿血等人忌食。

⑥ **滞气发物：**如大豆、芡实、莲子、芋头、薯类等。这些食物多具滞涩阻气、坚硬难化之性，积食、诸痛者不宜食。

2. 按发物来源可分为以下几类

① 食用菌类主要有蘑菇、香菇等，过食这类食物易致动风生阳，触发肝阳头痛、肝风眩晕等宿疾，此外，还易诱发或加重皮肤疮疡肿毒。

② 海腥类主要有带鱼、黄鱼、鲳鱼、蚌肉、虾、螃蟹等水产品，这类食品大多咸寒而腥，对于体质过敏者，易诱发过敏性疾病发作如哮喘、荨麻疹等，同时，也易催发疮疡肿毒等皮肤疾病。

③ 蔬菜类主要有竹笋、芥菜、南瓜、菠菜等，这类食物易诱发皮肤疮疡肿毒。

④ 果品类主要有桃子、杏、银杏、花生、芒果、杨梅、樱桃、荔枝、甜瓜等，前人曾指出，多食桃易生热，发痈、疮、疽、疖、虫疳诸患，多食杏生痈疖，伤筋骨。

⑤ 禽畜类主要有公鸡、鸡头、猪头肉、鹅肉、鸡翅、鸡爪、驴肉、獐肉、牛肉、羊肉、狗肉、鹅蛋、鸭蛋等，这类食物主动而性升浮，食之易动风升阳，触发肝阳头痛、肝风脑晕等宿疾，此外，还易诱发或加重皮肤疮疡肿毒。鸡蛋不宜多吃，一般一天不宜超过 2 个，尤其是肝炎、过敏、高血脂、高热、肾脏病、腹泻病人，更不宜多吃。原因是鸡蛋内

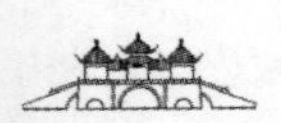

含大量蛋白，但它们属于异性蛋白，有相当一部分人吃了异性蛋白质后出现病态反应。

此外，民间长期实用结论性发物，糟、酒酿、白酒、豌豆、黄大豆、豆腐、豆腐乳、蚕蛹及葱、蒜、魔芋，芋头，泡菜，香菜，韭菜等。有时还将荤腥膻臊之类食品一概视为发物。羊肉、猪头肉、猪蹄、公鸡、鹅是大家公认的“发物”。其中羊肉性大热，感冒往来寒热，或素体多火，或热病初复，均不宜吃，否则将使旧病复发。

【致病原因】

发物之所以会导致旧病复发或加重病情，有学者归纳起来认为有三种可能性：一是上述这些动物性食品中含有某些激素，会促使人体内的某些机能亢进或代谢紊乱。如糖皮质类固醇超过一定剂量时可以诱发感染扩散、溃疡出血、癫痫发作等。二是某些食物所含的异性蛋白成为过敏源，引起变态反应性疾病复发。如海鱼、虾、蟹往往引起皮肤过敏者荨麻疹、湿疹、神经性皮炎、脓疱疮、牛皮癣等顽固性皮肤病的发作。豆腐乳有时也会引起哮喘复发。三是一些刺激性较强的食物，如酒类、葱蒜等辛辣刺激性食品对炎性感染病灶患者而言，极易引起炎症扩散、疔毒走黄。

【致病特点】

“发物”致病特点一般有发热、发疮、上火、动风、生痰、胀气、便秘、腹泻以及诱发痼疾等。如现代医学所指的变态反应性疾病中的食入性食物过敏症的某些表现，如过敏性紫癜、皮炎、湿疹、肠炎、荨麻疹等，都包括在内。

【注意事项】

中医治病离不开辨证论治，忌口也不能忽视“辨证论忌”，如疾病属寒证，症见体质虚寒，大便溏薄，胃痛喜热，四肢发冷等，则应忌食寒凉生冷之食物，如西瓜、雪梨、香蕉；热证见面目赤红、发热、痔疮下血、失眠心烦者，忌食生姜、辣椒、大蒜油作品等。急性肝炎，病人舌苔黄厚而腻、胸腹膨胀满、纳差不食、小便黄赤，这是湿热重之象，应忌吃油腻食物和辣的食物，滋补燥热之品；肚腹胀气的病人应忌豆类、山芋、土豆等：冠心病、高血压、高脂血症应忌肥肉、奶油、动物内脏、鱼卵、骨髓等；好发疮痛、疖疔者，多因火热之毒所致，凡肥腻辛辣之品均在禁忌之列。

按照民间的经验，羊肉、猪头肉、猪蹄、鹅是大家公认的“发物”。其中羊肉性大热，感冒往来寒热，或素体多火，或热病初复，均不宜吃，否则将使旧病复发。关于鹅《本草纲目》中说：“鹅，气味俱厚，动风，发疮。”凡皮肤病、过敏性疾病、热病等应忌服。猪蹄有发乳、托疮之效，但疮疡初起忌服。

当食物影响疾病的治疗，助邪伤正、添病益疾时要忌口。如荨麻疹、丹毒、湿疹、疮疖、中风、头晕目眩等病症，不宜食用鱼、虾、蟹、贝、猪头肉、鸡肉、鹅肉、鸡蛋等。又如各种出血性疾病，崩漏带下、月经过多、吐血、咯血、鼻出血、皮下出血、尿血、痔疮等病症，不宜食用胡椒、羊肉、狗肉、烧酒等。又如溃疡病、慢性胃炎、消化不良等病症，不宜食用白酒、豆类、薯类等。

当食物易与药物产生不良反应时要忌口。当食物的作用与药物产生的作用不一致时，就会减弱、抵消药物疗效，甚至产生毒副作用，从而妨碍疾病的治疗。如《本草纲目》记载：“凡服药，不可杂食肥猪犬肉，油腻羹鲋，腥臊陈臭诸物。凡服药，不可多食生蒜、胡荽、生姜、诸果、诸滑滞之物”，不无道理。如食用黄连、甘草、苍耳子、乌梅、桔梗等

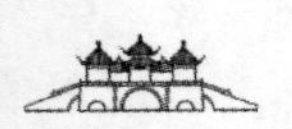

忌食猪肉，鳖甲忌苋菜，地黄、首乌忌葱、蒜、萝卜等，中医忌口侧重于此。

当食物对病后调整康复不利时要忌口。大病初愈，消化力弱，正气未复，饮食失当，可使病情反复或变生他疾。如鱼、虾、蟹、贝、椿芽、蘑菇以及某些禽畜肉、蛋等，曾患过敏性疾病者，应注意选择避食。又如高脂血症、高血压、冠心病、中风等，病后饮食宜清淡，不可过食油腻厚味之物。

【发物优点】

发物能诱发或加重某些疾病，但另一方面由于发物具有的催发或诱发作用，一定程度上还可用于治疗某些疾病，如麻疹初期，疹透不畅，使用蘑菇、竹笋等发物，可起到助其透发、缩短病程的作用。又如多食海鲜发物以催发牛痘等，都是利用了发物具有的透发作用。

（三）咳嗽的中医药治疗简介

咳嗽是机体的防御反射（或者说是一种保护性反射），有利于清除呼吸道分泌物和有害因子，但频繁剧烈的咳嗽对患者的工作、生活和社会活动造成严重的影响，这就需要重视和进行治疗了。临床上，咳嗽是内科患者最常见的症状，咳嗽病因繁多且涉及面广，特别是胸部影像学检查无明显异常的慢性咳嗽患者，此类患者最易被临床医生疏忽，很多患者长期被误诊为“慢性支气管炎”“支气管炎”等，大量使用抗菌药物治疗而无效，或者因诊断不清反复进行各项检查，不仅增加了患者的痛苦，也加重了患者的经济负担。近年来由于空气的影响，咳嗽患者有所增多。

随着人们对咳嗽的关注，我国近年来开展了有关咳嗽病因诊治的临床研究，并取得了初步结果。为了进一步规范我国急、慢性咳嗽的诊断和治疗，加强咳嗽的临床和基础研究，中华医学会呼吸病学分会组织相关专家，参考国内外有关咳嗽的临床研究结果，于2005年制定了“咳嗽的诊断和治疗指南”。2010年8月1日中华中医学会内科分会肺系专业委员会组织国内专家制定了“咳嗽中医诊疗专家共识意见”，并于2011年2月出台。

咳嗽在中医而言是常见病证，它既是一个症状，又是独立的一种疾病。中医认为有声无痰为咳，有痰无声为嗽，有痰有声称为咳嗽。临床上多痰、声并见，故以咳嗽并称。

1. 咳嗽的分类

咳嗽平常按时间分为3类：急性咳嗽、亚急性咳嗽和慢性咳嗽。急性咳嗽时间＜3周，亚急性咳嗽为3−8周，慢性咳嗽＞8周。咳嗽按性质又可分为干咳与湿咳。不同类型的咳嗽病因分布特点不同。慢性咳嗽病因较多，通常根据胸部X线检查有无异常分为二类：一类为X线胸片有明显病变者，如肺炎、肺结核、支气管肺癌等；另一类为X线胸片无明显异常，以咳嗽为主或唯一症状者，即通常所说的不明原因慢性咳嗽（简称慢性咳嗽）。在咳嗽的时间分类上中西医是一致的。

2. 病史与辅助检查

通过仔细询问病史和查体能缩小咳嗽的诊断范围，提供病因诊断线索，甚至得出初步诊断并进行经验性治疗，或根据现病史选择有关检查，明确病因。

（1）询问病史：应注意咳嗽的持续时间、时相、性质、音色，以及诱发或加重因素、体位影响、伴随症状等。了解痰液的数量、颜色、气味及形状对诊断具有重要的价值。

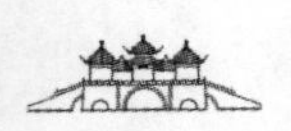

询问咳嗽持续的时间可以判断急性、亚急性或慢性咳嗽，缩小诊断范围。了解咳嗽发生的时相亦有一定提示，如运动后咳嗽常见于运动性哮喘，夜间咳嗽多见于咳嗽变异性哮喘（cough variant asthma，CVA）和心脏疾病。痰量较多、咳脓性痰，应考虑呼吸道感染疾病。慢性支气管炎常咳白色黏液痰，以冬、春季咳嗽为主；痰中带血或咳血者应考虑结核、支气管扩张和肺癌的可能；有过敏性疾病史和家族史者应注意排除过敏性鼻炎和哮喘相关的咳嗽；大量吸烟和职业性接触粉尘、化工物质也是导致慢性咳嗽的重要原因；有胃病史的患者需排除胃食管反流性咳嗽（gastroesophageal reflux cough，GERC）；有心血管疾病史者要注意慢性心功能不全等引起的咳嗽；高血压患者服用血管紧张素转化酶抑制剂（angiotensin converting enzyme inhibitor，ACEI）如卡托普利、依那普利等是慢性咳嗽的常见原因之一。

（2）体格检查：包括鼻、咽、气管、肺部等，如气管的位置、颈静脉充盈、咽喉鼻腔情况，双肺呼吸音及有无哮喘音和爆裂音。查体若闻及呼气期哮鸣音，提示支气管哮喘；如闻及吸气期哮鸣音，要警惕中心性肺癌或支气管结核。同时也要注意心界是否扩大、瓣膜区有无器质性杂音等心脏体征。

（3）相关辅助检查

① 诱导痰检查：最早用于支气管肺癌的脱落细胞学诊断。诱导痰检查嗜酸粒细胞增高是诊断嗜酸粒细胞性支气管炎（eosinophilic bronchitis，EB）主要指标，常采用超声雾化吸入高渗盐水的方法进行痰液诱导。

② 影像学检查：建议将X线胸片作为慢性咳嗽的常规检查，如发现明显病变，根据病变特征选择相关检查。X线胸片如无明显病变，则按慢性咳嗽诊断程序进行检查。胸部CT检查有助于发现纵隔前后肺部病变、肺内小结节、纵隔肿大淋巴结，特别是胸部X线检查不易发现的病变，对一些少见的慢性咳嗽病因如支气管结石、支气管异物等具有重要

诊断价值。高分辨率 CT 检查有助于诊断早期间质性肺疾病和非典型支气管扩张。

③ 肺功能检查：通气功能和支气管舒张试验可帮助诊断和鉴别气道阻塞性疾病，如支气管哮喘、慢性阻塞性肺疾病和大气道肿瘤等。支气管激发试验是诊断咳嗽变异性哮喘的关键方法。

④ 纤维支气管镜检查：可有效诊断气管腔内的病变，如支气管肺癌、异物、结核等。

⑤ 24h 食管 pH 值监测：这是目前判断胃食管反流的最常用和最有效的方法。

⑥ 咳嗽敏感性检查：通过雾化方式，受试者吸入一定量的刺激物气雾溶胶颗粒，刺激相应的咳嗽感受器而诱发咳嗽，并以吸入物浓度作为咳嗽敏感性的指标。常用辣椒素吸入进行咳嗽激发试验。咳嗽敏感性增高常见于变应性咳嗽（atopic cough，AC）、感染后咳嗽（post-infectious cough，PIC）、CERC 等。

⑦ 其他检查：外周血检查：嗜酸粒细胞增高提示寄生虫感染及变应性疾病。变应原皮试和血清特异性 IgE 测定有助于诊断变应性疾病和确定变应原类型。

3. 咳嗽的常见疾病

（1）急性咳嗽：急性咳嗽的病因相对简单，普通感冒、急性气管 - 支气管炎是急性咳嗽最常见的疾病。

① 普通感冒：普通感冒临床表现为鼻部相关症状，如流涕、打喷嚏、鼻塞和鼻后滴流感、咽部刺激感或不适，伴或不伴发热。普通感冒的咳嗽常与鼻后滴流有关。

② 急性气管 - 支气管炎：急性气管 - 支气管炎是由于生物性或非生物性因素引起的气管 - 支气管黏膜的急性炎症。病毒感染是最常见的

病因，但常继发细菌感染，冷空气、粉尘及刺激性气体也可引起此病。

起病初期常有上呼吸道感染症状，随后病情渐加剧，伴或不伴咳嗽，伴细菌感染者常咳黄脓痰。急性气管－支气管炎常呈自限性，全身症状可在数天内消失，但咳嗽、咳痰一般持续2–3周。X线检查无明显异常或仅有肺纹理增加。查体双肺呼吸音粗，有时可闻及湿性或干性啰音。诊断主要依据临床表现，要注意与流感、肺炎、肺结核、百日咳、急性扁桃体炎等疾病鉴别。

（2）亚急性咳嗽

亚急性咳嗽最常见的原因是感染后咳嗽，其次为上气道咳嗽综合征（upper airway cough syndrome，UACS）又称鼻后滴漏综合征（PNDS）。在处理亚急性咳嗽时，首先要明确咳嗽是否继发于先前的呼吸道感染，并进行经验性治疗。治疗无效者，再考虑其他病因并参考慢性咳嗽诊断程序进行诊治。

当呼吸道感染的急性期症状消失后，咳嗽仍迁延不愈。除呼吸道病毒外，其他病原体如细菌、支原体和衣原体等均可能引起感染后咳嗽，其中以感冒引起的咳嗽最为常见，又称为“感冒后咳嗽”。感染后咳嗽多表现为刺激性干咳或少量白色黏液痰，通常持续3–8周，X线胸片检查无异常。

感染后咳嗽为自限性，多能自行缓解。通常不必使用抗生素，但对肺炎支原体、肺炎衣原体和百日咳杆菌引起的感染后咳嗽除外。

（3）慢性咳嗽

慢性咳嗽的常见病因包括：咳嗽变异性哮喘、上气道咳嗽综合征又称鼻后滴漏综合征（postnasal drip syndrome，PNDS）、嗜酸粒细胞性支气管炎和胃食管反流性咳嗽，这些病因占呼吸内科门诊慢性咳嗽病因的70%–95%。其他病因较少见，但涉及面广，不仅与呼吸系统疾病有关，还与其他系统的疾病有关。多数慢性咳嗽与感染无关，无需使用抗菌药物治疗。咳嗽原因不明或不能排除外感染时，慎用口服或静脉用糖皮质激素。

① 上气道咳嗽综合征（UACS）、鼻后滴漏综合征（PNDS）：鼻部疾病引起分泌物倒流鼻后和咽喉等部位，直接或间接刺激咳嗽感受器，导致以咳嗽为主要表现的综合征被称为PNDS。由于目前无法明确上呼吸道咳嗽感受器，2006年美国咳嗽诊治指南建议使用UACS替代PNDS。

症状：除咳嗽、咳痰外，可表现为鼻塞、鼻腔分泌物增加、频繁清嗓、咽后黏液附着、鼻后滴流感。变应性鼻炎表现为鼻痒、打喷嚏、流水样涕、眼痒等。鼻－鼻窦炎表现为黏液脓性或脓性涕，可有疼痛（面部痛、牙痛、头痛）、嗅觉障碍等。变应性咽炎以咽痒、阵发性刺激咳嗽为主要特征，非变应性咽炎常有咽痛、咽部异物感或烧灼感。喉部炎症、喉部新生物通常伴有声音嘶哑。

体征：变应性鼻炎的鼻黏膜主要表现为苍白或水肿，鼻道及鼻腔底可见清涕或黏涕。非变应性鼻炎鼻黏膜多表现为肥厚或充血样改变，部分患者口咽部黏膜可见卵石样改变，或咽后壁附有黏脓性分泌物。

辅助检查：慢性鼻窦炎影像学表现为鼻窦黏膜增厚、鼻窦内出现液平面等。咳嗽具有季节性或提示与接触异性的变应原（如花粉、尘螨）有关时，变应原检查有助于诊断。治疗一般依据导致UACS/PNDS的基础疾病而定。

② 咳嗽变异性哮喘（CVA）：CVA是一种特殊类型的哮喘，咳嗽是其惟一或主要临床表现，无明显喘息、气促等症状或体征，但有气道高反应性。主要表现为刺激性干咳，通常咳嗽比较剧烈，夜间咳嗽为其重要特征。感冒、冷空气、灰尘、油烟等容易诱发或加重咳嗽。诊断的原则一般综合考虑临床特点，对常规抗感冒、抗感染治疗无效，支气管激发试验或支气管舒张试验阳性，以及支气管舒张剂治疗可以有效缓解咳嗽症状。慢性咳嗽，常伴有明显的夜间刺激性咳嗽；支气管激发试验阳

性，或呼气峰流速日间变异率＞20%，或支气管舒张试验阳性；支气管舒张剂治疗有效。CVA治疗原则与支气管哮喘治疗相同。

③ 嗜酸粒细胞性支气管炎（EB）：EB是一种以气道嗜酸粒细胞浸润为特征的非哮喘性支气管炎，气道高反应性阴性，主要表现为慢性咳嗽，对糖皮质激素治疗反应良好。慢性刺激性咳嗽常是惟一的临床症状，干咳或咳少许白色黏液痰，可在白天或夜间咳嗽。部分患者对油烟、灰尘、异味或冷空气比较敏感，常为咳嗽的诱发因素。患者无气喘、呼吸困难等症状，肺通气功能检查基本正常。EB临床表现缺乏特征性，部分表现类似CVA，体格检查无异常发现。特点：a. 慢性咳嗽，多为刺激性干咳或伴少量黏痰。b. X线胸片正常。c. 肺通气功能正常，气道高反应性检测阴性，呼气峰流速日间变异率正常。d. 痰细胞学检查嗜酸粒细胞比例≥2.5%。e. 排除其他嗜酸粒细胞增多性疾病。f. 口服或吸入糖皮质激素有效。EB对糖皮质激素治疗反应良好，治疗后咳嗽很快消失或明显减轻。

④ 胃食管反流性咳嗽（GERC）：GERC因胃酸和其他胃内容物反流进入食管，导致以咳嗽为突出表现的临床综合征，属于胃食管反流病的一种特殊类型，是慢性咳嗽的常见原因。发病机制涉及微量误吸、食管—支气管的反射、食管运动功能失调、自主神经功能失调与气道神经源性炎症，目前认为食管—支气管反射引起的气道神经源性炎症起主要作用。除胃酸外，少数患者还与胆汁反流有关。典型反流症状表现为烧心（胸骨后烧灼感）、反酸、嗳气等。部分胃食管反流引起的咳嗽伴有典型的反流症状，但也有不少患者以咳嗽为惟一的表现。咳嗽大多发生在日间和直立位，干咳或咳少量白色黏痰。进食酸性、油腻食物容易诱发或加重咳嗽。

特点：a. 慢性咳嗽，以白天咳嗽为主。b. 24h食管pH值监测Demeester积分≥12.70，和（或）SAP≥75%。c. 抗反流治疗后咳嗽明显减轻或消失。但需要注意，少部分合并或以非酸反流（如胆汁反流）为主的患者，其食管 pH 值监测结果未必异常，此类患者可通过食管阻抗检测或胆汁反流监测协助诊断。

对于没有食管 pH 值监测的单位或经济条件有限的慢性咳嗽患者，具有以下指征者可考虑进行诊断性治疗：a. 患者有明显的进食相关的咳嗽，如餐后咳嗽、进食咳嗽等。b. 患者伴有典型的烧心、反酸等反流症状。c. 排除 CVA、UACS 及 EB 等疾病，或按这些疾病治疗效果不佳。服用标准剂量质子泵抑制剂（如奥美拉唑 20mg，每天 2 次），治疗时间不少于 8 周。抗反流治疗后咳嗽消失或显著缓解，可以临床诊断 GERC。

慢性咳嗽病因诊断程序

慢性咳嗽的病因诊断应遵循以下几条原则：

A. 重视病史。包括耳鼻咽喉和消化系统疾病病史；

B. 根据病史选择有关检查，由简单到复杂；

C. 先检查常见病，后少见病；

D. 诊断和治疗应同步或顺序进行。如不具备检查条件时，可根据临床特征进行诊断性治疗，并根据治疗反应确定咳嗽病因，治疗无效时再选择有关检查。治疗部分有效，但未完全缓解时，应除外复合病因。

（4）其他慢性咳嗽的病因及诊治

① 变应性咳嗽（AC）

变应性咳嗽，临床上某些慢性咳嗽患者，具有一些特应症的因素，抗组胺药物及糖皮质激素治疗有效，但不能诊断为支气管哮喘、变应性鼻炎或 EB，将此类咳嗽定义为变应性咳嗽，其与变应性咽喉炎、UACS 及感染后咳嗽的关系、发病机制等有待进一步明确。刺激性干咳，多为阵发性，白天或夜间均可咳嗽，油烟、灰尘、冷空气、讲话等容易诱发咳嗽，常伴有咽喉发痒。通气功能正常，诱导痰细胞学检查嗜酸粒细胞比例不高。目前尚无公认的诊断标准，以下标准供参考。a. 慢性咳嗽，

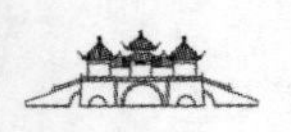

多为刺激性干咳。b. 肺通气功能正常，气道高反应性阴性。c. 具有下列指征之一：(a) 有过敏性疾病史或过敏物质接触史；(b) 变应原皮试阳性；(c) 血清总 IgE 增高或特异性 IgE 增高；(d) 咳嗽敏感性增高。

② 慢性支气管炎 (chronic bronchitis)

慢性支气管炎诊断标准为咳嗽、咳痰连续 2 年或 2 年以上，每年累积或持续至少 3 个月，并排除其他引起慢性咳嗽的病因。咳嗽、咳痰一般晨间明显，咳白色泡沫痰或黏液痰，加重期亦有夜间咳嗽。

在社区流行病学调查中慢性支气管炎是最常见疾病，然而在专科门诊诊治的慢性咳嗽患者中，慢性支气管炎只占少数。由于目前慢性支气管炎的诊断中缺乏客观的标准，临床上很多其他病因引起的慢性咳嗽患者常被误诊为慢性支气管炎。

③ 支气管扩张症 (bronchiectasis)

由于慢性炎症引起气道壁破坏，导致非可逆性支气管扩张和管腔变形，主要病变部位为亚段支气管。临床表现为咳嗽、咳脓痰，甚至咯血。有典型病史者诊断并不困难，无典型病史的轻度支气管扩张症则容易误诊。X 线胸片改变（如卷发样）对诊断有提示作用，怀疑支气管扩张症时，最佳诊断方法为胸部高分辨率 CT。

④ 气管—支气管结核 (bronchial tuberculosis)

气管—支气管结核在慢性咳嗽病因中所占的比例尚不清楚，但在国内并不罕见，多数合并肺内结核，也有不少患者仅表现为单纯性支气管结核，其主要症状为慢性咳嗽，可伴有低热、盗汗、消瘦等结核中毒症状，有些患者咳嗽是惟一的临床表现，查体有时可闻及局限性吸气期干啰音。X 线胸片无明显异常改变，临床上容易误诊及漏诊。

对怀疑气管—支气管结核的患者应首先进行普通痰涂片找抗酸杆菌。部分患者结核分枝杆菌培养可阳性。X 线胸片的直接征象不多，可见气管、主支气管的管壁增厚、管腔狭窄或阻塞等病变。CT 特别是高分辨率

CT 显示支气管病变征象较 X 线胸片更为敏感，尤其能显示叶以下支气管的病变，可以间接提示诊断。支气管镜检查是确诊气管 – 支气管结核的主要手段，镜下常规刷检和组织活检阳性率高。

⑤ ACEI 诱发的咳嗽

咳嗽是服用 ACEI（血管紧张素转换酶抑制剂，如卡托普利、依那普利）类降压药物的常见不良反应，发生率约在 10%–30%，占慢性咳嗽病因的 1%–3%。停用 ACEI 后咳嗽缓解可以确诊。通常停药 4 周后咳嗽消失或明显减轻。可用血管紧张素 II 受体拮抗剂代替 ACEI 类药物。

⑥ 支气管肺癌（bronchogenic carcinoma）

支气管肺癌初期症状轻微且不典型，容易被忽视。咳嗽常为中心型肺癌的早期症状，早期普通 X 线检查无异常，容易漏诊、误诊。因此在详细询问病史后，对有长期吸烟史，出现刺激性干咳、痰中带血、胸痛、消瘦等症状或原有咳嗽性质发生改变的患者，应高度怀疑肺癌的可能，进一步进行影像学检查和支气管镜检查。

⑦ 心理性咳嗽（psychologic cough）

心理性咳嗽是由于患者严重心理问题或有意清喉引起，又有文献称为习惯性咳嗽、心因性咳嗽。小儿相对常见，在儿童 1 个月以上咳嗽病因中占 3%–10%。典型表现为日间咳嗽，专注于某一事物及夜间休息时咳嗽消失，常伴随焦虑症状。

心理性咳嗽的诊断系排他性诊断，只有排除其他可能的诊断后才能考虑此诊断。儿童主要治疗方法是暗示疗法，可以短期应用止咳药物辅助治疗。对年龄大的患者可辅以心理咨询或精神干预治疗，适当应用抗焦虑药物。儿童患者应注意与抽动秽语综合征相鉴别。

⑧ 其他病因

肺间质纤维化、支气管异物、支气管微结石症、骨化性支气管病、纵隔肿瘤及左心功能不全等。

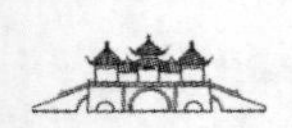

特发性肺间质纤维化（IPF）是一种原因不明、以弥漫性肺泡炎和肺泡结构紊乱最终导致肺间质纤维化为特征的疾病。见于各年龄组，而作出诊断常在50–70岁之间。预后不良，早期病例即使对激素治疗有反应，生存期一般也仅有5年，有的专家认为死亡率甚至高于癌症。相当于中医“肺痿”范畴。

4. 咳嗽的中医辨证施治

中医认为咳嗽是因邪犯肺系，肺失宣肃，肺气上逆所致的，它既是一个症状，又可是独立的一种疾病。近年来对咳嗽的病因病机及治疗方法认识上不断深入，丰富了咳嗽诊治内容。咳嗽的病因已不局限于外感与内伤，目前更重视环境因素及鼻、咽喉疾病所致咳嗽。病理机制也有所创新，重视风邪犯肺、邪热结咽、胃气上逆、肝火犯胃、诸脏先伤后传于肺和外感内伤互为因果等，在“风咳”方面取得重要成果。以下为咳嗽中医辨证施治要点。

（1）诊断要点

① 咳而有声，咯痰或无痰；

② 由外感引发者，多起病急、病程短，常伴恶寒发热等表证；由外感反复发作或其他脏腑功能失调引发者，多病程较长，可伴喘及其他脏腑失调的症状。

（2）辨证要点

外感咳嗽多为新病，起病急，病程短，常伴肺卫表证。内伤咳嗽多为久病，常反复发作，病程长，可伴见他脏兼证。外感咳嗽以风寒、风热、风燥为主，多属实，而内伤咳嗽中的痰湿、痰热、胃气上逆、肝火犯肺多以邪实为主兼有虚象，阴津亏耗则属虚。而其他临床所见风盛挛急、气道失畅之咳嗽，以呛咳阵作、喉痒或胸闷为主，不伴有肺卫表证，亦无明显脏腑虚实表现。

（3）治疗原则

咳有外邪为患，也有内伤为病，或兼而有之。治随证出，法从候来，除止咳之外，尚有散热、清热、润燥、疏风、缓急、宣肺、化痰、利咽、降逆、泻肝、养阴等法。

（4）分证论治

① 风寒袭肺证：

证候：咳嗽声重，气急咽痒，咳痰稀薄色白，鼻塞，流清涕，头痛，肢体酸痛，恶寒发热，无汗，舌苔薄白，脉浮或浮紧。

病机：风寒外束，内袭于肺，肺气失宣，肺气闭郁，不得宣通。

治法：疏风散寒，宣肺止咳。

方药：三拗汤（《太平惠民和剂局方》）合止嗽散（《医学心悟》）加减。

处方：炙麻黄 9g，杏仁 9g，荆芥 9g，桔梗 9g，紫菀 9g，百部 9g，白前 9g，陈皮 9g，甘草 6g。

加减：若夹痰湿，咳而痰黏，胸闷，苔腻者，加法半夏 9g、厚朴 9g、茯苓 12g 以燥湿化痰；若风寒外束，肺热内郁，俗称“寒包火”，可用麻杏石甘汤（《伤寒论》）；若素有寒饮伏肺，而兼见咳嗽上气、痰液清稀、胸闷气急、舌质淡红、苔白而滑、脉浮紧或弦滑者，治以疏风散热，温化寒饮，可用小青龙汤（《伤寒论》）加减。

② 风热犯肺证

证候：咳嗽频剧，气粗或咳声音哑，喉燥咽痛，咯痰不爽，痰黏或稠黄，鼻流黄涕，口渴，头痛，身热，舌质红，舌苔薄黄，脉浮数或浮滑。

病机：风热犯表，卫表不和，肺失清肃，肺热伤津。

治法：疏风清热，宣肺止咳。

方药：桑菊饮（《温病条辨》）加减。

处方：桑叶 9g，菊花 9g，杏仁 12g，连翘 12g，薄荷 6g（后下），桔梗 9g，芦根 15g，甘草 6g。

加减：若咳甚，加金银花 12g、浙贝母 9g、枇杷叶 9g 以清热止咳；肺热甚者，加黄芩 9g、鱼腥草 12g 以清泄肺热；咽痛，加青果 9g、射干 9g 以清热利咽；若内夹湿邪，证见咳嗽痰多、胸闷汗出、苔黄而腻、脉濡数者，加砂仁 6g、佩兰 9g 以理气化湿；热伤肺津，咽燥口干，舌质红，酌加南沙参 12g、天花粉 15g 以清热生津；痰中带血者，加白茅根 30g、藕节 9g 以凉血；若夏令夹暑湿，症见咳嗽胸闷、心烦口渴、尿赤、舌质红、苔薄、脉濡数，加六一散（包煎）（《伤寒标本心法类萃》）以疏风解暑。

③ 燥邪伤肺证

证候：干咳少痰或无痰，咽干鼻燥，咳甚胸痛，或痰黏不易咯出，初起可有恶寒，身热头痛，舌尖红，苔薄黄，脉小而数。

病机：燥邪伤肺，耗津灼液，肺失清肃。

治法：疏风清肺，润燥止咳。

方药：桑杏汤（《温病条辨》）加减。

处方：桑叶 9g，杏仁 9g，北沙参 9g，浙贝母 9g，淡豆豉 9g，栀子 6g，梨皮 9g，桔梗 6g，连翘 6g。

加减：若痰质清稀，恶寒无汗，苔薄白而干，脉浮弦，为凉燥之邪犯肺，卫气郁遏的表现，宜疏风散寒、润肺止咳，用杏苏散加减；若痰中带血，配生地黄 15g、白茅根 30g 以清热止血；痰黏难出者，加紫菀 9g、瓜蒌 9g 以润肺化痰；咽痛明显，加玄参 9g、马勃 6g 以清润咽喉。

④ 风盛挛急证：

证候：咳嗽，干咳无痰或少痰，咽痒，痒即咳嗽，或呛咳阵作，气急，遇外界寒热变化、异味等因素突发或加重，多见夜卧晨起咳剧，呈反复性发作，舌苔薄白，脉弦。

病机：风邪犯肺，邪客肺络，气道挛急，肺气失宣。

治法：疏风宣肺，解痉止咳。

方药：苏黄止咳汤（《中国药典》）加减。

处方：炙麻黄6g，蝉蜕6g，紫苏叶9g，紫苏子9g，前胡9g，五味子9g，牛蒡子9，枇杷叶9g，地龙9g。

加减：偏于风寒者，宜加荆芥9g、防风9g、生姜6g以散风寒；偏于风热者，宜加薄荷6g（后下）、桑叶9g以散风热；偏于痰热者加黄芩9g、鱼腥草15g、金荞麦15g以清热化痰；偏阴虚者加麦冬9g、乌梅9g以养阴生津；久病者，宜加川芎9g、红花6g以化瘀通络。

⑤痰湿蕴肺证

证候：咳嗽痰多，咳声重浊，痰白黏腻或稠厚或稀薄，每于清晨咯痰尤甚，因痰而嗽，痰出则咳缓，胸闷，脘腹胀满，纳差，舌苔白腻，脉濡滑。

病机：脾湿生痰，上渍于肺，痰湿蕴肺，肺失宣降。

治法：燥湿化痰，理气止咳。

方药：二陈汤（《太平惠民和剂局方》）合三子养亲汤（《韩氏医通》）加减。

处方：法半夏9g，茯苓9g，陈皮5g，苍术9g，白芥子6g，莱菔子9g，紫苏子9g，炙甘草6g。

加减：寒痰较重，痰黏白如沫，怕冷者，加干姜9g、细辛3g以温肺化痰；久病脾虚，酌加党参12g、白术9g以益气健脾。

⑥痰热郁肺证

证候：咳嗽气息粗促，或喉中有痰声，痰多，痰质黏厚或稠黄，咯吐不爽，或有热腥味，或吐血痰，胸胁胀满，咳时引痛，面赤，或有身热，口干欲饮，舌质红，苔薄黄腻，脉滑数。

病机：痰热郁肺，肺失清肃，邪热久郁，热伤肺络。

治法：清热化痰，肃肺止咳。

方药：清金化痰汤（《医学统旨》）加减。

处方：桑白皮 9g，黄芪 9g，栀子 9g，知母 9g，浙贝母 9g，瓜蒌仁 9g，桔梗 6g，橘红 9g。

加减：痰热甚者，可加竹沥 10ml、天竺黄 9g、竹茹 9g 以清热化痰；痰黄如脓或腥臭，酌加薏苡仁 30g、冬瓜仁 12g、金荞麦 15g 以清热化痰解毒。

⑦ 胃气上逆证

证候：阵发性呛咳、气急，咳甚时呕吐酸苦水，平卧或饱食后症状加重，平素上腹部不适，常伴嗳腐吞酸、嘈杂或灼痛，舌红，苔白腻，脉弦弱。

病机：胃气上逆，痰浊壅中，肺胃失和，气道受累。

治法：降浊化痰，和胃止咳。

方药：旋覆代赭汤（《伤寒论》）合半夏泻心汤（《伤寒论》）加减。

处方：旋覆花 9g（包煎），赭石 9g，法半夏 6g，党参 15g，干姜 5g，黄芩 3g，枇杷叶 9g。

加减：若呃逆、泛酸较重者加吴茱萸 15g、煅瓦楞 15g 以降逆制酸；痰多者加浙贝母 10g、紫菀 10g 以化痰止咳。

⑧ 肝火犯肺证

证候：上气咳逆阵作，咳时面红目赤，咳引胸痛，可随情绪波动增减，烦热咽干，常感痰滞咽喉，咯之难出，量少质黏，或痰如絮条，口干口苦，胸胁胀痛，舌质红，苔薄黄少津，脉弦数。

病机：肝失条达，郁结化火，上逆侮肺，肺失肃降。

治法：清肺泻热，化痰止咳。

方药：黄芩泻白散（《症因脉治》）和黛蛤散（《中国药典》）加减。

处方：桑白皮 12g，地骨皮 12g，黄芩 9g，青黛 6g，海蛤壳 15g（先煎）。

加减：火热较重，咳嗽频作，痰黄者，可加栀子9g、牡丹皮9g、浙贝母9g、枇杷叶6g以增清热止咳化痰之力；胸闷气逆，加枳壳9g、旋覆花9g（包煎）以利肺降逆；胸痛配郁金香9g、丝瓜络9g以理气和络；痰黏难咯，酌加海浮石9g（先煎）、浙贝母9g、竹茹9g、瓜蒌9g以清热化痰降气；火郁伤津，咽燥口干，咳嗽日久不减，酌加北沙参9g、麦冬9g、天花粉15g、诃子9g以养阴生津敛肺。

⑨肺阴亏虚证

证候：干咳，咳声短促，痰少黏白，或痰中见血，或声音逐渐嘶哑，午后潮热，颧红，手足心热，夜寐盗汗，口干咽燥，起病缓慢，日渐消瘦，神疲，舌质红，少苔，脉细数。

病机：肺阴亏虚，虚热内灼，肺失滋润，肃降无权。

治法：养阴清热，润肺止咳。

方药：沙参麦冬汤（《温病条辨》）加减。

处方：北沙参9g，麦冬9g，天花粉9g，玉竹9g，桑叶9g，知母9g，川贝粉2g（冲服）。

加减：咳逆气促，加五味子6g、诃子9g以敛肺气；痰中带血，加牡丹皮9g、白茅根15g、仙鹤草15g、藕节9g以清热止血；潮热，酌加功劳叶9g、银柴胡9g、青蒿9g（后下）、鳖甲9g（先煎）、胡黄连9g以清虚热；盗汗，加乌梅9g、牡蛎15g（先煎）、浮小麦15g以收敛止涩；咯吐黄痰，加海蛤粉12g（冲服）、黄芩9g以清热化痰；手足心热，梦遗，加黄柏9g、女贞子9g、墨旱莲9g、五味子6g以滋肾敛肺；兼气虚者，可用生脉饮加减。

5. 其他治法

（1）针刺

主穴：肺俞、中府、列缺、太渊。风寒袭肺证，加肺门、合谷；风

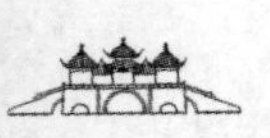

热犯肺证，加大椎、曲池、尺泽；燥邪伤肺证，加太溪、照海；痰湿蕴肺证，加足三里、丰隆；痰热郁肺证，加尺泽、天突；肝火犯肺证，加行间、鱼际；肺阴亏虚证，加膏肓、太溪。实证针用泻法，虚证针用平补平泻或补法。

（2）艾灸

选穴大椎、肺俞（或风门）、膏肓。采用麦粒灸，3–5日治疗1次。5次为1个疗程；或予艾条灸，每日1次，每次5–10min，以皮肤潮红为度，可与针刺配合应用，适用于慢性支气管炎等。

（3）穴位贴敷

可用疏风宣肺、止咳化痰药敷贴胸背部腧穴，取穴天突、大椎、肺俞（双）、中府，每天换一次药贴，连续10天。

6. 咳嗽的其他非药物治疗

（1）体位引流、拍背翻身。

（2）润化气道。

（3）改善营养。

（4）呼吸肌锻炼。

（5）祛除诱因。

7. 调摄与预防

（1）注意气候变化，做好防寒保暖，避免受凉，尤其在气候变化之时更要注意调摄。

（2）咳嗽痰多，饮食不宜肥甘厚味，以免蕴湿生痰。风热、风燥、肺阴虚咳嗽，不宜食辛辣香燥之品及饮酒，以免伤阴化燥助热。

（3）痰多者应尽量鼓励患者将痰排出。咳而无力者，可翻身拍背以助痰排出，必要时吸痰，但操作时要避免刺激或损伤咽部。

（4）增强体质，对慢性久咳的患者，应嘱其进行适当的体育锻炼，以提高肺的通气功能，增强抗病能力。

（5）药物预防：可根据患者体质，辨证用药。对于平素自汗，易于感冒属肺卫不固者，可服玉屏风散；对于气阴两虚者，可服生脉饮。

（6）对于慢性咳嗽还可以结合冬病夏治、冬季膏方治疗等。

（四）中医中药中国行科学讲座——冬令进补系列

1. 细说冬令进补

中国历来有冬令进补的传统习惯，目前家家户户也已将进补提到了议事日程，中国有两句古话“冬令进补，来春打虎”、“三九补一冬，来年无病痛”，冬令进补也是养生的方法之一，也贯彻了预防为主的思想，那么冬令进补从何处补？怎样补等等，我们一起分享。

（1）什么是冬令进补

冬令进补，有一定道理。祖国医学认为，人类生活在自然界里，人体的生理功能往往随着季节不同而有所变化，所谓“天人相应”。自然界的动植物，特别是谷物类植物，有“春生、夏长、秋收、冬藏”的不同。人类到了冬季，也同样处于“封藏”时期，此时服用补品补药，可以使营养物质易于吸收蕴蓄，进而发挥更好的作用。因此，民间有“今年冬令进补，明年三春打虎”之说。

但是，这并不是说其他季节一概不能进补，相反，有的时候却显得更为重要，必须及时进补，当然其中也包括夏季在内。

（2）冬令进补的由来

冬令进补是我们的传统习俗，源自于《易经》，以其之十二辟卦来说明农历的十二个月份的寒热消长规律。农历十一月冬至前后在辟卦中为

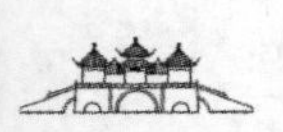

复卦，一阳气初生，正是补阳气的好时机。

（3）为什么说冬令是进补的最佳时间

冬季由于自然界呈现阴盛阳衰，草本凋谢，万物闭藏，与自然界息息相关的人体生化代谢和功能活动也相应地减弱，人体精气内敛，体表肌肤致密，这时进补易吸收藏纳，从而达到事半功倍的目的。人体在经历了春生、夏长、秋收三季的活动，体力有所消耗，肝脏功能和阴阳气血有所透支，到了冬季物补需要休养生息，及时进补，来“还本付息”。

一年四季春夏属阳，秋冬属阴，冬天属阴中之阴，阴寒较盛，加上冰封雪飘，寒风凛冽，易损人体阳气，必然使阴更盛，阳更衰，人体抵抗力下降，旧病易发，如慢性支气管炎、哮喘、COPD 等，冬季也是中风、心肌梗死高发季节，故在寒冷的冬季，人们更应注意养生，因此，有针对性地进补对增强人体抗病能力，防止旧病复发，以及御寒、防冻等都有裨益。

（4）冬令进补的科学性

现代研究认为：冬季气温低，寒冷可使人体内皮质醇及调节代谢的环磷酸腺苷（CGMP）和环磷酸鸟苷（CAMP）含量明显下降，垂体——肾上腺素皮质功能明显抑制，血流缓慢，免疫功能下降，中枢自主神经系统抑制大于“兴奋”，人体为了保持恒定的体温，就势必要消耗体内较多的能量。

实验说明：人体血清总蛋白、白蛋白、血色素、二氧化碳结合力和吸取冬季高于夏季，说明冬季消耗量大，其中胃酸分泌增加，人体对抗物的消化对　　的吸收相应提高，这种需求矛盾在有慢性病人身上，老年人、体弱者身上尤其显著，因此，对“补”的要求就迫切了。

所以此时吃一些补益药物或食物，在体内会得到较充分的吸收和积蓄，故冬令进补不仅是民间传统，更有其科学性和可行性，对慢性病和体弱者最佳季节，此时进补往往能获得事半功倍的效果。

（5）天人合一的哲学观

传统医学认为人与天地相参，气候变化影响着人的生理活动，春夏为阳，气候较热；秋冬为阴，气候寒冷，人亦随四时气候的变化而发生生理上的变化，《黄帝内经·四季调神大论》说："冬三月，此谓闭藏，水冰地坼，无扰乎阳，早卧晚起，必待日光，使志若伏若匿，若有私意，若已有得，去寒就温，无泄皮肤使气亟夺，此冬气之应养藏之道也。"冬季的三个月份，是阳气收藏的时期，天气非常的寒冷，必须保护身体的阳气，等待阳光出现才外出活动，所以有些动物有冬眠的情形，人也要多穿衣服，避免不必要的户外活动，防止阳气过度的耗散。又说："逆之则伤肾，春为痿厥，奉生者少"。如果冬天过度地消耗阳气，储存不足，则明年春天易生四肢无力头晕欲厥之类的问题，是不合乎养生之道。

（6）进补的最佳时间

① 冬至后至立春前

② 冬至前后

③ 三九天

（7）冬令进补的原则

① 补肾填精，以滋补为主

② 滋润防燥

③ 配合食补

④ 持续适度

（8）冬令进补的注意事项

① 药补不如食补

② 冬令进补要遵医嘱

③ 进补要因人而异

④ 忌术后滥补

⑤ 忌以药代食

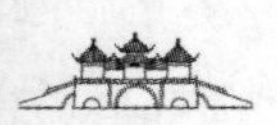

⑥进补要持续适度。

此外还要注意保暖、御寒和防燥。

（9）冬令进补的方法有哪些

通俗地讲，补有一般性补和针对性补两种方法。一般性补适用于平时身体较好，为了保持健康而补，针对性小，因为各人体质不同，环境各异，或是患者有什么疾病，则应该请医生辨证施补。如体质有阴虚、阳虚、气虚、血虚以及五脏之腑的基本缺损，根据辨证就可以分别采用滋阴进补、益气进补、助阳进补、补气养血、调补阴阳等等，但在冬季总的原则是补肾填精，多以滋补，同时注意滋润防燥、持续适度。

（10）冬令食补

中医将体质虚弱称体虚，把慢性疾病的虚弱称虚证，并将虚弱分为气虚、血虚、阴虚、阳虚四种类型，结合心、肝、脾、肺、肾五脏，则每一脏又有气、血、阴、阳虚弱的类型，如肺气虚、脾阳虚等等，中医理论是讲平衡的，只要人体气血阴阳平衡，就是健康，不足的是虚弱，需补养，多余的是病邪，要祛除，以期达到新的平衡，恢复身体健康。

体虚是机体某些功能有所减退，不一定患病，即西医所称之“亚健康”，如不及时补养、调节和调理，令进一步发展，对健康不利。治疗虚弱，根据中医“虚则补之，实则泻之，热则寒之，寒则热之”的原则，需通过进补来调整虚实，进补有补气、补血、补阴、补阳四个方面，并需依照各人的体质和病证中行辨证辨体进补，进补有药补和食补，不论是采用药补还是食补，均是为了补虚扶正。

食补有时比药补更为重要，是因为食补不仅可补虚祛邪，并可扶正，达到补虚扶正的要求，使机体的气血阴阳达到新的平衡，恢复健康，故有“药补不如食补”之说。从另一方面讲，食补口感较好，更容易为群众接受。

进补是为了补虚扶正，若不虚而补、补之过度或不当地进补均可引起不良反应，如壮实的人服了人参、阿胶等性温的补气血药物，会出现食欲减退、恶心、饱胀、便秘、头晕、咽痛、牙龈虚浮出血。又如怕冷、大便溏薄的阳虚者服了生地、麦冬、鳖甲等补阴药食物，会更加怕冷、腹泻、腹痛等，这些都是因进补不当，损伤了胃气，违反了中医辨证说辨体施补的原则。

下面简要介绍一些体虚的食补食品：

① 气虚：气虚之体的主要表现为；少气懒言、全身疲倦乏力、声音低沉、动则气短、易出汗，头晕心悸、面色萎黄、食欲不振，虚热，汗，脱肛，子宫下垂，舌淡而胖，舌边有齿痕，脉弱等，为功能减退，不一定有病，气虚者需补气。

补气虚食品：牛肉、鸡肉、猪肉、糯米、大豆、白扁豆、大枣、鲫鱼、鲤鱼、鹌鹑、黄鳝、虾、蘑菇等。可经常交替选服。

② 血虚：血虚之体的主要表现为：面色萎黄苍白，唇爪淡白，头晕乏力，眼花心悸，失眠多梦，大便干燥，妇女经水愆期、量少色淡、舌质淡、苔滑少津，脉细弱等。进补宜采用补血、养血、生血之法。

补血虚食品：乌骨鸡、黑芝麻、胡桃肉、龙眼肉、鸡肉、猪血、猪肝、红糖、赤豆等，可经常交替选用。

③ 阴虚：又称阴虚火旺，俗称虚火，阴虚之体的主要表现为：怕热，易怒，面颊升火，口干咽痛，大便干燥，小便短赤或黄，舌少津液，五心（二只手心、两只脚心与头顶心）烦热，盗汗，腰酸背痛，梦遗滑精，舌质红，苔薄或光剥，脉细数等。进补宜采用补阴、滋阴、养阴等法。

补阴虚食品：甲鱼、燕窝、百合、鸭肉、黑鱼、海蜇、藕、金针菇、枸杞、荸荠、生梨等，可经常交替选服。

④ 阳虚：又称阳虚火衰，是气虚的进一步发展，阳虚之体的主要表现为：除有气虚的表现外，平时怕冷，四肢不温，喜热饮，体温常偏低，

腰酸腿软，阳痿早泄，小腹冷痛，乏力，小便不利，舌质淡薄，苔白，脉沉细等。进补宜补阳、益阳、温阳。

补阳虚食品：黄牛肉、狗肉、羊肉、牛鞭、海参、淡菜、胡桃肉、桂圆、鹌鹑、鳗鱼、虾、韭菜、桂皮、茴香等，可经常交替选服。

⑤两虚：体虚者亦常出现两虚之体，两虚之体有以下几种：

气阴两虚：既有气虚又有阴虚，其主要表现为；既有头晕、乏力、腿软等气虚表现，又有升火、咽干、舌红等阴虚表现，但没有慢性疾病，这种体质称气阴两虚体质，进补宜采用益气养阴之补法，即在进补时应同时考虑补气和补阴。

阴阳两虚：既有阴虚又有阳虚，称阴阳两虚，其主要表现为；既怕冷又怕热，冬天特别怕冷，夏天又特别怕热，这是阴阳失调或阴阳两虚之体质，进补宜采用阴阳并补，养阴温阳和滋阴壮阳等补法。

气血两虚：气血两虚一般出现在贫血、白细胞减少症、血小板、减少症、大出血后、妇女月经过多者等，其主要表现为；既有气虚的表现，又有血虚的表现，进补宜采用益气生血、培补气血、气血并补。对两虚之体的食补可分别选用上述补气、补血、补阴、补阳的食品及药膳进行辨证辨体施补，更应根据虚弱的轻重交替选服，通过进补待虚弱的表现消失，恢复健康后应停服进补食品及进补药膳，到服食正常的平衡膳食即可，真正做到“虚则补之，实则泻之”，无虚不须补，避免不虚而补，补之过度或进补不当而引起的不良反应，反而对健康不利。

（11）冬令药补

有些慢性病患者或体虚明显，经食补症状无改善者，则需要进行药补。

常用补益单味中药有：

补气：人参、黄芪、党参、红枣、冬虫夏草

补血：当归、阿胶、熟地、桑椹子

补阴：生地、麦冬、玉竹、石斛、龟板

补阳：红参、鹿茸、杜仲、肉桂、海马

那么在较多补品中既体现辨证论治的特色，又按传统经验特制的膏滋药，即通常所说的“膏方”，尤其适合冬令进补。

膏方又称膏剂，是中医常用剂型之一，可分为内服和外敷两种，冬令进补主要用内服膏剂，又称膏滋、滋膏，广泛应用于内、外、妇、儿等临床各科，可以补养身体、祛病延年。

凡患有一种或多种慢性疾病需长期服药者，或年老体弱面要求防病抗衰患者，或需夏病冬治者，均可服用滋补膏。

进补的方可分为平补、调补、清补、温补、峻补五大类。平补药性平和，不偏寒偏热，可补气益血，调补阴阳，宜应用于平时保养或一般的体质虚弱者；调补多用于消化吸收功能减弱，稍有不慎即胃痛泄泻者，慢性咳嗽、COPD、肿瘤等需要长期治疗者；清补则补中兼清，用于体虚而有内热者；温补用于阳虚之人；峻补又称急补，主要用于体质极虚之时，如大出血、大病后，妇女产后等。

膏滋药多用蜂蜜、糖、胶类，口感较好，易为患者接受并长期使用，它因人制方，营养丰富，服膏方必须由医生进行认真的“望、闻、问、切”，然后进行分析而开处方。

对于胃肠功能不好的可先行化湿和胃，再予调补。

膏方服法：一般每日饭后 1 小时服 1–2 匙，每日 2 次。兑水调服，既有利于药物的吸收，也可保持药物在体内的浓度。

贵在坚持，每年须根据服药后症状改善情况进行辨证加减，重新调整处方，坚持数年服用，体质会大大增强。

服膏方的禁忌：

① 服用期间忌抽烟、喝酒、饮浓茶、食生萝卜。

② 遇感冒发热、急性胃肠炎或呕吐腹泻者暂停。

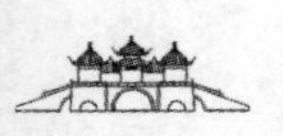

2. 冬病夏治

“冬病夏治”疗法是我国传统中医药疗法中的特色疗法，它是根据《素问·四气调神大论》中“春夏养阳、秋冬养阴”的原则，以鼓舞正气、增加抗病能力，从而达到防治疾病的目的。

“冬病”指那些好发于冬季疾病加重的疾病，如支气管炎、支气管哮喘、风湿与类风湿性关节炎、老年畏寒症以及属于中医脾胃虚寒疾病。“夏治”指夏季这些病病情有所缓解，趁其发作缓解辨证施治，适当地内服作用一些方药，以预防冬季旧病复发或减轻其症状。

（1）哪些“冬病”适合“夏治”呢?

所有阳虚不足，肺气虚弱及虚寒疼痛和一些免疫功能低下类疾病在春夏治疗都会比其他季节治疗效果好，如支气管炎、支气管哮喘、过敏性哮喘、过敏性鼻炎、COPD 等呼吸系统病症、类风湿性关节炎、结肠炎、冻疮、胃病、慢性腹泻、感冒，部分妇科病，关节病、肾虚腰痛者均可。

上述疾病均本着“发时治标、平时治本”的原则，冬病夏治也要着眼于“扶正补虚”。

冬病夏治有哪些方法?

① 内治法：a. 食疗；b. 内服药物：汤药、膏方（同冬病夏治）。

② 外治法：敷贴疗法

a. 平喘乳膏穴位外敷治疗 COPD、慢性支气管炎、支气管哮喘。

通常选用“神厥穴”（即肚脐眼）：将乳膏填满肚脐眼，外用敷料覆盖，每日一剂，连贴三伏。如皮肤起水泡或瘙痒严重可暂停数日，继续使用。敷药可同时服用膏滋药或汤药，以起到协同作用。

b. 活血祛瘀膏外敷痛处，治疗各种疼痛。

3. 女性冬令进补秘诀

冬令进补已为广大群众所重视，尤其是女性。但是，怎样才能科学进补？进补为什么要因人而异？女性如何根据自己的年龄、体质及生理特点科学进补，许多人知之甚少。

于是，洋参含片、补肾胶囊、深海鱼油等等，市场上的补品越来越多，女士的包里、办公桌子上、名目繁多的补品也随之可见。事实上，冬令进补首先要“会补”，这就需要掌握女性科学进补的秘诀。

（1）药补不如食补

冬令进补与其服用大量补品，不如先从食补开始。而女性在食补中又可根据不同的体质，分为四种不同的食补方法：

平补：指那些性气平和、不论健康人或病人都可以食用，帮助维持健康和生命的食物，如谷类、豆类、乳类、水果和蔬菜等。这类食品性能平和，阴虚、阳虚、气虚、血虚的病人均可食用。

温补：指食性温热的食物，如牛肉、羊肉、黄鳝、甜食、红枣、桂圆、荔枝以及葱姜辛辣之品等。冬令怕冷的女性常吃这类食品可帮助改善怕冷的感觉，从而增强体质。

清补：指食性寒凉的食物，如梨、生藕、芹菜、百合、绿豆、黄瓜、甲鱼、螺蛳等，有清火作用。

温散：指性味辛热的食物，如辣椒、桂皮、芥末、香菜、花椒等，这类食物有温阳散寒的作用。

（2）冬令进补要遵医嘱

女性冬令进补一定要讲究科学，因人而异、听从医嘱。一旦患上妇科疾病，应该及时去专业妇科医院就诊。因为在专业越分越细的时代，只有专业的医师，专业的技术，专业的设备，才能为广大女性祛除病痛，增进健康。

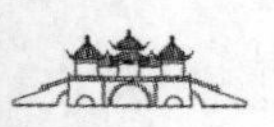

（3）进补要因人而异

女性冬令进补要做到事半功倍，关键在于针对不同体质，有的放矢，这里提供几个进补方法：

① 长期从事文字工作和经常操作电脑的女性

常见症状：眼睛疲劳干燥。

进补提示：各种动物肝脏含有丰富的维生素 A，经常食用一些猪、牛、羊及鸡、鸭等畜禽肝脏，有益于眼睛，但血脂及胆固醇偏高女性应少食或不食。

富含胡萝卜素的蔬菜：每周吃 3 根胡萝卜，即可保持体内维生素 A 的日常含量，此外，红薯、桔子、柚、柿子的维生素 A 含量也较高。可适量食用。

乳、蛋类食品：如牛奶以及鸡蛋、鸭蛋、鸽蛋等，其中，蛋黄内维生素 A 含量比较丰富。

枸杞子：富含丰富的胡萝卜素，是补眼佳品，冬令以泡茶饮用为宜。

② 长期熬夜工作的女性

常见症状：疲劳不堪、工作效率降低、记忆力衰退。

进补提示：

鱼类：其中鳕鱼、沙丁鱼对大脑细胞特别是脑神经传导、发育有着重要作用。

牛奶、酸奶：富含蛋白质，对人体补脑有益。

含维生素 B 族、C 族及氨基酸等，含脂量达 40% 以上，其中的不饱和亚油酸、卵磷脂、亚麻酸是人体大脑的结构材料。

麦类、小米、玉米：含蛋白、脂肪、钙、铁、维生素 B1，能预防神经衰弱，其植物纤维可促进大脑微循环畅通。

水果：桔、柚、柑、橙、柠檬等水果为碱性食物，经常食用有利于消除大脑的酸性代谢产物。

③ 女性面色萎黄、唇舌淡白

常见症状：头晕眼花、心悸、失眠、健忘、手足发麻以及月经期延期。

进补提示：羊肉性味甘温，益气补虚。营养丰富，含蛋白质、脂肪、钙、磷、铁等成分，且肉嫩味美。还可服用红枣。

（五）中医春季养生的智慧

冬季已逝，又迎来了春暖花开的时节，大地苏醒，万物生机，人们常常重视冬令进补或冬病夏治，而忽视春季养生。其实古人就有春夏养阳，秋冬养阴的说法。

春季养生要顺应生发之气。中医认为，春气与肝脏升发、条达之气相应，肝为风木之脏，如果春季违逆了肝脏的生发条达之性，就会产生肝郁、肝风、肝火等证，不仅影响人的情绪，而且会损伤“肝”的功能，从而损伤人体的正气，可谓“伤心又伤身”。

所以，春季养生之道，在于养身与养心并重。春季养生的秘诀：养身养心有四宝。养身者在于“四适”：适居处、适饮食、适动静、适时令；养心者在于“四心”：用心、放心、清心、开心。

1. 养身

适居处，在于起居有常，提倡春天夜卧早起，中午小睡，每天保持6–8小时的睡眠，睡姿宜卧如弓，主张侧卧；适饮食，在于饮食有度，不必太过强调养生食谱，但不可暴饮暴吃，饥饱失常。尤其注意春天宜酸甘口味，不宜吃过辣的东西，以免“损伐肝气”；适动静在于多运动肢体，助养生发之气，如散步、跑步、踏青、郊游等皆适宜，但也要注意劳逸结合，特别老年人不可运动剧烈，每天宜1-2小时的柔和运动，适宜太极拳、气功等，能炼精气神，强筋健骨；适时令，在于顺应中医“春生夏长，秋收冬藏”的节令特点，正如《黄帝内经》所言“圣人春夏养阳，秋冬养阴，以从其根”。春天应该多到户外呼吸新鲜空气，吐故纳新，多吃新鲜时蔬五谷，以养生气。可以服用一些补气的中药如北芪、党参之类以养阳气，提高人体抗病能力。

春捂秋冻。这是民间多年防病实践的经验，符合人体生理机能。由于春季气温乍暖乍寒，人体皮肤血管舒张，汗孔松弛，如突然骤减衣服，极易使“风邪入内”，引起感冒、支气管炎、肺部疾病。应根据天气变化增减衣服，切莫受凉，特别要注意背部保暖。尤其是老年、气弱骨疏体怯者，捂一捂，以免冷风侵袭为宜。

春困秋乏。春季阳气萌动，使人精神昏倦。这是由于人体适应气候转暖要散热，体表末梢血管扩张，流向皮肤的血液增多，内脏、大脑的血液供应相对减少；机体新陈代谢活跃，如食物中营养物质供应不足，使大脑能量转换效率降低；加之春季暖风中阴离子较多，对人产生一种镇静、催眠作用。通过体育锻炼，增强心脏功能，改善血液循环和脑部供应，可以减少春困不适。

省酸增甘。省酸增甘即少吃点酸味，多吃点甜味的食品。这是因为春季为肝旺之时，肝气旺则会影响到脾。也是慢性胃炎和消化道溃疡多在春季频繁发病的原因之一。因吃酸味食品会使肝气偏亢，故不宜多吃。多吃甜品能加强脾的功能，以助抗御肝气侵犯的能力。因此，春秋饮食宜选辛、甘、温之品，如葱、姜、枣、花生等。忌酸涩、高油腻、生冷之物。多食黄绿色蔬菜如胡萝卜、青椒、菜花等。

2. 养心

春季养心者，在于用心、放心、清心、开心“四心”。用心者，指春季人的注意力容易分散，这时应该多动脑思考，适当阅读书报刊物，下棋听音乐，经常保持头脑灵活、思维活跃；放心，指的是放开心事，避免为工作、生活中的事牵肠挂肚，特别是老年人，不要为儿孙事过分操劳，以免产生“肝气郁结”；清心，指清心寡欲，中医注重七情，大怒伤肝，思则气结，气血逆乱则变生百病，现代社会竞争激烈，人有太多的私心杂念，如洋房小车、美食华服，但在春天，尽量要做到“精神内守”，才能百病不侵；开心，指春天应该乐观开怀，知足常乐。道家以恬淡虚无，顺应自然为乐，佛家以行善为乐，儒家称独乐乐不如众乐乐。总之，笑口常开，病从何来？

冬去春来，由寒转暖，但阴寒未尽，天气多变，病毒、细菌极易繁殖，此时体弱老人宿疾易发，应多加注意养生之道。

春气奋发。《内经》云：“春三月，夜卧早起，广步于庭……养生之道也。”春日气候融和，多作户外活动，呼吸清新空气，舒展筋骨，流通血脉，可增强神经系统对气候的适应和调节功能，提高抗病能力。肝病、高血压病人应是时服药，显得尤为重要。

爱发脾气，情绪容易激动的人，常常被视为“肝火大”。其实，一般俗称“肝火大”的体质还有下列一些症状：口干舌燥、口苦、口臭、睡眠不稳定、身体闷热、排便不畅或大便粘腻、嘴唇红、干、裂，舌苔增厚等。

温暖的春天来了，春季食物养生的许多疑问摆在人们面前。“祖国传统医学讲究天人合一，春生夏长秋收冬藏，那么人也应春夏养阳，秋冬养阴。且五脏与四季对应，春天属木，肝气旺。中医说的“肝气太旺”，大致相当于说人紧张的时候，交感神经兴奋，就是现代语言所讲的‘应激’反应状态。肝气旺，人就容易发怒，容易紧张，容易急躁。唐代医

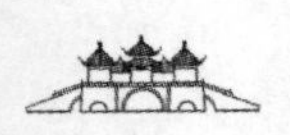

家孙思邈说："春七十二日，省酸增甘，以养脾气。"明代高濂《遵生八笺》中也记载："当春之时，食味宜减酸增甘，以养脾气。"意思是说，春季肝旺之时，要少食酸性食物，否则会使肝火更旺，伤及脾胃。此时可以多食一些性味甘平的食品。在整个春季里，食养原则是减酸益甘而养脾气。因为春天肝旺容易克伐脾土而引起脾胃病，而酸味是肝之本味，故此时应减酸味，不能再助长肝气以免过旺，这样可以保护脾气不受克伐。甘是脾的本味，为了抗御肝气的可能侵犯，增加甘味以增强脾气，可以此加强机体的防御。

3. 春季补虚

中医将体质虚弱称体虚，把慢性疾病的虚弱称虚证，并将虚弱分为气虚、血虚、阴虚、阳虚四种类型，结合心、肝、脾、肺、肾五脏，则每一脏又有气、血、阴、阳虚弱的类型，如肺气虚、脾阳虚等等，中医理论是讲平衡的，只要人体气血阴阳平衡，就是健康。不足的是虚弱，需补养，多余的是病邪，要祛除，以其达到新的平衡，恢复身体健康。体虚是机体某些功能有所减退，不一定患病，即西医所称之"亚健康"，如不及时补养、调节和调理、令进一步发展，对健康不利。

治疗虚弱，根据中医"虚则辅之，实则泻之，热则寒之，寒则热之"的原则，需通过进补来调整虚实，进补有补气、补血、补阴、补阳四个方面，并需依照各人的体质和病证中行辨证辨体进补，进补有药补和食补，不论是采用药补还是食补，均是为了补虚扶正，食补有时比药补更为重要，因为食补不仅可补虚祛邪，并可扶正，达到补虚扶正的要求，使机体的气血阴阳达到新的平衡，恢复健康，故有"药补不如食补"之说。进补是为了补虚扶正，若不虚而补、补之过度或不当的进补均可引起不良反应，如壮实的人服了人参、阿胶等性温的补气血药物，会出现食欲减退、恶心、饱胀、便秘、头晕、咽痛、牙龈虚浮出血。又如怕冷、大便溏薄的阳虚者服了生地、麦冬、鳖甲等补阴药食物，会更加怕冷、腹泻、腹痛等，这些都是因进补不当，损伤了胃气，违反了中医辨证说辨体施补的原则。

下面简要介绍一些体虚的食补食品和药膳食疗方：

（1）**气虚**：气虚之体的主要表现为；少气懒言、全身疲倦乏力、声音低沉、动则气短、易出汗，头晕心悸、面色萎黄、食欲不振，虚热，汗，脱肛，子宫下垂，舌淡而胖，舌边有齿痕，脉弱等为功能减退，不一定有病，气虚者需补气，补气的药物可选用人参、黄芪、党参等。

① 补气虚食品：牛肉、鸡肉、猪肉、糯米、大豆、白扁豆、大枣、鲫鱼、鲤鱼、鹌鹑、黄鳝、虾、蘑菇等。可经常交替选服。

② 补气虚药膳食疗方举例：

玉珍鸡：母鸡一只洗净，鸡肚内放入桂圆、荔枝干、黑枣、莲子、枸杞各 30g，加调味蒸食，可补气养精。

黄芪蒸鹌鹑：黄芪 6—9g，鹌鹑 2 只共蒸食，可补气虚。

（2）**血虚**：血虚之体的主要表现为：面色萎黄苍白，唇爪淡白，头晕乏力，眼花心悸，失眠多梦，大便干燥，妇女经水愆期、量少色淡、舌质淡、苔滑少津，脉细弱等。进补宜采用补血、养血、生血之法，补血的药物可选用当归、阿胶、熟地、桑椹子等。

① 补血虚食品：乌骨鸡、黑芝麻、胡桃肉、龙眼肉、鸡肉、猪血、猪肝、红糖、赤豆等，可经常交替选用。

② 补血虚药膳食疗方举例：

当归乌骨鸡：当归、黄芪各 15g 放入纱布袋中与乌骨鸡一只共蒸煮，吃鸡肉喝汤，可补血虚。

阿胶糯米粥：阿胶 9g（打碎）与黑糯米 60g 共煮粥服食，可补血虚。

（3）**阴虚**：又称阴虚火旺，俗称虚火，阴虚之体的主要表现为：怕热，易怒，面颊升火，口干咽痛，大便干燥，小便短赤或黄，舌少津液，

五心（二只手心、二只脚心与头顶心）烦热，盗汗，腰酸背痛，梦遗滑精，舌质红，苔薄或光剥，脉细数等。进补宜采用补阴、滋阴、养阴等法，补阴虚的药物可选用生地、麦冬、玉竹、珍珠粉、银耳、冬虫夏草、石斛、龟板等。

① 补阴虚食品：甲鱼、燕窝、百合、鸭肉、黑鱼、海蜇、藕、金针菇、枸杞头、荸荠、生梨等，可经常交替选服。

② 补阴虚药膳食疗方举例：

银耳红枣羹（或百合莲子羹）：银耳、红枣（或百合、莲子）适量共煮羹当点心服食，可补阴虚。

甲鱼二子汤：甲鱼 1 只与女贞子、枸杞子各 20g 同煮汤，加调味，食甲鱼饮汤，连食数剂，可补阴虚和治肝肾阴虚所致的腰痛，遗精、头晕、目花等症。

石斛河鱼：石斛 6g，河鱼 1 条共蒸食，可滋阴。虫草老雄鸭：虫草 9g 与三年老雄鸭 1 只共煮，吃鸭肉喝汤，可补阴虚。

（4）阳虚：又称阳虚火衰，是气虚的进一步发展，阳虚之体的主要表现为：除有气虚的表现外，平时怕冷，四肢不温，喜热饮，体温常偏低，腰酸腿软，阳痿早泄，小腹冷痛，乏力，小便不利，舌质淡薄，苔白，脉沉细等。进补宜补阳、益阳、温阳：补阳虚的药物可选用红参、鹿茸、杜仲、虫草、肉桂、海马等。

① 补阳虚食品：黄牛肉、狗肉、羊肉、牛鞭、海参、淡菜、胡桃肉、桂圆、鹌鹑、鳗鱼、虾、韭菜、桂皮、茴香等，可经常交替选服。

② 补阳虚药膳食疗方举例：

海马童子鸡：海马 9g，童子鸡 1 只，共蒸食，可补阳虚。

韭菜白米虾：韭菜 200g，白米虾（或虾仁）100g，共炒，加调味，常服食，可补阳虚。

（5）两虚：体虚者亦常出现两虚之体，两虚之体有以下几种：

① 气阴两虚：既有气虚又有阴虚，其主要表现为；既有头晕、乏力、腿软等气虚表现，又有升火、咽干、舌红等阴虚表现，但没有慢性疾病，这种体质称气阴两虚体质，进补宜采用益气养阴之补法，即在进补时应同时考虑补气和补阴。

② 阴阳两虚：既有阴虚又有阳虚，称阴阳两虚，其主要表现为；既怕冷又怕热，冬天特别怕冷，夏天又特别怕热，这是阴阳失调或阴阳两虚之体质，进补宜采用阴阳并补，养阴温阳和滋阴壮阳等补法。

③ 气血两虚：气血两虚一般出现在贫血、白细胞减少症、血小板减少症、大出血后、妇女月经过多者等，其主要表现为；既有气虚的表现，又有血虚的表现，进补宜采用益气生血、培补气血、气血并补。

对两虚之体的食补可分别选用上述补气、补血、补阴、补阳的食品及药膳进行辨证辨体施补，更应根据虚弱的轻重交替选服，通过进补待虚弱的表现消失，恢复健康后应停服进补食品及进补药膳，到服食正常的平衡膳食即可，真正做到“虚则补之，实则泻之”，无虚不须补，避免不虚而补，补之过度或进补不当而引起的不良反应，反而对健康不利。

春季食补宜选用较清淡温和且扶助正气、补益元气的食物。如偏于气虚的，可多吃一些健脾益气的食物，如米粥、红薯、山药、土豆、鸡蛋、鹌鹑蛋、鸡肉、鹌鹑肉、牛肉、瘦猪肉、鲜鱼、花生、芝麻、大枣、栗子、蜂蜜、牛奶等。偏于气阴不足的，可多吃一些益气养阴的食物，如胡萝卜、豆芽、豆腐、莲藕、荸荠、百合、银耳、蘑菇、鸭蛋、鸭肉、兔肉、蛙肉、龟肉、甲鱼等。

另外，春季饮食还要吃些低脂肪、高维生素、高矿物质的食物，如新鲜蔬菜荠菜、油菜、芹菜、菠菜、马兰头、枸杞头、香椿头、蒲公英等，这对于因冬季过食膏粱厚味，近火重裘所致内热偏亢者，还可起到清热解毒、凉血明目，通利二便、醒脾开胃等作用。

（六）特发性肺纤维化的中医药研究进展

特发性肺间质纤维化（IPF）是一种原因不明、以弥漫性肺泡炎和肺泡结构紊乱最终导致肺间质纤维化为特征的疾病。以进行性呼吸困难、肺间质浸润和肺功能受限为主要特征的一种特殊疾病。属于200多种弥漫性肺实质疾病（DPLD）中最常见、最严重的一个类型。本病可见于各年龄组，而作出诊断常在50–70岁之间，预后不良，早期病例即使对激素治疗有反应，生存期一般也仅有5年。相当于中医“肺痹”或者“肺痿”范畴，一般认为“肺痿”更合理，也有诊断为“喘证”的。目前弥漫性肺实质疾病，特别是特发性肺间质纤维化缺乏有效治疗药物，预后较差；既往发表的中医药治疗该类疾病的文献很多，但多为实验研究、个案报道、经验体会及小样本临床研究，近年来全国多中心随机对照研究增加。研究发现，中医药在改善症状、提高生活质量方面具有一定效果，引起广泛关注。

我们根据数年来临床实践及观察，在特发性肺间质纤维化的治疗方面也积累了一些经验，所以确定特发性肺间质纤维化为我们肺病科的优势病种，并根据国家中医药管理局印发的诊疗方案，制定了本科室特发性肺间质纤维化中医诊疗方案。其中《平纤宁肺颗粒剂对肺间质纤维化的干预作用及疗效评价研究》申请了江苏省中医管理局立项课题。

1. 特发性肺间质纤维化诊断和治疗指南总结

我们先简单地回顾一下特发性肺间质纤维化现代医学研究现状：

（1）特发性肺间质纤维化诊断和治疗指南（草案）由中华医学会呼吸分会2002年4月发布。

（2）2011年3月，美国胸科学会（ATS）、欧洲呼吸学会（ERS）、日本呼吸学会（JRS）和拉丁美洲胸科学会在 AM J Respir crit care Med 杂志联合发表特发性肺间质纤维化诊治循证指南。2000 年发布首部 IPF 指南后，美国胸科医师学会（ATS）、欧洲呼吸学会（ERS）、日本呼吸学会（JRS）和拉丁胸科医师学会（ALAT）等共同制定了 2011 版 IPF 指南。

（3）2012 年 11 月 1 日，爱尔兰胸科协会（ITS）发布了特发性肺纤维化的治疗共识。

（4）2013 年 6 月 12 日，英国国家卫生与临床优化研究所（NICE）特发性肺间质纤维化 2013 NICE（2013 NICE 163 临床指南：特发性纤维化诊断管理临床指南）。

（5）2015 年 7 月，欧洲呼吸学会 ERS 2015 版特发性肺纤维化指南解读（015−07−15 2015 ATS/ERS/JRS/ALAT 临床实践指南：特发性肺纤维化的治疗）。本次发布的 2015 版指南对 2011 版 IPF 指南中 IPF 的治疗方法进行了更新。该指南的临床针对性更强，并对以往的治疗手段进行了评估。

（6）2016 年 6 月 30 日，中华医学会呼吸病学分会间质性肺疾病学组《特发性肺纤维化诊断和治疗中国专家共识》（中华结核和呼吸杂志. 2016,39(6): 427−432.）

（7）2017 特发性肺纤维化指南（Guidelines for Idiopathic Pulmonary Fibrosis: Everything Flows）由国外呼吸科专家组于 2017−04−27 发布。特发性肺纤维化（Idiopathic pulmonary fibrosis，IPF）为不明原因引起的成人慢性、进展性、纤维化性间质性肺炎，其影像学和 / 或组织病理学类型与间质性肺炎相同。美国胸科医师学会（ATS）、欧洲呼吸学会（ERS）、日本呼吸学会（JRS）和拉丁胸科医师学会（ALAT）等共同制定了 2015 版 IPF 指南。2017 版指南在 2015 年指南内容的基础上进行了相应的更新。

（8）2019 年 2 月，韩国结核和呼吸疾病学会（KATRD）发布了特发

性间质纤维化的诊断和管理指南，特发性肺纤维化（IPF）是一种慢性，渐进性纤维化间质性肺炎，主要表现为进行性呼吸困难恶化……

（9）2021 年 3 月，德国呼吸学会发布了特发性肺纤维化的诊断指南。特发性肺纤维化（IPF）是一种严重致命性疾病，其诊断需要相当多的专业知识和经验。本文主要目的是促进 IPF 的早期、准确诊断。

2. 特发性肺间质纤维化现代医学研究现状

从以下几个方面说明：定义、流行病学、高危因素、发病机制研究现状、诊断标准、疾病分期与预后、治疗。

（1）特发性肺间质纤维化（IPF）的定义

特发性肺间质纤维化（IPF）为原因不明、出现在成人、局限于肺、进行性致纤维化的间质性肺炎，其组织病理学和放射学表现为普通型间质性肺炎（usual interstitial pneumonia，UIP）。

（2）流行病学

目前无大规模的 IPF 流行病学研究，IPF 发病率和患病率主要依据研究人群进行估计。但总体上 IPF 发病率呈现明显增长的趋势。目前不清楚 IPF 的发病率和患病率是否受地理、国家、文化或种族等多种因素的影响。美国总人口中，IPF 患病率为（14.0–42.7）/10 万，发病率为（6.8–16.3）/10 万。

（3）高危因素

IPF 虽然定义为病因不明的疾病，高危因素有：

① 吸烟：吸烟危险性和家族性与 IPF 发病明显相关，特别是每年吸烟超过 20 包者。

② 环境暴露：IPF 与多种环境暴露有关，如暴露金属粉尘（铜锌合金、铅、钢）、木尘（松树）、务农、石工、抛光、护发剂、植物粉尘、动物粉尘等。

③ 微生物因素：虽然目前不能确定，但有研究提示感染，尤其是慢性病毒感染，包括 EB 病毒、肝炎病毒、巨细胞病毒、人类疱疹病毒等可能与 IPF 发病有关。

④ 胃食管反流：数项研究提示，多数 IPF 患者有异常的胃食管反流，异常的胃食管反流导致反复微吸入是 IPF 高危因素之一。

⑤ 遗传因素：家族性 IPF 为常染色体显性遗传，占所有 IPF 患者比例＜5%。家族性 IPF 可能存在易感基因。

（4）发病机制研究现状

① 慢性炎症假说：新的观点认为“炎性反应失调”表示较为贴切。

② 肺泡上皮细胞异常损伤与修复假说：

a. 传统的异常损伤修复假说，当发现慢性炎症不能有效地解释 IPF 的发生、发展时，人们逐渐发现肺泡上皮细胞（AECs）和成纤维细胞及其相互作用成为发病机制的关键因素。

b. 新的研究发现促使发病机制不断发展：一、上皮细胞易患性；二、上皮细胞－间质细胞相互作用；三、间质细胞的增殖。

③ IPF 发病机制的新进展：IPF 的发病机制可能是包括炎性反应途径及上皮损伤和异常修复途径在内的多种途径联合作用的过程，包括：上皮细胞损伤和活化、成纤维细胞的分化、基质金属蛋白酶（MMPs）参与肺组织重构、血管的生成和重构。新的观点认为，环境和基因等因素诱导的上皮细胞损伤，激活炎症、细胞信号、损伤修复等多重途径，导致了肺内促纤维化及抗纤维化介质的失衡；而活化的介质反过来激活多种细胞类型，引起细胞功能的改变和细胞间的相互作用，最终导致肺纤维化的进展。

（5）诊断标准

诊断路径及对疑诊 IPF 的患者，首先强调通过识别已知原因的间质性肺疾病（ILD）如家庭环境、职业环境暴露、结缔组织病、药物肺

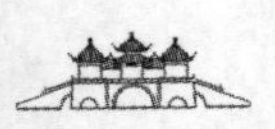

毒性损害，排除 IPF；其次，突出识别 HRCT 表现为普通型间质性肺炎（UIP）在 IPF 诊断中的作用，将 HRCT 的 UIP 列为独立的诊断标准之一。对疑诊 IPF、HRCT 表现为可能 UIP 和不符合 UIP 的患者需要外科肺活检进行病理诊断。结合患者的 HRCT 和病理学表现，进行多学科讨论，最后诊断或排除 IPF。必须明确指出对怀疑 IPF 患者胸片检查用处不大。

IPF 诊断标准如下：

① 除外其他已知原因的间质性肺疾病（ILD）（如家庭环境、职业环境暴露、结缔组织病、药物肺毒性损害）；

② HRCT 表现为 UIP 型患者不需要外科肺活检

③ HRCT 表现和外科肺活检组织病理学表现符合结合了 HRCT 和组织病理学表现的诊断标准。

具有诊断 ILD 丰富经验的呼吸内科医生、影像科医生和病理科医生进行多学科讨论能提高 IPF 诊断的准确性。

（6）疾病分期与预后

以往用于 IPF 疾病分期的术语包括轻、中、重度，以及早期、进展期、终末期。专家委员会认为，从肺移植的最佳时机考虑，识别在 2 年内死亡危险性高的患者相当重要。但目前尚无决定肺移植最佳时间的预后指标。

有限的资料及临床实践中观察到有些特定指标与死亡率的增加有关，包括：诊断时的基线呼吸困难水平，肺一氧化碳弥散量（DLCO）<40% 预计值，6 分钟步行试验的氧饱和度≤88%，HRCT 蜂窝的范围，存在肺动脉高压，与基线时纵向比较时呼吸困难的增加，用力肺活量（FVC）下降≥10%（与基线时绝对值相比），肺一氧化碳弥散量（DLCO）下降≥15%（与基线时绝对值相比），HRCT 肺纤维化增加。

每年约有 5%-10% 的 IPF 患者出现症状的急性加重，其诱因可能是继发了肺炎、肺栓塞、气胸或心力衰竭。当找不到诱发 IPF 患者出现急性呼吸衰竭的原因时，应考虑患者出现了 IPF 急性加重，其诊断指标包括：① 过去或现在诊断 IPF；② 1 个月内发生无法解释的呼吸困难加重；③ 低氧血症加重或气体交换功能严重受损；④ 新出现的肺泡浸润影；⑤ 无法用感染、肺栓塞、气胸或心力衰竭解释。

IPF 预后差，IPF 的自然病程及结局个体差异很大，难以预测。中位生存期为 2–3 年（也有专家认为诊断后中位生存期 3–5 年）。有证据表明在过去的 20 年里 IPF 的死亡率明显增加，并且随年龄的增加而增加，甚至高于某些癌症。IPF 的死亡更多见于冬季，最常见死亡原因是肺部本身病变的进展（60%），其他的死亡原因包括冠状动脉疾病、肺栓塞和肺癌。

（7）治疗

① 糖皮质激素和免疫抑制剂或细胞毒药物在 IPF 激素治疗上仍有争议。仅有 10%–30% 的 IPF 患者对糖皮质激素治疗有一定的疗效，但没有完全或持续缓解者，故有学者并不推荐单独使用糖皮质激素治疗 IPF 患者。临床试验中观察到，雾化吸入布地奈德治疗 IPF 患者，结果取得了与口服泼尼松同样的治疗的效果，且副作用少，依从性好。免疫抑制剂或细胞毒类药物治疗主要用于不能使用糖皮质激素的 IPF 患者，或经糖皮质激素治疗无效时加用或改用。

② 抗纤维化药物

a. 秋水仙碱：其效果与激素相似，而副作用较轻。口服秋水仙碱 0.6mg/d 耐受性良好，可长期服用。但有临床实验表明，秋水仙碱对病人的生存率并没有改善。

b. 吡啡尼酮：是血小板衍生生长因子（PDGF）的抑制剂，能够抑制胶原的合成，减少多种细胞因子的产生，抑制成纤维细胞的增殖，从而起到抗纤维化的作用。另外，尼达尼布也有类似作用。

c. 他汀类药物：还原酶抑制剂（如辛伐他汀，洛伐他汀等）在体内

外均可诱导成纤维细胞程序性凋亡，并阻止肉芽组织形成。但也有临床研究表明，他汀类药物对延长 IPF 患者生存期和预后改善没有作用。因此该类药物对 IPF 是否有治疗作用还有待于更多的临床试验证明。

d. 干扰素（IFN）：IFN 是一个多肽分子家族，目前研究发现 γ 和 β 干扰素具有抗纤维化作用。

e. 血管紧张素转换酶（ACE）抑制剂：血管紧张素 II 能刺激成纤维细胞（LF）产生基质，血管紧张素 II 受体拮抗剂能减少基质胶原蛋白的生成，从而抑制肺纤维化。

f. 红霉素：具有抗感染和免疫调节作用。并通过免疫调节从而起到抗炎和抗纤维化作用。

③ 抗氧化剂：N- 乙酰半胱氨酸（NAC）是谷胱甘肽的前体物质，能够提高肺内谷胱甘肽含量，抑制 IPF 的形成。

④ 抗凝治疗：在 IPF 患者的肺组织中，肺泡的周围常常伴随着炎症、微血管损伤、微血栓的形成。目前国内部分医院采用低分子肝素进行治疗，肺功能和 PaO_2 明显提高。

⑤ 抗细胞因子及生长因子：治疗可抑制肺纤维化的进展。

⑥ 蛋白酶抑制剂：使用蛋白酶抑制剂抑制 MMPs 的表达含量，在损伤修复阶段抑制活性，使能更有效地参与到肺纤维化的治疗过程中。

⑦ 转录因子：可能是增加细胞内抗氧化剂的含量。

⑧ 一氧化氮（NO）：目前未见到临床实际应用的报道。

2011 指南对 IPF 的循证治疗做出强弱推荐或不推荐建议（IPF 的循证治疗推荐表）。遗憾的是，除肺移植外，没有证据证实那一种药物能够有效地治疗 IPF，有少数研究提示某些药物对 IPF 患者可能有益。2011 指南对这些药物均有详尽介绍，对充分知情同意、有强烈药物治疗意愿的典型 IPF 患者，建议最好从弱不推荐使用药物中选择。IPF 的循证治疗推荐表附下。

附：IPF 的循证治疗推荐表

（1）强烈推荐	① 长期氧疗（静息状态下有低氧血症的患者） ② 肺移植（适合的患者）
（2）弱推荐	① 糖皮质激素治疗急性加重的患者 ② 处理无症状胃食管反流 ③ 肺康复治疗
（3）强烈不推荐	① 单用糖皮质激素 ② 秋水仙碱 ③ 环孢素 A ④ 糖皮质激素联合应用免疫抑制剂 ⑤ γ 干扰素（IFN-γ） ⑥ 波生坦（Bosentan） ⑦ 依那西普（Etanercept）
（4）弱不推荐	① 糖皮质激素 +N- 乙酰半胱氨酸 + 硫唑嘌呤 ② 单用 N- 乙酰半胱氨酸 ③ 抗凝药物 ④ 吡非尼酮 ⑤ 肺动脉高压（IPF 引起） ⑥ 机械通气（IPF 引起的呼吸衰竭）

值得注意的是，2011 指南特别强调临床医生应用足够的时间与患者沟通和交流，考虑病人的价值观及意愿，确定恰当时机进行治疗干预。可以说目前 IPF 还处于无药可治的尴尬局面。

3. 特发性肺间质纤维化中医药临床研究进展

（1）中医病名归属

在中医学传统论著中，并没有与“肺纤维化”对应的病名，多数医家根据特发性肺间质纤维化不同阶段的临床症状将其归为“咳嗽”“喘证”“肺胀”“肺痹”“肺痿”“络病”等范畴。但大多数学者认为特发性肺间质纤维化病初即出现肺、脾、肾三脏功能受损，终至肺叶痿弱，失其宣降功能，似应属“肺痹”与“肺痿”范畴。

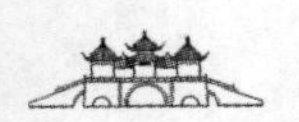

（2）病因病机探讨

本病病机复杂，难以用单一病机来阐释。归纳各位专家的意见，认为肺泡炎期病机实质是肺虚为本，痰、饮、水、瘀与气互结为标，以标实为主的本虚标实证；肺损伤期（肺泡炎向肺间质纤维化转变期）病机根本是痰瘀互阻，湿痰胶结；肺间质纤维化期病机特点是肺、脾、肾三脏俱病的上盛下虚，上盛即指邪毒挟湿，壅塞肺脏，下虚是指肾之阴阳虚损。特发性肺间质纤维化主要责之于“肾虚”，肾在调整和维持免疫平衡及稳态方面有着重要作用，肾虚可以导致免疫机能失调而容易发生自身免疫性疾病。也有学者认为，肺纤维化可归属于中医学“络病”范畴，提出虚、热、痰、瘀痹阻肺络的“肺虚络痹”是肺纤维化的基本病机特点。总之，本病的发病及演变的过程中，诸因相兼共存，正气不足为本病之本，兼夹实邪乃病机关键，“虚”“痰”“瘀”贯穿于疾病的始终。辨证多为气阴两虚、肺肾不足、气虚血瘀、痰瘀互阻、痰热蕴肺。

（3）中医药治疗

由于特发性肺间质纤维化辨证多为气阴两虚、肺肾不足、气虚血瘀、痰瘀互阻、痰热蕴肺。因此，益气养阴、补肺益肾、宣肺解毒、活血化瘀、益气活血为本病的主要治则。

① 辨证施治

根据特发性肺纤维化病程发展以分型论治，全过程中应重视活血化瘀、化痰利水的运用，肺泡炎期治疗当祛邪为主，兼以扶正，治当活血化痰、化痰祛瘀、益气活血、降逆利水，可选用千金苇茎汤、小陷胸汤合补肺汤加减治疗；肺损伤期治疗以化痰祛瘀、软坚散结、培土生金为法，常选用宣肺渗湿汤、桃红四物汤合紫菀散加减治疗；肺间质纤维化期治当温补脾肾、纳气涤痰、逐瘀通络、软坚散结，标本兼顾，常选用圣愈汤、补肺阿胶汤合大陷胸汤加减。

与此同时，也需考虑其“上盛下虚”的特点，兼以涤痰逐瘀、通络软坚等法配合使用。特发性肺纤维化的发病初期即见肺脾两虚、肺肾气虚，正气不足，尤其是肺气亏损贯穿疾病始终，常用补肺益气方玉屏风散并应注重活血法的运用。

根据缓解期、发病期的不同，分别采用扶正祛邪或攻补兼施的治疗方法。缓解期以滋补肺肾为基本治法，祛瘀化痰兼而行之；发病期宜清热解表、宣肺化痰，并随证加减治疗。应注意无论何期，以寒热为病性的主要临床转化遣方用药，不忘益气养阴固本这一大法，而活血化瘀应贯穿于治疗始终，但应尽量避免用破血伤正之品，伤及正气。

由于在临床上很难进行分期，中药辨证论治汤剂治疗归纳如下：

a. 益气养阴为主的组方：黄芪 15g、太子参 15g、当归 15g、三七 10g、丹参 10g、麦冬 10g、五味子 10g、苏子 10g、款冬花 15g、炙草 5g。

b. 补肺益肾为主的组方：当归 15g、桃仁 15g、红花 15g、赤芍 30g、生地 20g、地龙 15g、白果 15g、枳壳 15g、川芎 15g、茯苓 15g、山茱萸 15g、黄芪 40g。

c. 宣肺解毒为主的组方（加味桔梗汤加减）：桔梗 10g、甘草 6g、金银花 15g、连翘 15g。

d. 益气活血为主的组方：党参 15g、黄芪 30g、丹参 30g、水蛭 6g。

e. 活血化瘀为主的组方：生黄芪 30g、银花 15g、丹参 15g、茯苓 15g、薏苡仁 15g、当归 12g、葶苈子 12g、枳壳 12g、桃仁 10g、旋覆花 10g、红花 10g。

（2）专病专方：归纳多位专家的专病专方如下

a. 刘建博等的肺康颗粒加用小剂量强的松；

b. 李素云等的抗纤颗粒，同时加用小剂量强的松；

c. 胡小燕等的化瘀濡肺汤联合激素；

d. 王增祥等的克肺宁胶囊；

e. 李国勤用益气活血通络方（生黄芪、党参、莪术、川芎、全蝎、杏仁）治疗肺纤维化气虚血瘀、络脉痹阻证；

f. 翁恒等用麦门冬汤加味（麦冬、姜半夏、生晒参、甘草、粳米、大枣）治疗；

g. 张晓梅等以活血化瘀、益气通络、荡涤肺络为法，用芪红汤（黄芪、红花、当归、郁金等）治疗；

h. 董瑞等将肺纤维化分为6型，以通络益肺协定方（西洋参、水蛭、全蝎、僵蚕、蝉蜕、蛤蚧、皂荚、黄芪、白术、冬虫夏草、重楼、川贝母、防风、甘草）辨证加减治疗；

i. 杨道文等用康金散（冬虫夏草、生黄芪、太子参、山茱萸、淫羊藿、桃仁、水蛭等）治疗；

此外，陈萍等用小青龙汤联合N－乙酰半胱氨酸治疗，陈瑁等用祛痰散结软坚中药苏木、皂角刺、鬼见羽等治疗都显示比单纯使用西药治疗有效率有所提高。

③ 单味中药治疗

a. 活血化瘀药

现代研究表明活血化瘀药可改善微循环，破坏致敏细胞的酶激化系统，抑制过敏介质的释放，从而可缓解支气管痉挛，促进炎症吸收，减少巨噬细胞释放纤维连结蛋白，保证肺泡细胞与组织间血液的气体交换，改善临床缺氧状态，缓解呼吸困难状态，延缓或阻断肺纤维化进程。常用的活血化瘀药有：当归、丹参、三七、水蛭、红花、川芎、桃仁等。

b. 补肺益气药

从肺纤维化的发生发展过程看，肺气亏损贯穿疾病始终。人参、党参、黄芪功在脾肺，专补脾肺而益气。提高机体卫外能力。现代药理研究表明人参、黄芪有类似激素的作用，可促进机体非特异免疫和细胞免疫功能，还有抗细菌、抗病毒作用；党参可增强机体免疫力，提高氧自由基清除系统功能，阻断脂质过氧化作用。常用的补气药有：人参、党参、黄芪、白术。

c. 其他类中药：汉防己。

d. 单味药提取物：

刺五加注射液；

红花注射液；

银杏叶制剂；

已酮可可碱；

川芎嗪注射液。

e. 近年来对中药单味药提取物的研究较多，还包括雷公藤多苷、三七总皂苷、桃仁提取物等，但是大都处在实验研究阶段，还没有应用于临床。

④ 中成药治疗：能抑制、消除肺泡炎症，减少肺组织损伤，纠正低氧血症，降低肺动脉高压，增强机体免疫功能，对防治肺纤维化有一定的作用。

克肺宁胶囊（水蛭、炮穿山甲、白术、黄精、半夏）口服。

肺通口服液（黄芪、北沙参、丹参、金银花、川芎、川贝母、甘草等）治疗。

生脉注射液。

丹参注射液静滴。

附：中医药诊治特发性肺纤维化诊疗规范

目前已有行业学会对中医药诊治该类疾病形成多个诊疗规范：

中华中医药学会．中医内科常见病诊疗指南．中医病症部分．肺萎．北京：中国中医药出版社，2008: 19−20.

中华中医药学会．中医内科常见病诊疗指南．西医疾病部分．特发性肺纤维化．北京：中国中医药出版社，2008: 83−85.

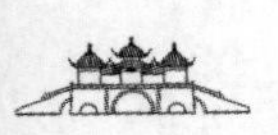

中华中医药学会肺系病专业委员会．弥漫性间质性肺疾病的中医证候诊断标准（2012版）．中医杂志，2012,53(13): 1163−1165.

国家中医药管理局重点专科协作组制定的《肺痿病（肺间质纤维化）中医诊疗方案（试行）》。

从上述规范看比较杂乱，名称有用肺痿的，也有用特发性肺纤维化或者用弥漫性间质性肺疾病。下面就各规内容做一下简单介绍。

① 肺萎辨证论治

中华中医药学会．中医内科常见病诊疗指南．中医病症部分．肺萎．北京：中国中医药出版分为虚热证、虚寒证、上热下寒证、肾虚血瘀证。

② 特发性肺（间质）纤维化辨证论治

中华中医药学会．中医内科常见病诊疗指南．西医疾病部分．特发性肺纤维化．北京：中国中医药出版社，2008: 83−85。分为燥热伤肺证、痰浊阻肺证、气滞血瘀证、肺阴亏损证、肺气虚寒证、肺阴两虚、阴阳俱损证。

③ 肺痿病（肺间质纤维化）辨证论治

国家中医药管理局，全国中医重点专科肺痿病协作组肺痿病（肺间质纤维化）中医诊疗方案（试行）分为燥热伤肺证、痰热壅肺证、气虚血瘀证、肺肾不足、气阴两虚证。

④ 弥漫性间质性肺疾病的中医证候诊断

中华中医药学会肺系病专业委员会．弥漫性间质性肺疾病的中医证候诊断标准（2012版）．中医杂志，2012,53(3): 1163−1165。分为肺气虚证、阴虚内热证、肺肾气虚证、肺肾气阴两虚证、痰热壅肺证、痰浊阻肺证、血瘀证。

从研究现状看目前已有行业学会对中医药诊治该类疾病形成多个诊疗规范，且关于病因病机、证候类型等均有所发展，有必要进一步系统规范。

4. 我们目前的做法

（1）诊断

① 中医诊断标准

a. 咳吐浊唾涎沫，唾呈细沫稠黏，或白如雪，或带白丝。咳嗽，或不咳，气息短，或动则气喘。

b. 面色皖白，或青苍，形体瘦削，神疲，头晕，或时有寒热。

② 西医诊断标准

参照《临床诊疗指南：呼吸病学分册》（中华医学会，人民卫生出版社，2009 年）、《间质性肺疾病指南》（英国胸科学会与澳大利亚、新西兰和爱尔兰胸科学会，2008 年）进行临床诊断。

肺活检对 IPF 的诊断是必要的（有时很难做到）。缺乏肺活检资料原则上不能确诊特发性肺间质纤维化，但如患者免疫功能正常，且符合以下所有的主要诊断条件和至少 3/4 的次要诊断条件，可临床诊断特发性肺间质纤维化。

主要诊断条件：1. 除外已知原因的 ILD，如某些药物毒性作用、职业环境接触史和风湿性疾病等；2. 肺功能表现异常，包括限制性通气功能障碍（VC 减少，而 FEV1/FVC 正常或增加）和（或）气体交换障碍［静态 / 运动时 P（A－a）O2 增加或 DLCO 降低］；3. 胸部 HRCT 表现为双肺网状改变，晚期出现蜂窝肺，可伴有极少量磨玻璃影；4. 经支气管肺活检（TBLB）或 BALF 检查不支持其他疾病的诊断。

次要诊断条件：1. 年龄 >50 岁；2. 隐匿起病或无明确原因进行性呼吸困难；3. 病程≥3 个月；4. 双肺听诊可闻及吸气性 velcro 啰音。

（2）中医治疗

① 痰热郁肺

症状：喘咳气涌，胸部胀痛，痰多质黏色黄，或夹有血色，伴胸中烦闷，身热，有汗，口渴而喜冷饮，面赤，咽干，小便赤涩，大便或秘，舌质薄黄或腻，脉滑数。

治法：清热化痰，宣肺平喘。

方药：止咳 1 号方加减。

桑白皮 10g、黄芩 10g、贝母 10g、蒲公英 15g、山栀 10g、半夏 10g、射干 10g、白前 10g、前胡 10g、广陈皮 10g、苏子 10g、杏仁 10g、生甘草 6g。

若痰涌喘逆不得卧者，加葶苈子以泻肺涤痰；腑气不通，痰涌便秘者，加瓜蒌仁、大黄以通腑清肺。

中成药：

川贝枇杷糖浆，每次 10ml，口服，每日 3 次。

金荞麦片，每次 4 片，口服，每日 3 次。

痰热清注射液，成人一般一次 20ml，重症患者一次可用 40ml，加入 5% 葡萄糖注射液或 0.9% 氯化钠注射液 250ml 或 500ml，静脉滴注，控制滴数每分钟不超过 60 滴 / 次，1 次 / 日。

清热化痰法，适用于痰热郁肺型。现代研究证实清热化痰方药除了具有抗菌、抗病毒作用以外，还有抗内毒素、解热消炎、提高巨噬细胞功能以及调整交感－肾上腺功能、纠正副交感－乙酰胆碱偏亢的作用。这是单纯西药祛痰剂、抗菌素所不及的。因此，中医的清热化痰法与西医的抗感染和祛痰并不等同，而是综合性药理作用的结果。临床上，痰热郁肺可见咳嗽气粗，喉中有痰声，痰色黄而稠，胸闷气急，或有身热，口干欲饮，舌苔黄腻，舌质红，脉滑数等。治当以清肺化痰为主，以止咳 1 号方，即桑白皮汤加减。

② 肺燥津伤

症状：咳吐浊唾涎沫，质较黏稠，或咳痰带血，咳声不扬，甚则音嘎，气急喘促，口渴咽燥，午后潮热，形体消瘦，皮毛干枯，舌红而干，脉虚数。

治法：滋阴清热，润肺生津。

方药：麦门冬汤合清燥救肺汤加减。

麦冬 10g、党参 10g、桑叶 10g、杏仁 10g、石膏 15g、阿胶 10g、炒胡麻仁 12g、炙枇杷叶 15g、半夏 10g、甘草 6g。

若咳吐浊黏痰，口干欲饮者，可加天花粉、知母、川贝母清热化痰；津伤甚者，加沙参、玉竹以养肺津；潮热者，加银柴胡、地骨皮清虚热。

中成药：

百合固金片，每次 5 片，口服，每天 3 次。

滋阴清热，润肺生津法，适用于肺燥津伤型，以麦门冬汤和清燥救肺汤加减。麦门冬汤是治疗肺痿之要方。重用麦门冬为君，以滋养肺胃之阴，且清虚火；半夏为臣，降逆化痰，与大量麦门冬配伍，则燥性减而降逆之性存，且又使麦门冬滋而不腻；人参为伍，补血益气，与麦门冬配伍，大有补气生津之功；附加粳米、大枣、甘草补脾益胃，使中气健运，津液自能上达于肺，于是胃得其养，肺得其润，故诸药合用，润降相宜，既滋肺胃，又降逆气。现代研究证实麦门冬汤可升高人外周血白细胞王磷酸腺苷（cAMP），而环核苷酸系统是机体调节的一个重要系统。现代药理也证实麦门冬具有解热、镇痛、抗惊厥的作用。

③ 气阴两虚

症状：干咳无痰或少痰，甚则咳血，呼吸困难，气短乏力，口干咽燥，神疲肢倦，舌红少津，脉细数。

治法：益气养阴，润肺止咳。

方药：生脉散合止嗽散加减。

党参 10g、沙参 12g、麦冬 10g、五味子 6g、杏仁 10g、白前 10g、紫菀 10g、款冬花 10g、陈皮 10g、桔梗 10g、百部 10g、百合 10g。

若痰黏不易咯出者，加鱼腥草、玄参；舌有瘀斑者，加地龙、丹参等。

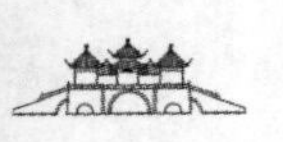

中成药：

参麦注射液，每次10ml-60ml，用5%葡萄糖注射液250-500ml稀释后使用，每日1次。

益气养阴，润肺止咳法，适用于气阴两虚型，以生脉散合止嗽散加减。生脉散以人参甘平补肺，大扶元气为君；以麦冬甘寒养阴生津，清虚热而除烦为臣；五味子酸收敛肺止汗为佐使。全方以补肺、养心、滋阴着力，而获益气、生津之效。现代药理研究证实生脉散具有显著的强心作用，有增强心脏泵血功能的效果，且可增加冠脉流量，抗心肌缺血。同时也证实生脉散能显著兴奋垂体－肾上腺皮质功能。由于神经－垂体－肾上腺皮质系统是机体一个保持自身稳定的重要系统，也为生脉散具有益气扶正功效提供了药理基础。

④肺肾气虚，痰瘀互阻

症状：咳喘无力，动则尤甚，呼多吸少，腰膝酸软，神疲体倦，胸闷或痛，舌暗有瘀斑，舌苔白腻，脉沉细。

治法：补肺益肾，活血化痰。

方药：麦味地黄丸合桃红四物汤加减。

熟地10g、山药30g、泽泻10g、丹皮10g、山萸肉10g、麦冬10g、五味子6g、黄芪20g、桃仁10g、红花10g、川芎10g。

若食少纳呆者，去熟地，加陈皮、枳壳；痰黄者，加贝母、连翘。

中成药：

金水宝胶囊，每次3粒，口服，每日3次。

丹参注射液，每次20ml-30ml，用5%葡萄糖注射液或0.9%氯化钠注射液250ml稀释后使用，每日1次。

补肺益肾，活血化痰法，适用于肺肾气虚，痰瘀互阻型，以麦味地黄丸合桃红四物汤加减。此法适用于肺痿日久，肺肾两虚，肺不降气，肾不纳气，痰阻气郁，络脉瘀阻，而致内蓄之痰与络脉之瘀互结为祟之证。关于“痰瘀”，现已被临床和现代理化检测所证实，并已从血液流变学、体外血栓形成试验、微循环功能测定及酶学、前列腺素检查等现代检验手段中找到了定量指标，而且药理研究也证实：活血化瘀药物，不仅能够改善血液循环及血液理化性质、增加组织灌注量、降低毛细血管通透性，还能抑制血小板粘附及聚集，并可以抑制TXA产生，促进PGI2的合成，且具有抗炎、抗过敏、稳定肥大细胞膜、消除黏膜水肿、修复上皮细胞损伤等作用。这些都为活血化瘀法提供了可靠的依据。因此，在具体药物上，应选用补肺益肾药品结合具有活血化瘀作用的药品，常常收到满意的疗效。

⑤ 阳虚水泛血瘀

症状：咳喘无力，动则尤甚，形瘦食少，下肢或全身水肿，小便清长或少，畏寒肢冷，舌暗有瘀斑，舌淡胖，苔白滑，脉沉细无力。

治法：温阳利水活血。

方药：真武汤加减。

制附子10g、白术10g、茯苓10g、桂枝10g、车前子10g、泽泻10g、猪苓10g、泽兰10g、红花10g、丹参10g、川芎10g。

若食少纳差者，加陈皮、白蔻仁、枳壳。

中成药：

丹参注射液，每次20ml–30ml，用5%葡萄糖注射液或0.9%氯化钠注射液250ml稀释后使用，每日1次。

红花注射液，每次20ml–30ml，用5%葡萄糖注射液或0.9%氯化钠注射液250ml稀释后使用，每日1次。

川芎嗪注射液，每次40ml–80ml，用5%葡萄糖注射液或0.9%氯化钠注射液250ml稀释后使用，每日1次。

温阳利水活血法，适用于阳虚水泛血瘀型，以真武汤加减。真武汤为治少阴阳虚水泛的代表方。以附子温肾壮阳，化气行水；白术燥湿行

水，茯苓淡渗利水，白术、茯苓还能健脾；生姜温散水气；芍药养血和阴，以防水气消而燥热生。故全方能温肾健脾，化气利水。研究证实真武汤可改善全身血液循环作用，对于改善心肌功能低下、促进利尿以及振奋全身机能代谢、从而改善肾阳衰微、阴水泛滥等方面具有有利的影响。

对于特发性肺间质纤维化的治疗，我们还配合应用了中医外治技术和方法，使用平喘乳膏（白芥子、麻黄、细辛、苍耳子、桂枝、甘遂、干姜等组成）进行穴位敷贴，平喘效果显著；还运用耳穴贴压疗法，通过耳穴贴压王不留行子产生对耳穴的刺激，使通往病灶的经络气血畅通，以推动驱散病灶中郁滞的气血，从而使阴阳恢复平衡，达到治疗疾病的目的；对于肺系病表现为气虚自汗或阴虚盗汗等多汗症状，运用五倍子粉敷脐，均取得良好的疗效。另外还使用自拟协定中药足浴方（艾叶、当归、苏木、鸡血藤、路路通）进行足药浴疗法。

特发性肺间质纤维化的病情稳定阶段，可常服协定方补肺止咳膏（潞党参、炒白术、云茯苓、炙黄芪、怀山药、干地黄、山萸肉、乌玄参、西当归、赤白芍、南沙参、北沙参、天冬、麦冬、杏仁、白前、前胡、陈皮、法半夏、大贝母、炙枇杷叶、川百部、五味子、炙甘草）。

（3）疗效评定标准

疗效评定标准：按照我国1993年颁布的《新药临床研究指导原则》进行评定。

① 痊愈：主要症状、体征完全或基本缓解，客观指标恢复正常。

② 显效：主要症状、体征明显缓解，客观指标接近正常。

③ 有效：主要症状、体征好转，客观指标有所改善。

④ 无效：主要症状、体征无变化，客观指标变化不明显或加重。

5. **展望**

综上所述，特发性肺间质纤维化西药治疗在临床上尚无大的突破，一些药物研究尚停留在实验室阶段，有待于未来投入临床实践中。近年来中医学对于肺间质纤维化的病证归属、病机、治法、临床治疗等研究报告较多，而且在辨治本病中显示出一定的优势和疗效，预示了中医药治疗本病的良好前景，值得进一步深入研究，预示着良好的前景，并越来越受到国内外医学界的重视。中药治疗特发性肺间质纤维化有一定疗效，但也凸显出不少问题，许多中药治疗的研究报道尚停留在个人经验的层面，如研究临床样本较小，动物实验样本单一，缺乏统一的诊断和治疗标准，试验也没有规范统一的临床试验量表，缺乏前瞻性具有循证医学思想的多中心大样本随机双盲对照研究，这是我们将来的努力方向。因此，临床研究中需要在中医传统理论指导下，与现代科学先进实验技术相结合，分析微观指标变化，进而论证中医治疗的客观物质基础和作用规律，从而提高和完善中医治疗的科学性、客观性和可靠性。

中医药防治肺间质纤维化存在的问题，在今后的研究中，应注重解决以下问题：

（1）根据本病临床表现及过程，查阅中医文献，同时进行临床病例脉证调查分析，确定病证归属，探索病机规律，选择针对病证方药；

（2）制定临床研究方案，合理选择观测指标，观察中药临床疗效，治疗重点应放在阻止肺泡炎转化为肺间质纤维化。此外，本病至中晚期时患者常易继发肺部感染，尤其是使用激素的患者，肺部感染又促使病情加重，故预防感染应引起治疗、护理的足够重视；

（3）应在中医学理论指导下，与现代医学的先进方法、技术紧密结合起来，分析本病的微观指标变化，进而论证本病发生发展的客观物质基础和作用规律，从而提高和完善中医对于本病治疗的科学性、客观性和可靠性；

（4）加强临床研究，多管齐下，研制对肺间质纤维化确有防治良效的中药制剂，并建立多中心、多层次、多学科合作的大样本前瞻性的基础和临床研究，扩展研究思路，提高研究水平，总结群体经验，制定出科学、可行的诊断和疗效评定标准，使中医药对本病的研究科学可靠，重复性强。

（七）中医夏季养生的智慧

夏天是个炎热的季节，也是美丽的季节。一般讲夏至（6 月 21 日）到秋分（9 月 21 日）是夏季。每年 5 月 5 日或 5 月 6 日是农历的立夏。人们习惯上都把立夏当作是温度明显升高，炎暑将临，雷雨增多，农作物进入旺季生长的一个重要节气。按气候学上以五天平均气温高于 22℃为夏季的标准。

天地万物都有个“春生、夏长、秋收、冬藏”的运动和变化的规律。人们想健康长寿就应该很自然地遵循“应天顺时”，这个规律。要不要争取“天人和谐”？这是个观念问题。如果不接受这个观念，硬要与大自然“拧”着干，逞“英雄”，行不行呢？不行！因为“人”不管有多大本事，都无法改变“人体”的“自然属性”。组成人体的 60 兆生命细胞从 600 万年前由“猿”变成“人”的时候，就和万物一样也有个“春生、夏长、秋收、冬藏”的运动和变化的规律。尽管现代科技十分发达，可以局部改变人体的新陈代谢，但仍然没有可能改变大多数人的生命法则。

1. 夏季养生要点

夏季染病，大都当即发作，故有“六月债，还得快”之说。但有一种病是有所潜伏，到秋季才发作，如延至冬季就很严重了！这就是“心病”。也即《内经》所说的“此夏气之应，养长之道也。逆之则伤心，秋为痎疟，冬至重病”。但必须说明的是这里说的“心病”，并非是指现代医学上的“心血管病”，而是指精神方面的有关“神志、情志”的病（古书上所提及的“心”，实际上是相当于今天人们常说的“精神”）按中医的“五行”说，夏季是“火旺（夏主心，夏天心火很旺）、土相（脾胃处于‘盛’的地位）、木休（肝处于相对的‘休养’状态）、水囚（肾易‘亏’）、金死（肺易‘虚’）”。心“火”一“旺”，“火克金”，所以容易造成“肺（金）虚”；本是“肾水”克“心火”，而“心火”很“旺”时，就容易出现“心火”对“肾水”的“反侮”现象，故“肾水”易“亏”。对于一般人来说，在夏天，防止“肺虚肾亏”很容易接受，而对于正处于很“旺”地位的“心”的保养，就往往掉以轻心了！

2. 夏季养生四原则

（1）健脾除湿。湿邪是夏天的一大邪气，加上夏日脾胃功能低下，人们经常感觉胃口不好，容易腹泻，出现舌苔白腻等症状，所以应常服健脾利湿之物。一般多选择健脾芳香化湿及淡渗利湿之品，如藿香、莲子、佩兰等。

（2）清热消暑。夏日气温高，暑热邪盛，人体心火较旺，因此常用些具有清热解毒，清心火作用的药物，如菊花、薄荷、金银花、连翘、荷叶等来祛暑。

（3）补养肺肾。中医认为，按五行规律，夏天心火旺而肺金、肾水虚衰，要注意补养肺肾之阴。可选用枸杞子、生地、百合、桑葚以及酸收肺气药，如五味子等，可防出汗太过，耗伤津气。

（4）冬病夏治。所谓冬病夏治，即夏天人体和外界阳气盛，用内服中药配合针灸等外治方法来治疗一些冬天好发的疾病。如用鲜芝麻花常

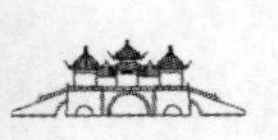

搓易冻伤处，可预防冬季冻疮；用药膏贴在穴位上，可治疗冬季哮喘和鼻炎。

3. 夏季养生之心理篇

（1）心理调节法

古代没有空调设备，因此到了夏天，酷热难当时，心情就特别烦躁；现代人到了夏天，虽有条件使用空调，但在骄阳似火的日子里，也容易心神不安。更何况，空调并非万能用品，只有学会自我调节才是上策。

那么应怎样进行自我调节呢？《内经》说得好，应“夜卧早起（稍晚一点睡觉，是为了顺应自然阴气的不足；早些起床，是为了顺应阳气的充盛。睡眠不足可适当午睡）。切勿因厌恶长日而心情烦躁，滥发脾气，要精神饱满，就像你面对所爱的对象，情志应充分外露而不需内藏，这才是适应夏天的气候。夏季养生的关键是使人“无怒”，“气旺”可充分地、正常地“宣泄”，但不能“乱”。心情烦躁就是“乱”，就是“逆”，就会使“神志”受伤，如秋天生疟疾即由此而来。

现代人的生活条件大大改善了。到了夏天，一方面可在客观上利用饮食起居的调摄而保健（这在杂志上已有许多宣传），另一方面则不可忽视主观上的调息静心。到了夏天，不妨有意做一些可以使人心旷神怡的活动：适当地晨练，适当地娱乐，适当地避暑休养，适当地男欢女爱……总之，入夏之时，养“心”为上，养“心”为先。

（2）护心食物

夏天养心安神之品有茯苓、麦冬、小枣、莲子、百合、竹叶、柏子仁等，这些都能起到养心安神的作用。在饮食方面，应多吃小米、玉米、豆类、鱼类、洋葱、土豆、冬瓜、苦瓜、芹菜、芦笋、南瓜、香蕉、苹果等，少吃动物内脏、鸡蛋黄、肥肉、鱼子、虾等，少吃过咸的食物，如咸鱼、咸菜等。

以下四种夏日常见护心瓜果大家可以多多食用：

西瓜：除烦止渴、清热解暑。适用于热盛伤津、暑热烦渴、小便不利、喉痹、口疮等症。

黄瓜：皮绿汁多，脆嫩鲜美，含水量约为97%，是生津解渴的佳品。鲜黄瓜有清热解毒的功效，对除湿、滑肠、镇痛也有明显效果，夏季便秘者宜多吃。

桃：生津、润肠、活血、消积。适用于烦渴、血淤、大便不畅，小便不利，胀满等症。每日午、晚饭后食用两个。

苦瓜：苦瓜味甘苦性寒，老瓜逐渐变黄红色，味甘性平。它能除热邪、解劳乏、清心明目，工作劳累的人可以多吃些。

（3）养心运动

夏季运动量不宜过大、过于剧烈，应以运动后少许出汗为宜，以免运动量过大、出汗过多损伤心阴。对于夏季依然坚持锻炼身体的人可以选择练太极拳。太极拳动静相兼，刚柔相济，开合适度，起伏有致，身端形正不偏倚，正气存于内而风邪不可侵，与自然的阴阳消长相吻合，可谓夏季最佳的养心运动之一。

不少人认为太极拳套路繁复，较难学。其实套路只代表形，光是简单的站桩动作就颇有讲究，两眼轻合，双脚自然站立，身端形正，双膝微曲，心静神宁，上虚下实，脚下生根。初学者可以从站桩开始，再逐步学习简单的招式，重要的是配合呼吸。慢、深、长、匀的呼吸，不但能消除烦虑，还能对心脏的微细血管和经络起到养护作用。

另一个运动项目就是瑜伽，瑜伽运动都是在一呼一吸的引导下完成体式。瑜伽的体式好比我们的生活，看似简单，却需要你不懈的努力和坚持。瑜伽动作暂时无法完成的，继续努力，用心练习，功到自然成。我个人认为是最佳的养心养生运动。

各种舞蹈不仅可以让人身材曲线变得更美，也是抒解情绪的好方法。

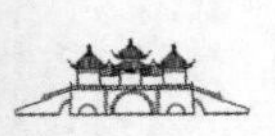

舞蹈是一种有益身心健康活动，全面刺激肌肉，增强体质，性格变得开朗，身体变得柔软。舞蹈还具备有氧运动的效果，使练习者在提高肺功能的同时，达到减肥的目的。另外，舞蹈是一种极具表现力的运动，通过舞蹈课程，练习者在表现自己的同时培养了自信和气质。有人把健身舞蹈称为“带着笑容去训练的项目”。

4. 夏季养生之饮食篇

夏季饮食要注意收发，对应节气而食用。平时挑食需要注意。饮食对于养生来说，就是顺应天时地利人和。比如蔬菜瓜果存在着南北差异，吃异地的瓜果容易引起身体不适。

养生更偏向于中医，但是不能教条，不要误让人理解为必须怎么怎么做才能养生。最大的变数在于自己的身体因素，决定了什么时候吃哪产的什么食物，而不是像西医打这针就能怎样，如同吃菜一样。大家这段时期狂热地追求养生，视为心动，容易受损。

以下这些是一些小项，根据个人的需要自行选择。

（1）多吃瓜类：夏季气温高，人体丢失的水分多，须及时补充。蔬菜中的水分，是经过多层生物膜过滤的天然、洁净、营养且具有生物活性的水。瓜类蔬菜含水量都在90%以上。所有瓜类蔬菜都具有降低血压、保护血管的作用。

（2）多吃凉性蔬菜：吃些凉性蔬菜，有利于生津止渴，除烦解暑，清热泻火，排毒通便。瓜类蔬菜除南瓜属温性外，其余如苦瓜、丝瓜、黄瓜、菜瓜、西瓜、甜瓜都属于凉性蔬菜。番茄、芹菜、生菜等都属于凉性蔬菜。

（3）多吃“杀菌”蔬菜：夏季是人类疾病尤其是肠道传染病多发季节。多吃些“杀菌”蔬菜，可预防疾病。这类蔬菜包括：大蒜、洋葱、韭菜、大葱等。这些葱蒜类蔬菜中，含有丰富的植物广谱杀菌素，对各种球菌、杆菌、真菌、病毒有杀灭和抑制作用。其中，作用最突出的是大蒜，最好生食。

夏日的膳食调养，应以低脂、低盐、多维生素且清淡为主。人们出汗多，食欲不好，可用各种营养保健粥来开胃，并调理身体。如早、晚进餐时食粥，午餐时喝汤，这样既能生津止渴、清凉解暑，又能补养身体。在煮粥时加些荷叶（称荷叶粥），味道清香，粥中略有苦味，可醒脾开胃，有消解暑热、养胃清肠、生津止渴的作用。在煮粥时加些绿豆或单用绿豆煮汤，有消暑止渴、清热解毒、生津利尿等作用。干扁豆浸透与大米同煮成粥，能清暑化湿、健脾止泻。此外，红小豆粥、薄荷粥、银耳粥、葛根粥、苦瓜粥都是夏季的好食品。

同时，还要注意补充一些营养物质。

① 补充充足维生素，如多吃些如西红柿、青椒、冬瓜、西瓜、杨梅、甜瓜、桃、梨等新鲜果蔬；

② 补充水和无机盐，特别是要注意钾的补充，豆类或豆制品、水果、蔬菜等都是钾的很好来源。多吃些清热利湿的食物，如西瓜、苦瓜、桃、乌梅、草莓、西红柿、黄瓜等都有较好的消暑作用；

③ 适量地补充蛋白质，如鱼、瘦肉、蛋、奶和豆类等都是最佳的优质蛋白。

5. 夏季养生之睡眠篇

（1）保持床铺整洁

夏天炎热，易生菌，保持床铺整洁不但可使人有个良好的睡眠环境，而且还可以有份好的睡眠心情。

（2）注意寝室的温度、湿度

一般舒适的温度为 20℃ −23℃，相对湿度 50%−70% 为佳。20℃以下会使人有寒冷的感觉，而超过 23℃，会使人有热的感觉，表现为难以入睡，甚至掀开被子。另外寝室的通风要好。

（3）注意选用卧具

卧具对睡眠质量的影响特别大，床和被子要软硬适当。在所有卧具中，枕头、凉席的作用举足轻重。枕头不宜太高，在炎热的夏天再使用布棉枕头会使头颈长痱子，汗水浸湿枕头没有及时洗净晾晒，汗臭霉臭味会使人昏头昏脑。夏天睡宜用天然草木植物精细编织而成的草席，或以中国特有的瓷竹、毛竹为原料制成的竹席，用竹子等材料制作的凉枕。

（4）午睡

对很多晚上睡不好的人来说，适时的午睡可以作为一种补偿。但午睡时间最好在 1 个小时左右，不要过长。

6. 夏季养生之运动篇

（1）晨练不宜过早，以免影响睡眠。

（2）夏季人体能量消耗很大，运动时更要控制好强度。

（3）运动后别用冷饮降温，有的人运动后习惯吃冷饮。事实上，在身体温度很高的情况下吃冷饮会伤害肠胃。运动后温稀盐水是最好的饮料。

唐代著名食医学家孟诜曰："藕，乃神仙之食，功不可说"。古人云："一岁难过关，唯有三伏天"。故，夏防伤暑，防暑湿。茶饮玫瑰花，散闷浊之气，调好经脉。养生之益可见也。夏季，阳气炽盛，主养。夏季，天地交泰，万物华实。"夏者，天之德也"。夏季，炎热酷暑，当戒阴湿而养生，此乃增益生机之要。夏季，常食温暖之食物，至秋可防患赤白痢、疟疾。夏季不宜晚起，以免令人昏沉，精神懵昧。夏季，宜食清心养肺食物。

7. 夏季养生之疾病篇

炎炎夏日，我们要面临暑热的考验。多变的气候、湿热的空气为病菌滋生和传播提供了温床；人体的消耗增加使抵抗力减弱，季节性疾病也随之上身。多加防范，便可省却烦恼。为此，我们特别请专家给您夏季防病支招。夏季不仅温度高，湿度也较大，是肠道传染病和皮肤病发病的高峰期，因此，我们在做好防暑降温工作的同时，更应注意夏季多发疾病的预防和保健。

（1）热感冒

天热流汗使我们消耗了大量的能量，加上夏季一般人的胃口都比较差，如果没有足够的营养及时补充，人体的抵抗力就会随之下降，很容易感冒。

另外，一些人为了贪图凉爽，在热得满头大汗时喜欢用冷水冲头或洗冷水澡；睡觉时对着电扇吹个不停；房间里长时间开着空调，导致室内外温差较大，这些都可以引起夏季感冒的发生。

高温会消耗大量的体液，注意多喝白开水，饮水要少量多次，一般每次以 300 毫升至 500 毫升为宜，必要时可以喝点淡盐开水。

再有，睡眠对治疗夏季感冒也颇有帮助，起码要保证 8 小时的睡眠时间，晚上洗个温水澡可以帮助入眠。如果晚上睡得不好，可以在中午小睡一会儿。

此外，膳食一定要合理，可以多吃一些像番茄、黄瓜等维生素含量较高的食物，多吃一些瘦肉，以增加蛋白质的摄入量。

（2）细菌性痢疾

肠道疾病是夏季的高发病，而细菌性痢疾是最常见的肠道传染病之一，它除了与苍蝇繁殖活动有关外，还和天热人们喜欢吃生冷食品引起肠胃功能紊乱有关。蚊虫传染也是夏季发生肠道感染的一个重要途径，如疟疾就是通过蚊子叮咬带菌而传染的。

所以在夏天，当天的食物最好不要放到第二天再吃，因为天热很容易使食物变质，细菌极易生长。打开的水果，如西瓜尽量要一次吃完或

者用保鲜膜将其封好后，再放到冰箱里保存，即使放到冰箱里保存，时间最好也不要超过 24 小时。

还有，卤菜是夏天较受人欢迎的菜品，但是，做卤菜的人如果不注意卫生，吃的人也很容易感染病菌，所以最好少吃为妙。

（3）细菌性食物中毒

每年夏季，特别是七八月份都是食物中毒的高发期，今年各地出现的食物中毒事件更是引起了广泛关注。夏季发生的食物中毒中，细菌性食物中毒比较多。这主要是因为气候炎热，细菌易繁殖，人们吃进了被细菌污染的食物就很容易发病。引发食物中毒的病菌有很多，如大肠杆菌、弧菌等。

细菌性食物中毒的症状多表现为畏寒、发热、恶心、呕吐、腹痛、腹泻，可集体发病。严重者还会引起脱水、血压下降、酸中毒，甚至休克。

应对措施：严格做好炊具、食具及食物的清洁卫生，生、熟食物要分开；凉拌菜里可以多加入生蒜杀菌；尽量不吃腐败变质的剩饭、剩菜，食物应充分加热，放置过久的就不宜再吃。一旦发现中毒症状，应立即停止食用可能引起中毒的食物，并向急救中心呼救，同时保存食物，以便提供给卫生部门进行检疫。

（4）热中风

炎热的夏季，人体出汗较多，而老年人体内水分比年轻人要少，加之生理反应迟钝，所以在夏季最容易“脱水”。

“脱水”会使血液黏稠，这对患有高血压、高血脂症或心脑血管病的老年人来说无异于“火上浇油”，输向大脑的血液会受阻变缓，发生中风的概率自然会增高。在预防方面，首先是要注意补充水分。老年人要做到“不渴时也要常饮水”。有过中风史的病人，其家属要时时注意病人症状。一般来说，头昏头痛、半身麻木酸软、频频打哈欠等都是中风前兆，这些症状明显时，一定要去医院就诊，切不可视作一般的感冒或疲劳。

防暑降温要适时、适中，饮食结构要科学合理，多吃一些凉性食物，如苦瓜、皮蛋、莲子等。“保驾”药物更要有备无患。

（5）“冷”过敏

夏季由于气温较高，过敏体质的儿童如果突然进入空调室，犹如从夏季突然转入深秋季节，上呼吸道受到冷空气的突然袭击，原本就处于高反应状态的气管、支气管会反射性地痉挛，引起咳嗽、气喘。

另外，夏天小孩喜欢吃冷饮，这也是一个“冷”刺激。很多小孩在运动完之后喜欢大量喝冰汽水，不到一会儿就咳嗽、气喘……对于这些过敏体质的孩子来说，夏季应该从防“冷”入手。

首先，空调尽量要少用，不要一进家门就直接进空调房，能用电扇时最好就不要用空调。其次，家用空调要注意定期清洁，因为灰尘中的尘螨是最主要的过敏源。最后，运动完之后不要打开冰箱拿起冷饮就喝，可以先喝一些温开水，尽量少吃或不吃冷饮。

（6）皮肤病

夏季由于天气潮热，有利于各种真菌、细菌的繁殖生长，加之夏季人们容易出汗，皮肤易潮湿，如不及时擦净和保持干燥，真菌便会侵害我们的皮肤，引起皮肤癣病。接触患癣的人或动物及公用生活用具，都可以发生传染，而且，与人体的抵抗力有较密切的关系。

最常见的皮肤癣病有足癣，也就是我们所说的“脚气”，喜欢穿皮鞋的人容易得脚气，因为皮鞋不透气，脚部的湿度和温度增高，若局部皮肤不干净，表面就会堆积很多的皮屑，在这种情况下真菌极易生长而发生癣病，脚气患者夏季很难受，因为除了脚趾间的皮肤发红、糜烂、生小水疱之外，还会瘙痒及有异味。另外，很多青壮年男士容易在夏季感染体癣和花斑癣（汗斑），这与排汗量大有关。由于工作的原因，很多人在出汗后没有得到及时清洗，真菌会在皮肤上繁殖，形成丘疹、水疱、鳞屑等，损害皮肤。

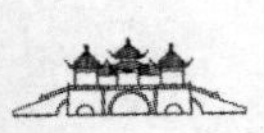

保持皮肤清洁干燥是防治癣病的基本要求。尽量分开生活用具是预防癣病传染的重要措施。注意个人卫生，保持皮肤干爽，夏季要使用爽身粉；勤洗澡并更换内衣，要穿皮鞋的男士袜子一定要选用棉质的，以利吸汗、透气；不要共用鞋袜、毛巾；尽量避免在游泳池、健身房等地方赤足行走。

（7）病毒性肝炎

夏季易传染的病毒性肝炎包括甲肝和戊肝，其传染途径主要是粪口传播。病毒感染者为主要传染源，其粪便中排出的大量肝炎病毒会污染水源、食物及周围环境，人们一旦接触这些污染物，就可能导致发病。夏季甲肝、戊肝多发，主要是由于人们外出旅游、游泳、进食海鲜、凉小吃、生冷蔬菜和水果的机会增多，而苍蝇污染食物，也是造成肝炎病毒传播的原因之一。

甲肝和戊肝发病症状都类似于感冒或胃病，有发热、怕冷、疲乏无力、不思饮食、恶心、呕吐、厌油等现象，容易被误认为是感冒或胃炎。

应对措施：注意饮食卫生，防止病从口入。饭前便后要洗手，尽量不要吃生冷食物。水果、蔬菜食用前要反复清洗，肉类和海鲜食品一定要新鲜，熟透再食用。

（8）夏日抑郁

夏天，许多人发现自己常常会早醒。心理医生提醒说，早醒可能是抑郁的信号。

判断一个人是否处于抑郁状态，经常的早醒往往是一个很重要的提示性症状。什么时候醒来可称得上是“早醒”？最为常见是在后半夜的2点钟到4点钟醒来就再也睡不着。如果因小便急而醒来解尿，解完后上床又能很快睡着，这样的醒不属于早醒的范围。有早醒体验的人都有相似的感受，即在睡着一段时间后就莫名其妙地突然醒来，显得很清醒，想再入睡却没有睡意。随后便是浮想联翩，有的是回忆，有的是推测，有的是围绕某个内容反复思考。总之是脑子里胡思乱想，乱哄哄一片，越想人越发热，越想心越烦躁，然后苦苦地等天亮，几乎天天如此，搞得精疲力竭。

早醒的人睡眠时间肯定不足，次日就会感到疲乏、混沌、心烦、意乱，注意力不集中，办事效率低等。长期早醒的人还会出现躯体方面的不适，如心悸、胸闷、腰酸、腹胀、纳差等。由此便构成了“睡不好，吃不香，做不动”的恶性循环，对人的身心健康带来严重的压力。

早醒是睡眠障碍的一种表现，又可以是抑郁的一种伴随症状。如果经常反复出现早醒，同时又有情绪低落、精神不振、兴趣下降、空虚无聊、悲观消沉、注意力涣散、犹豫不决、激情消失、容易激怒等症状，就应考虑可能已进入了抑郁状态或是患了抑郁症，需要到医院去请医生进一步诊治。需要提醒的是，早醒是身心健康的大问题，是抑郁的一个信号，切莫掉以轻心，失去治疗的最佳时机。

（9）夏季早防冬季病

临床医学表明，某些冬季常发或特别严重的病，其致病因素往往产生于夏季，只是由于夏天天气炎热、气温过高没有立即发作而潜伏在体内，一旦到了冬季天气寒冷时便会发作或转为严重。由此看来，从初夏开始，就必须处处注意与这些致病因素相关的生活习惯和行为方式，以达到防病的目的。

各类关节疼痛及肢体麻木：包括风湿性、类风湿性、外伤性的关节疼痛及感受风寒、湿气所致的肢体麻木，往往天气寒冷时发作，天热时消失。因此，在夏季不要洗冷水浴或游泳，不要夜间在室外露宿，禁止睡地板，最好不穿短衣裤与裙子，以免风寒湿气伏积于体内。

慢性支气管炎、哮喘：这类病人中有冬发夏止的，有冬天厉害、夏季缓解的。在夏季应注意风寒，除须注意并做到以上禁忌事项外，还须少食甚至禁食冷饮。

慢性腹泻及虚寒性胃痛：慢性腹泻，如肠炎、结肠炎、肠功能紊乱等，常受寒后腹痛腹泻，冬天尤其严重。胃痛与各种腹痛患者中也有不少属虚寒型的。往往夏季病情稳定深秋后发作，故夏季除注意上述禁忌外，还须忌过食各类瓜果及冷饮冷食，免伤脾胃。

头痛：头痛的原因很多，其中有一种中医称为“头风病”，每感风寒就头痛难忍。因此，在夏季应忌用冷水洗头，洗头后应及时吹干头发。此外还须禁止直接对着电风扇或空调冷风长时间吹。

逢冬怕冷：逢冬怕冷不论属何种原因引起，在夏季除注意少食生冷瓜果，不要贪凉，还须注意不使其出大汗。

8. 夏季养生之防暑知识篇

（1）防暑常识

气象学将日最高气温大于或等于35摄氏度定义为“高温日”，连续5天以上“高温日”称作“持续高温”。气温过高，人的胃肠功能因受暑热刺激，其功能就会相对减弱，容易发生头重倦怠、胸脘郁闷、食欲不振等不适，甚至引起中暑，伤害健康。

天气热，尽量避免在强烈阳光下进行户外工作或活动，特别是午后高温时段。老、弱、病、幼人群在进行户外工作或活动时，要避免长时间在阳光下曝晒，同时采取防晒措施：穿浅色或素色的服装，带遮阳帽、草帽或打遮阳伞；多喝水，特别是盐开水，随身携带防暑药物，如：人丹、清凉油、风油精等。在高温作业场所，企业要采取有效的防暑降温措施，加强对工人防暑降温知识的宣传，合理调配工人的作业时间，避免高温时段室外作业，减轻劳动强度。还可以在饮食上加以调节，喝些绿豆汤，用莲子、薄荷、荷叶与粳米、冰糖煮粥不仅香甜爽口，还是极好的清热解暑良药，可以有效地防暑降温，避免发生中暑。

一旦发生中暑，应将病人抬到阴凉通风的地方，躺下休息，给病人解开衣扣，用冷毛巾敷在病人的头上和颈部，然后送往附近的医院治疗。

（2）常备防暑药

盛夏酷暑，高温燥热，常使人们食无味、睡不香，容易出现头晕、头痛、乏力，甚至恶心、呕吐等症状，为了安全度夏，家里准备一些防暑药物是很有必要的，这些药物有：

仁丹：能清暑祛湿。主治中暑受热引起的头昏脑涨、胸中郁闷、腹痛腹泻，也可用于晕车晕船、水土不服。

十滴水：能清暑散寒。适于中暑所致的头昏、恶心呕吐、胸闷腹泻等症。

藿香正气水：能清暑解表。适于暑天因受寒所致的头昏、腹痛、呕吐、腹泻突出者。

清凉油：能清暑解毒。可治疗暑热引起的头昏头痛，或因贪凉引起的腹泻。

无极丹：能清热祛暑、镇静止吐。

避瘟散：为防暑解热良药。能祛暑化浊、芳香开窍、止痛。

金银花：具有祛暑清热、解毒止痢等功效。可开水泡代茶饮。

菊花：具有消暑、平肝、利尿等功效。有高血压患者尤宜。以开水泡代茶饮。

荷叶：适宜中暑所致的心烦胸闷、头昏头痛者。有高血压患者尤宜。以开水泡代茶饮。

（3）降温饮品

预防中暑除了要注意身体状况、环境、饮食和常备一些藿香正气水、十滴水、仁丹等防暑药品外，多喝防暑降温饮料也是预防中暑的最佳方法之一。以下介绍几种降温饮品：

山楂汤：山楂片 100 克、酸梅 50 克加 3.5 千克水煮烂，放入白菊花 100 克烧开后捞出，然后放入适量白糖，晾凉饮用。

冰镇西瓜露：西瓜去皮去子，瓜瓤切丁，连汁倒入盆内冰镇。然后用适量冰糖、白糖加水煮开，撇去浮沫，置于冰箱冷藏。食用时将西瓜丁倒入冰镇糖水中即可。

绿豆酸梅汤：绿豆150克、酸梅100克加水煮烂，加适量白糖，晾凉饮用。

金银花（或菊花）汤：金银花（或菊花）30克，加适量白糖，开水冲泡，凉后即可饮用。

西瓜翠衣汤：西瓜洗净后切下薄绿皮，加水煎煮30分钟，去渣加适量白糖，凉后饮用。

椰汁银耳羹：银耳30克洗净后用温水发开，除去硬皮，与椰汁125克、冰糖及水适量，煮沸即成。

（4）其他防暑常识

① 少吃多餐：一顿饭吃的东西越多，为了消化这些食物，身体产生代谢热量也就越多，特别注意少吃高蛋白的食物，它们产生的代谢热量尤其多；

② 吃辛辣食物：医生认为，尽管大热天里吃这些东西难以想象，但辛辣食物可以刺激口腔内的热量接收，提高血液循环，导致大量出汗，这些有助于降低体温；

③ 温水冲澡：最好是用稍低于体温的温水冲澡或沐浴，特别是在睡前进行；

④ 多喝水：医生建议少饮酒多喝水，因为酒精可能导致身体缺水，矿泉水或低糖汽水是更好的选择；

⑤ 避免剧烈运动：剧烈活动将激活身体能量，增加内部温度；

⑥ 使用冰袋：可重复使用的冰袋是很好的降低皮肤温度的工具，里面预充的液体有降温效果；

⑦ 选好枕具：使用羽毛或绒毛枕头，枕套最好是棉质的，合成纤维

的枕套会积累热量；

⑧ 喝菊花茶：菊花茶能够降温醒脑；

⑨ 凉水冲手腕：每隔几小时用自来水冲手腕 5 秒，因为手腕是动脉流过的地方，这样可降低血液温度。

（八）中医秋季养生的智慧

秋季，是一个凉爽的季节，也是一个收获的季节。秋季指农历 8、9、10 月，包括立秋、处暑、白露、秋分、寒露、霜降 6 个节气。俗话说："一夏无病三分虚"，立秋过后气温逐渐由升温转成降温，气候虽然早晚凉爽，但人极易倦怠、乏力等。根据中医 " 春夏养阳，秋冬养阴 " 的原则，此时进补十分合适。

秋季养生贵在养阴防燥。秋季阳气渐收，阴气生长，故保养体内阴气成为首要任务，而养阴的关键在于防燥，这一原则应具体贯彻到生活的各个方面。

1. 秋季养生的要点

（1）健康饮食

秋季膳食要以滋阴润肺为基本原则。可采用晨起食粥法以益胃生津，如百合莲子粥、银耳冰糖糯米粥、黑芝麻粥等。此外，还应多吃一些酸味果蔬，少吃辛辣刺激食品，这对护肝益肺是大有好处的。

（2）调理脾胃

夏秋之交，调理脾胃应侧重于清热、健脾，少食多餐，多吃易消化食物。少吃辛辣刺激油腻类食物，秋季调理一定要注意清泄胃中之火，以使体内的湿热之邪从小便排出，待胃火退后再进补。

（3）预防秋乏

俗语说得好“春困秋乏”。秋乏，是补偿夏季人体超常消耗的保护性反应，常表现为倦怠、乏力、精神不振等。防秋乏的最好办法就是适当地进行体育锻炼，保持充足的睡眠亦可防秋乏。

（4）预防秋燥

秋天雨水较少，天气干爽，人体容易虚火上炎出现“秋燥”，中医认为，燥易伤肺，秋气与人体的肺脏相通，肺气太强，容易导致身体的津液不足，出现诸如津亏液少的"干燥症"，比如皮肤干燥，多有咳嗽。防秋燥，重在饮食调理，适当地选食一些能够润肺清燥、养阴生津的食物，比如梨、甘蔗、荸荠、百合、银耳等。

（5）预防感冒

秋季感冒增多，预防感冒，首先要根据气温变化适当增减衣服，遇到疾病一定要及时就医以免耽误病情。

（6）早起早睡

早睡以顺应阴精的收藏，早起以舒达阳气。近代研究表明，秋天适当早起，对预防血栓形成也有重要意义。

（7）加强锻炼

金秋时节天高气爽，是运动锻炼的好时期，尤其应重视耐寒锻炼，如早操、慢跑、冷水浴等，以提高对疾病的抵抗力。

（8）慎食瓜果

夏令常常大量食瓜果，使肠胃抗病力有所下降，入秋后再大量食瓜果，更助湿邪损伤脾阳，不能运化水湿，腹泻、下痢、便溏等急慢性胃肠道疾病就随之发生。因此，入秋之后应少食瓜果，脾胃虚寒者尤应禁忌。

（9）适时进补

常言道："秋季进补，冬令打虎"，但进补时要注意不要无病进补和虚实不分滥补。要注意进补适量，忌以药代食，提倡食补。秋季食补以滋阴润燥为主，如乌骨鸡、猪肺、龟肉、燕窝、银耳、蜂蜜、芝麻、核桃、藕、秋梨等。这些食物与中药配伍，则功效更佳。

（10）注意养阴：秋季天气干燥，秋季养生要注意养阴。

2. 关于秋季养生的饮食

秋季饮食调养应遵循"养阴防燥"的原则，饮食宜养阴，滋润多汁。

（1）养肺为要

秋气内应肺。要多吃些滋阴润燥的食物，如银耳、甘蔗、燕窝、梨、芝麻、藕、菠菜、鳖肉、乌骨鸡、猪肺、蜂蜜、龟肉。此外还可适当食用一些药膳。

（2）少辛增酸

秋季，肺的功能偏旺，秋天饮食要少食辛味食物，如：葱、姜、蒜、韭菜、辣椒等。在此基础上多吃些酸味食物，以补肝气，如：苹果、石榴、葡萄、柚子、柠檬等。

（3）宜多吃粥

所以秋天早晨多吃些粥，既可健脾养胃，又可带来一日清爽。秋天常食的粥有：百合粳米粥、鸭梨粳米粥、银耳粳米粥、杏仁粳米粥、橘皮粳米粥等。

（4）宜养生汤补充营养

秋季饮食以滋阴润燥为原则，每日可喝些养生汤，一方面可以渗湿健脾、滋阴防燥，另一方面还可以进补营养、强身健体。秋季常食的汤有：百合冬瓜汤、黑鱼汤，鳝鱼汤、赤豆鲫鱼汤、鸭架豆腐汤、平菇鸡蛋汤、冬菇紫菜汤等。

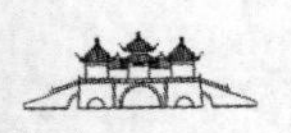

（5）宜多吃鱼

秋天是需要进补的季节，不妨吃点鱼肉。鱼肉脂肪含量低，其中的脂肪酸被证实有降糖、护心和防癌的作用。鲫鱼、带鱼、青鱼、鲤鱼、草鱼、泥鳅等。

（6）饮食禁忌

① 注意进食速度不要太快

② 不要吃得太饱

③ 注意食物温度不要过热和过冷

④ 不要吃太硬的食物

3. 秋季养生要注意养胃

（1）如何养胃

① 保暖是首要，秋凉之后，要注意胃部保暖，另外，胃病患者"秋凉"一定要适度，不要勉强挨冻而冻出病来。

② 饮食要合理，胃病患者的秋季饮食应以温、软、淡素、鲜为宜，做到定时定量，少食多餐。

③ 静养是关键，要避免紧张、焦虑、恼怒等不良情结，同时，注意劳逸结合。

④ 运动要适度，适度的运动锻炼，以提高机体抗病能力，促进身心健康。

⑤ 饮食宜搭配。五谷杂粮是人体补充能量必需的基础饮食，是维持生理活动最重要的营养来源。五谷杂粮的种类繁多，根据自己的情况选择。

（2）秋季养生的食谱

① 凉拌豆豉菠菜

材料：菠菜、洋葱丝、午餐肉片、蒜蓉、蚝油、辣椒酱、油。

② 凉拌双花菜

材料：菜花半个、西兰花半个、大蒜 4 瓣、橄榄油、红酒醋、黑胡椒、盐、糖

③ 栗子粥：栗子肉与粳米共煮，有补肾强筋、健脾养胃之功用

④ 百合杏仁粥：鲜百合、杏仁与粳米同煮，加白糖适量温服，能润肺止咳，清心安神

⑤ 白银鸭汤

材料：白萝卜、银耳、鸭汤适量。鸭汤滋阴，具有清热去火、润肠通便的作用。能有效缓解 " 秋燥 " 等秋后不适，是较好的清补佳品。

⑥ 木瓜胡萝卜玉米汤

材料：青木瓜半斤，胡萝卜一根，甜玉米一根，带皮猪肉半斤（要挑瘦肉多的部分，也可以用排骨），清水 1000 毫升。味道清甜，非常滋润，在干燥的秋天养生喝可防秋燥，简单美味。

⑦ 草菇白菜汤

材料：草菇（100 克）白菜（150 克）猪脊骨（55 克）虾米（5 克）鸡蛋（200 克）。具有养心安神，补血，滋阴润燥之功效。

⑧ 玉米冬菇排骨汤

材料：玉米 2 个、冬菇（干）6 个、排骨 500 克、姜 2 片、水 8 碗。

⑨ 白萝卜排骨汤

材料：排骨一斤，萝卜一个，生姜一块，盐，鸡精少许。

⑩ 菊花茶

茶方：用菊花，枸杞子，桑叶，果干等组方为菊启茶，加入清水煎煮后代茶饮用。功效：有明目清肝，清热解郁的作用。

⑪ 椹元茶

茶方：用枸杞子、桑葚子、桂圆等组方为椹元茶，加水煎煮 30 分钟，待温凉后代茶饮用。功效：有补肝、益肾、明目的作用。

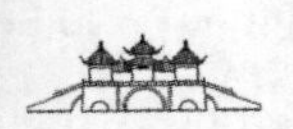

⑫ 生津茶

茶方：用青果5个，甘菊、麦冬、服法：煎水代茶饮。功效：其功能生津止渴，养阴润燥。适用热病伤阴，或老人阴虚津枯，口渴，咽干，唇燥等。

4. 秋季疾病预防要点

秋季气候干燥，气温多变，加之夏天人们的体力、精力消耗较大，体质相对较弱，所以要高度重视秋季疾病预防。秋季气候干燥，肺气旺盛，肝气虚弱，脾胃易受影响，所以季秋药补的基本原则应是以滋润为主，忌耗散，辅以补养气血。

（1）药物预防

常用单味中药有：西洋参、沙参、玉竹、天冬、麦冬、百合、女贞子、干地黄等。

秋季药补还可选用一些中成药，如：黄精糖浆、复方蜂乳、人参健脾丸、生脉饮、玉灵膏等。上述各种中成药，均有消除燥热对人体危害的功效，即使没有口干、舌燥等症，亦可少量服用，以达到养生目的。

（2）秋季还要注意疾病的预防

① 疟疾的防治

疟疾，俗称"打摆子"，是夏秋季节最常见的传染病，可能昏迷、说胡话、脖硬，甚至危及生命。对于疟疾的预防，关键是要做好防蚊灭蚊。

② 支气管哮喘的防治

哮喘属于过敏性疾病，它的发作多半是季节性的，每年夏末秋初开始发作，仲秋季节发展到高峰，寒冬腊月减缓。

③ 慢性咽炎的防治

秋天之所以要特别重视对咽喉炎的防治是因为秋天气候多晴少雨、

气候干燥。咽炎若在急性期得不到彻底治疗，就会成慢性咽炎。防治上宜滋阴清热，清咽喉，可用药物防治，如用麦冬 3 克、甘草 1.5 克、金银花 3 克、乌梅 3 克、青果 3 克，以开水泡，经常服用。在饮食上应常吃绿豆饮或雪梨浆。

④ 心血管病的预防

秋天是心脑血管疾病的多发季节，据有关资料报告，秋末冬初时节，脑血栓、脑溢血发病率远高于其他季节。心血管病人要坚持服药，坚持进行力所能及的体育锻炼，积极防治感冒等，以避免诱发、加重心血管疾病。

⑤ 抑郁症

秋风落叶，很容易患上抑郁症。防止抑郁症要注意心理调适，保持积极乐观的情绪，做些自己喜欢做的事情，勤于锻炼，投入大自然，凉爽的秋季正是外出旅游的好时机。

⑥ 中风

进入深秋时节，要重视高血压、糖尿病、冠心病等原发疾病的治疗，并注意先兆症状，如发现突然眩晕、剧烈头痛、视物不清、肢体麻木等，应及时送医院治疗，以防发生意外。

（3）秋季养生的注意事项：

秋天气候凉爽，人们的饮食、睡眠、精神都好了起来。此时，"秋乏、秋燥、秋膘”也正向我们走来，如果保养不当，也会增添许多新的烦恼。

① 养心，做到自然心灵释放

② 拒绝秋乏：秋天，一些人会有困倦疲乏的感觉，这种现象被人们称之为秋乏。秋乏是补偿夏季人体超常消耗的保护性反应。可以采取相应的防治措施。首先，要进行适当的体育锻炼，如散步、爬山等都是很好的选择。其次，尽可能充足睡眠。第三，要调整饮食，饮食宜清淡，

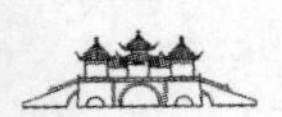

避免油腻；多吃富含维生素的食物，如胡萝卜、藕、梨、蜂蜜、芝麻、木耳等；多吃含钾的食物。第四，要适当多吃含咖啡因的食物。

③ 拒绝秋燥：秋天干燥的气候，防止秋燥，首先要注意补充水分，每天最好喝 3~4 杯开水。秋季饮食应以滋阴润肺，防燥护阴为基本原则，可多吃梨、苹果、葡萄、香蕉、萝卜及绿叶蔬菜以助生津防燥，少吃辣椒、葱、姜、蒜等辛辣燥烈之物。中老年人在秋季洗澡不宜过勤。

④ 拒绝秋膘：秋天，天气转凉，饮食会不知不觉地过量，使热量的摄入大大增加。再加上宜人气候，让人睡眠充足，汗液减少。另外，为迎接寒冷冬季的到来，人体内还会积极地储存御寒的脂肪，因此，身体摄取的热量多于散发的热量。在秋天人们稍不小心，体重就会增加。

⑤ 合理膳食，以防燥护阴、滋阴润肺为准则。

尽量少食或不食葱、姜、蒜、辣椒、烈性酒等燥热之品及油炸、肥腻之物。另外，要特别注意饮食清洁卫生，保护脾胃，多进温食，节制冷食、冷饮，以免引发肠炎、痢疾等疾病。

⑥ 积极参加体育锻炼，强身健体。

⑦ 衣装适宜，谨防着凉，秋季气温逐渐下降，早、晚温差较大，在此季节，老年人既要注意防寒保暖，及时增减衣服，防病保健。

⑧ 秋瓜坏肚要少吃，秋季不要吃太寒凉的食物，以保护胃肠，保护肺脏。

⑨ 适度饮水最重要：夏天多汗季节要多饮水，秋天干燥季节更要多饮水。适度饮水是秋天润燥、防燥不可少的保养措施。饮水以少量频饮为佳，不宜暴饮。

⑩ 秋季更应注意科学午睡。

俗话说："春困、秋乏、夏打盹。"进入秋季，入秋也应适当午睡，午睡能使心血管系统舒缓，并使人体紧张度降低。

（4）秋季养生的禁忌

俗话说："一夏无病三分虚"，立秋一到，气候虽然早晚凉爽，但仍有秋老虎肆虐，故人极易倦怠、乏力、纳呆等。在民间素有"秋补”习俗。万物正可谓：”春生、夏长、秋收、冬藏”。根据中医"春夏养阳，秋冬养阴"的原则，此时进补十分必要。但进补不可乱补，应注意禁忌。

① 无病进补

既增加开支，又害自身。如有人服用鱼肝油过量可引起中毒，长期服用葡萄糖会引起发胖、容易诱发糖尿病和心血管疾病。

② 慕名进补

认为价格越高的药物越能补益身体，人参、鹿茸价格高，又是补药中的圣药，所以很多人服用，但要注意的是，滥服人参、鹿茸会导致过度兴奋、烦躁激动、血压升高及流鼻血等症状。

③ 不分虚实

中医的治疗原则是虚者补之，不是虚证病人不宜用补药，虚证又有阴虚、阳虚、气虚、血虚之分，对证服药才能补益身体，否则会适得其反。中医讲"虚不受补"，在身体很虚的情况下直接大补特补，身体会吃不消，要一步步地慢慢补充。

④ 多多益善

任何补药服用过量都会有害，因此，进补要适量。

⑤ 凡补必肉

动物性食物无疑是补品中的良剂，它不仅有较高的营养，而且味美可口。但若久吃多吃，胃肠功能常常不堪重负，尤其是蔬菜类更不容忽视。现代营养学观点认为，新鲜的水果和蔬菜含有多种维生素和微量元素，是人体必不可少的营养物质。

⑥ 以药代食

药补不如食补，重药物轻食物是不科学的。殊不知许多食物也是有

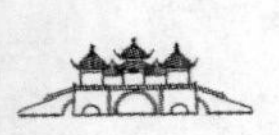

治疗作用的药物。正所谓，药食同源。如多吃荠菜可治疗高血压；多吃萝卜可健胃消食，顺气宽胸，化痰止咳；多吃山药能补脾益肾。日常食用的胡桃、花生、红枣、扁豆、藕等也都是进补的佳品。

⑦ 重进轻出

随着人民生活水平的提高，不少家庭天天有荤腥，餐餐大油腻，这些食物代谢后产生的酸性有毒物质，需及时排出，重视人体废物的排出，减少"肠毒"的滞留与吸收，提倡在进补的同时，亦应重视排便的及时和通畅。

⑧ 恒补不变

有些人喜欢按自己口味，专服某一种补品，继而又从多年不变发展成“偏食”“嗜食”，这对健康是不利的。各种补品，宜交替使用，不宜恒补不变，一补到底。

⑨ 贵贱之分

物以稀为贵，那些高贵的传统食品如燕窝、鱼翅之类，其实并无奇特的治疗作用，缺什么，补什么，切勿以贵贱来分高低，尤其是老年群体，更应以实用和价格低廉、性价比为滋补原则。

（九）冬季养生话膏方

1. 中医养生保健和膏方

中医养生保健，古人称之为摄生、道生、卫生、保生等。养生之养，含有保养、培养、调养、补养、护养等；生就是指生命；养生就是保养生命，就生命健康角度而言，保健在中医范畴内与养生的含义基本相同。中医养生保健就是人类为了自身更好的生存和发展，根据生命过程的客观规律，有意识地进行的一切物质和精神的身心养护活动。这种行为活动应当贯穿于出生前、出生后、病前（预防）、病中（防变）、病后（防复）的全过程。中医养生保健学是一门古老而又充满活力，能“普度众生”，引导人们健康长寿的学科。

近十多年来出现了“膏方热”现象分析原因：1. 经济发展和人民生活水平的提高；2. 主动关心自身健康的人群增多；3. 医疗部门和药品销售部门的营销战术；4. 使用方便、省时省力；5. 有病治病、无病强身。

膏方，又叫膏剂，以其剂型为名，为中医丸、散、膏、丹、酒、露、汤、锭八种剂型之一，其中膏剂包括外用的膏药和内服的膏方，通常所说的膏方是指内服的膏剂，又称膏滋药。

膏的含义较广：1. 如指物，以油脂为膏；2. 如指形态，以凝而不固称膏；3. 如指口味，以甘美滑腴为膏。《山海经》曾中说：“言味好皆滑为膏”；4. 如指内容，以为物之精粹；5. 如指作用，以滋养膏润为长。

内服膏剂，后来又称为膏方，因其起到滋补作用，也有人称其为滋补药，广泛地使用于内、外、妇、儿、伤骨、眼耳口鼻等科疾患及大病后体虚者。在中医理论里，膏方是一种具有高级营养滋补和治疗预防综合作用的成药。它是在大型复方汤剂的基础上，根据人的不同体质、不同临床表现而确立不同处方，经浓煎后掺入某些辅料而制成的一种稠厚状半流质或冻状剂型

2. 膏方的作用

（1）补虚扶弱：凡气血不足、五脏亏损、体质虚弱或因外科手术、产后以及大病、重病、慢性消耗性疾病恢复期出现各种虚弱症状，均可冬令进补膏方，能有效促使虚弱者恢复健康，增强体质，改善生活质量。

（2）抗衰延年：老年人气血衰退，精力不足，脏腑功能低下者，可以在冬令进补膏滋药，以抗衰延年。中年人，由于机体各脏器功能随着

年龄增加而逐渐下降，出现头晕目眩、腰疼腿软、神疲乏力，心悸失眠，记忆减退等，进补膏方可以增强体质，防止早衰。

（3）纠正亚健康状态：膏方对调节阴阳平衡，纠正亚健康状态，使人体恢复到最佳状态有显著作用，在节奏快、压力大的环境中工作，不少年轻人精力透支，出现头晕腰酸、疲倦乏力、头发早白等亚健康症状，膏方可使他们恢复常态。

（4）防病治病：针对患者不同病证开列的膏方确能防病治病，尤其对于康复期的癌症病人，易反复感冒的免疫力低下患者，在冬令服食扶正膏方，不仅能提高免疫功能，而且能在体内贮存丰富的营养物质，有助于来年防复发，抗转移，防感冒，增强抵抗力。

3．膏方的应用范围

（1）慢性病患者：原来患有慢性疾病，可以结合它的病症，一边施补，一边治病，这样对疾病的治疗和康复，作用更大。气血阴阳津液虚弱的病人也都可以通过服用膏方来达到除病强身的目的。

（2）亚健康人群：现代社会中青年工作生活压力和劳动强度很大（主要为精神紧张，脑力透支），同时众多的应酬，无度的烟酒嗜好，长期不足的睡眠及休息，均可造成人体的各项正常生理机能大幅度变化，抗病能力下降，从而使机体处于亚健康状态，这就非常需要适时进行全面整体的调理，膏方疗法就是最佳的选择。

（3）老年人的调补：老年人，由于它的生理特性，人体的各种机能，都将随着年龄的增长，而趋向衰退，而冬令调补，则能增强体质，延缓衰老。

（4）肿瘤患者的调补：肿瘤患者术后、放化疗后通过膏方调补，达到扶正抗癌的作用。

（5）女性的调补：卵巢早衰、免疫性不孕症、月经不调、产后体虚、乳汁稀少等。

（6）男性的调补：附睾炎、不射精、精子异常、特发性无精子症、抗精子抗体阳性、复发性性病、前列腺炎等。

（7）儿童的调补：小儿根据生长需要可以适当进补，尤其是小儿反复呼吸道感染，久咳不愈，厌食、贫血等体虚的患儿宜于调补。

4. 膏方的组成

按照药物的性质可分为三部分，即饮片、胶类及糖类。饮片是起主要治疗作用的中药，需辨证施治，三因制宜。胶类一方面供制作过程中收膏用，另一方面具有滋补作用，如阿胶养血止血，滋阴润肺；鹿角胶可温肾助阳，生精补髓，活血散结等。糖类主要为了改善口感，另外可补中缓急。

按照膏方中药物的作用可分为滋补药、对症药、健脾药和辅料四部分。滋补药有益气、补血、养阴或温阳等功能，常用的有人参、黄芪、熟地、麦冬、虫草、紫河车等，同时配合使用理气化湿、清热、祛瘀等药物，以增强滋补的效果。对症药是针对患者当时主要病症的药物，兼顾祛病和滋补。膏方内的滋补药多属黏腻呆滞之品，久服多影响脾胃运化，并易闭门留寇，故一般需加用陈皮、砂仁、焦山楂、炒麦芽、白术等健脾药，加强吸收，达到补而不滞的功效。辅料主要包括调味的糖类以及收膏的胶类等。

5. 膏方的制作

（1）浸泡：把药物放入容量相当的洁净砂锅内，加适量的水浸润药料，令其充分吸收膨胀，稍后再加水以高出药面 10 厘米左右，浸泡 24 小时。胶类药另放。

（2）煎煮：先用大火煮沸，再用小火煮 1 小时左右，转为微火以沸为度，约 3 小时左右，此时药汁渐浓，即可用纱布过滤出头道药汁。再

加清水浸润原来的药渣后即可上火煎煮，煎法同前，此为二煎。待至第三煎，将前三煎所得药汁混合一处，静置后再沉淀过滤，以药渣愈少愈佳。

（3）浓缩：过滤净的药汁倒入锅中，进行浓缩，可以先用大火煎熬，加速水分蒸发，并随时撇去浮沫，让药汁慢慢变得稠厚，再改用小火进一步浓缩，此时应不断搅拌，因为药汁转厚时极易粘底烧焦，在搅拌到药汁滴在纸上不散开来为度，此时方可暂停煎熬，这就是经过浓缩而成的清膏。

（4）收膏：把蒸烊化开的胶类药与糖（以冰糖和蜂蜜为佳），倒入清膏中，放在小火上慢慢熬炼，不断用铲搅拌，直至能扯拉成旗或在滴水成珠（将膏汁滴入清水中凝结成珠而不散）即可。

（5）存放：待收好的膏冷却后，装入清洁干净的瓷质容器内，先不加盖，用干净纱布将容器口遮盖上，放置一夜，待完全冷却后，再加盖，放入阴凉处。

6. 膏方的服法

（1）服用方式：冲服、调服、噙化（亦称“含化”）。

（2）服用时间：滋腻补益药，空腹服。病在下焦，饭前服。病在上焦，饭后服。补心脾、安心神、镇静安眠的药物，睡前服。

（3）服用剂量：汤匙1匙为准（约合15-20毫升）。

冬令进补不是膏方的唯一功能，对虚实夹杂的慢性疾病或亚健康状态也有很好的调节作用。膏方也必须建立在四诊合参、辨证论治的基础上。临诊时，要综合考虑全身因素。充分运用现代病理学、病理生理学及中药药理学的研究成果，做到辨病与辨证的有效结合。重视调节免疫力和微循环在冬令调补中的作用。

（十）香砂六君子汤在慢性肺系疾病缓解期的应用

慢性肺系疾病为临床上常见病、多发病，包括现代医学的慢性支气管炎、肺气肿、支气管哮喘、支气管扩张、肺间质纤维化等疾病，目前肺癌也可以包括在内。慢性肺系疾病具有病程较长、反复发作、缠绵难愈的特点，临床主要表现为反复咳嗽、咳痰、气喘或气短不足以息、纳少、乏力等症，且常因感受外邪或劳累或寒暖失调、起居不慎等继发感染发作或加重，且这些疾病多可相互关联、演变加重、不断发展。因此，采取措施积极预防非常重要。

慢性肺系疾病多属于中医咳嗽、喘证、哮证、肺胀等范畴，肺脾气虚是慢性肺系疾患的主要病机。中医在健脾养肺、补肺护肺、益肾强肺等调养防治方面积累了丰富的经验，健脾益气补肺应贯穿治疗的始终。因此，本人在临床上采用香砂六君子汤加减方，用于慢性肺系疾病缓解期的治疗，取得了较好的疗效。通过学习和临床实践，并在实践中不断思考和研究，自己在临床上也积累了一些体会经验，从而形成了治疗慢性肺系疾病缓解期的系列方剂，下面和大家分享。

1. 健脾补肺汤

四君子汤（《太平惠民和剂局方》党参、白术、茯苓、甘草。

六君子汤（陈夏四味汤《证治要诀》）在理气健脾的四君子汤的基础上加半夏、陈皮，增加了理气化痰的作用，用于咳嗽痰多，清稀气短等症。

香砂六君子（香砂六味汤《太平惠民和剂局方》（宋元时期）六君子汤加木香、砂仁，行气止痛，降逆化痰，除可见咳嗽咳痰外还可见食少倦怠，胃脘隐痛或恶心呕吐等。

健脾补肺方为香砂六君子汤加炙黄芪。

方解：四君子汤益气补中，健脾益胃，用于脾胃虚弱，运化乏力，脾虚气弱之人。补气或健脾方均从此方化载。香砂六君子汤加炙黄芪以加强益气健脾的作用。脾为后天之本，气血生化之源，补脾即补肺也。

以此方作为慢性肺系病患缓解期治疗的基础方，取得了满意的临床疗效，并由此产生了治疗慢性肺系疾患缓解期的系列方剂。

☆汤药有效后可加膏方序贯治疗。

☆膏方在原方加减的基础上加细料而成。

2. 健脾补肺止咳方（包括膏方）

健脾补肺方加止嗽散

止嗽散（清·《医学心悟》）桔梗、荆芥、紫苑、百部、白前、甘草。止咳化痰，疏表宣肺。

处方：党参、白术、茯苓、甘草、炙黄芪、陈皮、半夏、木香、砂仁、桔梗、紫苑、百部、白前。

治法：健脾补肺，止咳化痰

方解：方中用香砂六君子汤益气补中，健脾益胃，合止嗽散宣肺止咳化痰。止嗽散方原为外感咳嗽，服解表宣肺药仍咳嗽不止者。方中紫苑、白前、百部、陈皮理气化痰止咳；荆芥、桔梗止咳宣肺；甘草调和诸药，与桔梗同用又能清利咽喉。诸药合用，重在止咳化痰。

主治：慢性肺系疾患缓解期反复咳嗽、咳痰、气短纳少、神疲乏力、舌苔薄白脉细等。

随症加减：（略）

☆汤药有效后可加膏方序贯治疗。

☆膏方在原方加减的基础上加细料而成。

健脾补肺止咳方长期应用后在临床上取得了满意的疗效，在此基础上研究加味发明了《补肺止咳膏》（成方膏方），并于2012年申请了国家专利。2013年获省级科研立项课题。

在健脾补肺止咳方的基础上辨证加用细料，也可为患者量身定制个体膏方。

3. 健脾补肺化痰汤

健脾补肺方加二陈汤

二陈汤（宋·《太平惠氏和济局方》）半夏、陈皮、茯苓、甘草。燥湿化痰，理气和中。

处方：党参、白术、茯苓、甘草、炙黄芪、陈皮、半夏、木香、砂仁、桔梗、竹茹、枳实、生姜、大枣。

治法：健脾补肺，化痰止咳

方解：方中用香砂六君子汤益气补中，健脾益肺，合二陈汤加减，燥湿化痰，理气和中，桔梗、竹茹、枳实加强化痰止咳的作用。

主治：慢性肺系疾患缓解期痰多胸闷或喉中多痰、反复咳嗽、气短纳少、神疲乏力、舌苔薄白，脉细者。

随症加减（略）

☆汤药有效后可加膏方序贯治疗。

☆膏方在原方加减的基础上加细料而成。

4. 健脾补肺定喘汤

健脾补肺汤加三子养亲汤、定喘汤加减

三子养亲汤（三子平喘汤《韩式医道》）苏子、白芥子、莱菔子。顺气降逆、化痰消滞。

定喘汤（千金定喘汤，明·《寿世保元》卷三）麻黄、白果、桑白皮、苏子、杏仁、黄芩、款冬花、制半夏、甘草。宣肺降逆、清肺化痰

处方：党参、白术、茯苓、甘草、炙黄芪（或生黄芪）、陈皮、半

夏、木香、砂仁、炙麻黄、桑白皮、苏子、白芥子、莱菔子、白果、杏仁、黄芩、款冬花。

治法：健脾补肺，降气平喘

方解：健脾补肺定喘汤由健脾补肺汤加三子养亲汤、定喘汤加减而成。方中用健脾补肺汤益气补中，健脾益肺，桑白皮清肺卫而止咳平喘，麻黄宣降肺气以定喘，（如有表寒可用生麻黄兼解表寒，）黄芩配桑白皮以清痰热；杏仁、苏子、半夏降气平喘、化痰止咳与麻黄并用，一宣一降，以加强宣肺平喘作用；白果性涩，有化痰浊作用，又能宣肺平喘，并防麻黄过于耗散之弊，款冬花配半夏以除痰嗽，甘草调和诸药。共成健脾补肺，宣肺降气平喘的功效。

主治：多种慢性肺系疾患缓解期，气逆痰滞之咳嗽气喘，且气喘动则尤甚等。

随症加减（略）

☆汤药有效后可加膏方序贯治疗。

☆膏方在原方加减的基础上加细料而成。

5. 健脾补肺固本方

健脾补肺方加平喘固本汤加减

平喘固本汤（南京中医学院附属医院验方《中医内科学》）党参10g、五味子6g、冬虫夏草6g、胡桃肉12g、灵磁石18g、沉香、坎脐、苏子各为15g、款冬花10g、法半夏12g、橘红6g、补肺益肾、降气化痰。

处方：人参（或党参）、白术、茯苓、炙甘草、黄芪（可以生炙黄芪同用）、制黄精、沉香、五味子、胡桃肉、蛤蚧（研末）、葶苈子、紫苑、苏子、熟地、补骨脂。

治法：健脾补肺，益肾固本。

方解：健脾补肺固本方以健脾补肺方合平喘固本汤加减而成，方中用健脾补肺方益气补中，健脾益肺；制黄精、沉香、五味子、胡桃肉、蛤蚧（研末）、熟地、补骨脂补肾纳气，葶苈子、紫苑、苏子降气化痰。

目前冬虫夏草昂贵改用金水宝代替（人工合成的冬虫夏草），原本坎脐难取用紫河车代替，沉香也比较贵减量使用。

主治：各种慢性肺系疾患缓解期，以脾肺肾俱虚，咳嗽气喘，动则尤甚者。

随症加减（略）

☆汤药有效后可加膏方序贯治疗。

☆膏方在原方加减的基础上加细料而成。

6. 健脾补肺滋肾汤

健脾补肺方加左归丸

左归丸（明·张景岳《景岳全书》）改为汤剂。熟地、山药、枸杞、山萸肉、菟丝子、鹿角片（鹿角胶）、龟板（龟板胶）滋补肝肾。主治肝肾精血亏损，而见腰腿酸软、眩晕耳鸣、盗汗、口舌干燥、遗漏不禁、小便自遗等。

处方：人参（或党参）、白术、茯苓、炙甘草、炙黄芪、熟地、山药、枸杞、山萸肉、菟丝子、鹿角片（鹿角胶）、龟板（龟板胶）。

功效：健脾补肺，滋养肝肾。

方解：方中用健脾补肺汤益气补中，健脾益肺；左归丸为六味地黄丸去丹皮、泽泻、茯苓，加入菟丝子、枸杞子等滋补肝肾之品。

主治：各种慢性肺系疾患表现为咳嗽气喘，声低气怯，动则气喘尤甚，伴见腰酸耳鸣、盗汗、口干舌燥、小便自遗等。

随症加减（略）

☆汤药有效后可加膏方序贯治疗。

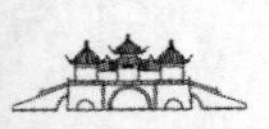

☆膏方在原方加减的基础上加细料而成。

7. 健脾补肺温肾汤

健脾补肺方加右归丸

右归丸（明·张景岳《景岳全书》）熟地、山药、山萸肉、枸杞子、杜仲、菟丝子、熟附子、肉桂、当归、鹿角胶（片）。主治肾阳不足，年老火衰，年老久病而气衰，畏寒肢冷，阳痿滑精，腰膝酸软等症。

处方：人参（或党参）、白术、茯苓、炙甘草、炙黄芪、熟地、山药、山萸肉、枸杞子、杜仲、菟丝子、熟附子、肉桂、当归、鹿角胶（片）。

方解：方中用健脾补肺方益气补中，健脾益肺；右归丸温补肾阳。

主治：各种慢性肺系疾患症见咳嗽气喘，动则尤甚，自汗盗汗，神疲乏力，畏寒肢冷，四肢不温，小便清长，腰膝脚软等。

随症加减（略）

☆汤药有效后可加膏方序贯治疗。

☆膏方在原方加减的基础上加细料而成。

8. 健脾补肺抗痨方

健脾补肺方加月华丸加减

月华丸（《医学心悟》）天冬、生地、麦冬、熟地、淮山药、百部、川贝母、阿胶、獭肝、三七。养阴除热、宁嗽止血。主治虚劳骨蒸潮热、盗汗、咳嗽、气喘、咯血、夜盲、痔疮下血等。

处方：人参（或党参）、白术、茯苓、炙甘草、炙黄芪、天冬、生地、麦冬、熟地、淮山药、百部、川贝母、阿胶、蒲公英、猫爪草。

功效：健脾补肺，抗痨杀虫。

方解：健脾补肺抗痨方由健脾补肺汤合月华丸加减而成，具有健脾补肺抗痨的作用。方中用健脾补肺汤益气补中，健脾益肺；天冬、生地、麦冬、熟地、阿胶养阴除热；百部、川贝母、蒲公英、猫爪草抗痨杀虫；淮山药加强健脾益肾的功效。

这个地方的“痨”主要指肺痨，即现代医学所讲的肺结核。

主治：肺痨、虚劳体虚气喘，咳嗽咯血、甚至骨蒸潮热、盗汗自汗、消瘦气短等。

随症加减（略）

☆汤药有效后可加膏方序贯治疗。

☆膏方在原方加减的基础上加细料而成。

9. 健脾补肺抗癌方（扶正抗癌方）（自拟方）

健脾补肺抗癌方（扶正抗癌方）由健脾补肺方加具有抗癌作用的中药组成。

处方：党参 15g、白术 10g、茯苓 10g、生黄芪（炙黄芪）15g、淮山药 15g、炙甘草（生）6g、陈皮 10g、木香 10g、砂仁 6g、生地 10g、黄精 10g、丹参 10g、灵芝 10g、野葡萄藤 15g、藤梨根 15g、肿节风 15g。

功效：健脾补肺，扶正抗癌。

方解：健脾补肺抗癌方（扶正抗癌方）由健脾补肺方加具有抗癌作用的中药组成。方中用健脾补肺汤益气补中，健脾益肺，加补肾益肺之灵芝、生地、黄精以加强扶正；丹参、野葡萄藤、藤梨根、肿节风活血解毒散结以抗癌。共奏扶正抗癌之效。

主治：用于肺癌患者（也可用于其他肿瘤患者）的治疗，如配合手术，放化疗、靶向治疗或免疫治疗，可进一步提高疗效。

随症加减（略）

☆汤药有效后可加膏方序贯治疗。

☆膏方在原方加减的基础上加细料而成。

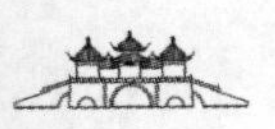

10. 健脾补肺平纤汤

健脾补肺汤加平纤宁肺汤（自拟方）加减而成

平纤宁肺汤（自拟方），桑白皮15g、黄芩10g、黄精10g、银花10g、虎杖10g、当归10g、丹参10g、红景天15g、川芎6g、干地黄15g、甘草6g。

课题《平纤宁肺颗粒剂对肺间质纤维化的干预作用及疗效评价研究》获得2013年江苏省中医管理局科研立项。

肺间质纤维化属本虚标实之证，虚、热、痰、瘀在发展过程中相互影响。补肺肾、清痰热、祛血瘀是基本大法。

健脾补肺平纤汤是健脾补肺汤合平纤宁肺方加减而成

处方：党参10g、白术10g、茯苓10g、甘草6g、生（炙）黄芪15g、黄精10g、虎杖10g、当归10g、丹参10g、红景天15g、川芎6g、干地黄15g。

功效：健脾补肺，平纤宁肺

方解：健脾补肺平纤汤是健脾补肺汤合平纤宁肺方加减而成。方中用健脾补肺汤益气补中，健脾益肺；平纤宁肺汤平纤宁肺，具有健脾补肺，平纤宁肺的作用。

主治：肺间质纤维化症见咳嗽气喘或进行性呼吸困难、紫绀、胸闷等。

随症加减（略）

☆汤药有效后可加膏方序贯治疗。

☆膏方在原方加减的基础上加细料而成。

11. 健脾补肺散结方

健脾补肺散结方由健脾补肺方加具有活血、解毒、散结作用的中药组成。这里的“结”是指影像检查发现的结节，不是肉眼所见。

处方：党参 15g、白术 10g、茯苓 10g、生黄芪（炙黄芪）15g、淮山药 15g、炙甘草（生）6g、陈皮 10g、木香 10g、砂仁 6g、生地 10g、黄精 10g、丹参 10g、灵芝 10g、肿节风 15g、石见穿、石上柏、莪术等。

具有健脾补肺，扶正散结的作用。

用于肺结节病患者治疗，或者肺小结节，尤其适用于肺微小结节的治疗。

随症加减（略）

以上和大家分享了自己的一些学习体会，希望大家批评指正。

（十一）补肺止咳膏在慢性阻塞性肺病稳定期中的应用

补肺止咳膏是本人在长期临床实践中研制发明的专利，是用于慢性支气管炎、慢性阻塞性肺病、支气管哮喘等反复发作性疾病的恢复期，或作肺癌放化疗后的调理膏方。已经在临床应用十余年，尤其是用于慢性阻塞性肺病患者的序贯治疗，取得了良好的疗效。没有发生过不良反应。

补肺止咳膏的文章曾发表于《江苏中医药》2007 年第 10 期。近年来应用补肺止咳膏治疗慢性阻塞性肺病稳定期取得了较好的临床疗效，并且本方有毒副作用小，疗效稳定而持久的特点。患者易于接受，并有较好的依从性。

【技术背景】

慢性支气管炎、慢性阻塞性肺病、支气管哮喘的转归预后因人而异。轻者容易恢复，病情重者气道反应性增高明显，或伴有其他过敏性疾病

者不易痊愈。中年及以上的患者，尤其是老年患者因呼吸道免疫力不断减退，免疫球蛋白的减少，组织退行性变，肾上腺皮质激素分泌减少，呼吸防御功能退化，气道炎症不易消除，故发作频繁。肺功能降低，病久不愈，目前在缓解期的治疗和预防复发方面现代医学尚无特效方法。而中医对咳嗽、喘息、咯痰等症状方面有一套独特的方法，常可与现代医学的疗法起相辅相成的作用，尤其是在减少减轻发作，提高生活质量方面呈现良效。

中医学认为慢性支气管炎、慢性阻塞性肺病、支气管哮喘发作多为实证或虚实夹证。病位在肺，多由寒邪外束或痰热郁肺，或痰浊内阻。虚证病位在肺、肾，在肺者多由津液消耗，肺失濡养或久病亏耗或受他脏之病所累引起；在肾者多由劳伤肾气或久病气虚，下元亏损，肾失摄纳之权引起，此外亦有兼脾虚而易生痰饮，故致疾病缠绵难愈。因此通过补肺健脾益肾可以达到减少发作或减轻发作的目的，而起到预防作用。补肺止咳膏在健脾补肺益肾的基础上加上止咳化痰药物，在临床应用中取得了良好的疗效。

本发明的目的是希望给患者提供一种疗效好、服用方便、无副作用，并能长期使用的药物。膏方，是比较好的选择。

膏方，又叫膏剂，以其剂型为名，为中医丸、散、膏、丹、酒、露、汤、锭八种剂型之一，其中膏剂包括外用的膏药和内服的膏方，通常所说的膏方是指内服的膏剂，又称“膏滋药”。膏方也具有简、便、廉的特点。

在五花八门的补品中既体现中医辨证施治的特色又按传统经验特制的就是膏滋药，即通常所说的“膏方”。膏方是养生保健、防病治病的技术和方法，兴于汉唐时期，常常用来养生古时是宫庭大内、达官贵人，养荣驻颜、祛病延年的奢侈品，而今已进入寻常人家。膏方四季皆可服用，尤以冬季最佳。因为冬令进补，营养物质更宜于吸收蕴蓄。

从中医机理上讲，膏方是一种具有营养滋补和治疗预防综合作用的成药。它是在大型复方汤剂的基础上，根据人的不同体质、不同临床表现而确立不同处方，经浓煎后掺入某些辅料而制成的一种稠厚状半流质或冻状剂型。

膏方养生是以中医学的阴阳、脏腑、气血等理论为基础，运用中医整体观为指导，贯彻三因制宜思想，既注重养生保健，又兼顾了慢性病调治。所以近几年出现了“膏方热”现象，尤其是在冬季膏方更是火热。随着各级医疗机构的广泛参与，膏方节活动蓬勃兴起，药品商店大力推广宣传，媒体关注也日益加大，相关医学科技论文数量逐年增加。

【发明内容】

本发明的目的在于提供一种服用方便、无副作用、疗效好，用于慢性支气管炎、慢性阻塞性肺病、支气管哮喘等反复发作性疾病的恢复期，或作肺癌放化疗后的调理的膏方。

为实现上述目的，本发明是通过以下技术方案实现的：

补肺止咳膏，其特征在于制备该药膏的原料组份重量百分比：潞党参8%–9%，炒白术4%–5%，云茯苓4%–5%，炙甘草2%–3%，炙黄芪5%–6%，怀山药5%–6%，西当归3%–4%，干地黄4%–5%，炒白芍4%–5%，南沙参6%–7%，北沙参6%–7%，天冬4%–5%，麦冬4%–5%，陈皮4%–5%，光杏仁4%–5%，川百部4%–5%，炙枇杷叶4%–5%，法半夏4%–5%，大贝母4%–5%，五味子（杵）4%–5%。

本发明服用方便、无副作用、疗效显著。

【具体实施方式】

下面介绍本发明的一个实施例：

本实施例的具体配方为：潞党参450g，炒白术250g，云茯苓250g，

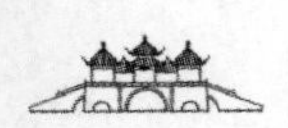

炙甘草150g，炙黄芪300g，怀山药300g，西当归200g，干地黄250g，炒白芍250g，南、北沙参（各）350g，天、麦冬（各）250g，陈皮250g，光杏仁250g，川百部250g，炙枇杷叶250g，法半夏250g，大贝母250g，五味子（杵）250g。

所述的补肺止咳膏制备方法：

将上方药物冷水浸泡，然后入锅煎煮，浓缩药汁，加蜜1000g或冰糖500g（糖尿病患者可加入木糖醇）收膏。

功能：健脾补肺，化痰止咳。

主治：慢性支气管炎、慢性阻塞性肺炎、支气管哮喘等反复发作性疾病的恢复期，或作肺癌放化疗后的调理。

用法：每日1–2次，每次一匙（大约20克左右）。如咳嗽急性发作，感冒、腹泻则暂停服用。

方解：本方为六君合四物化裁。其中参、术、苓、草合黄芪、山药健脾补肺；归芍、地黄补血；南沙参、北沙参、天冬、麦冬滋阴润肺，陈皮理气行滞防止碍胃，合半夏、贝母化痰止咳，五味子收敛肺气。慢性支气管炎、慢性阻塞性肺炎、支气管哮喘等均为反复发作性疾病，常出现气血阴阳亏虚、脏腑俱损的情况，肺癌患者在放化疗后也常出现气血不足、阴阳失调，或多或少兼有咳嗽咯痰等症。故本方在补益的基础上，加用止咳化痰之品。脾为后天之本、气血生化之源，大多数患者脾气虚弱，故补益剂中又以六君为主方，补中气、健脾胃，脾气健则能补肺气之虚，此所谓“培土生金”。

中医证候学诊断标准：根据《慢性阻塞性肺疾病中医诊疗指南（2011版）》有关稳定期的辨证标准及《中医诊断学》中有关痰证、瘀证的诊断制定。

肺气虚：呼吸无力，久咳痰白，语声低微，自汗，易患感冒。

肺脾气虚：咳嗽，喘息，气短，动则加重，纳呆，乏力，易感冒，舌体胖大、齿痕，舌质淡，舌苔白。

肺肾气虚：喘息，气短，动则加重，神疲，乏力，腰膝酸软，易感冒，舌质淡，舌苔白，脉细。

瘀阻于肺：胸痛咯血，唇甲青紫，舌质暗红，脉数或涩。

痰阻于肺：咳嗽，喘憋，痰多，舌苔腻，脉滑或弦。

慢性阻塞性肺病稳定期常常表现为呼吸气短，神疲乏力，少气懒言，自汗，舌淡胖，脉虚细无（弱、软、濡）等。采用益肺健脾温肾，化痰行瘀止咳之法，研制的补肺止咳膏由潞党参、炒白术、云茯苓、炙甘草、炙黄芪、怀山药、西当归、干地黄、炒白芍、南沙参、北沙参、天冬、麦冬、陈皮、光杏仁、川百部、炙枇杷叶、法半夏、大贝母、五味子、蜂蜜、冰糖等组成。诸多药物制为膏方，服用简便，易于长期调补。

本课题探索补肺止咳膏对慢性阻塞性肺病稳定期康复的作用，以及在防止慢性阻塞性肺病病情进展，提高运动耐量，改善健康状况，防治合并症，防治急性发作，以及降低病死率方面的作用，并阐明作用机理，探讨慢性阻塞性肺病稳定期的证候分类，为进一步的理论及实验研究奠定基础；采用随机、对照、平行试验研究。

【案例】

吴某某，男，80岁，咳嗽气喘反复发作40余年。查体：神清，两肺呼吸音粗，呼气延长，舌红苔白，脉沉，诊断为COPD。每逢冬季发作，每年发作累计超过三个月。2002年4月夏季初诊，间有咳嗽，活动后气喘，要求冬病夏治，故予补肺止咳膏口服。每日两次，每次20g（约1–2匙）。持续服用膏方三个月，当年冬季未有明显发作。故在立冬后又持续服用补肺止咳膏三个月，此后十年间每逢夏季和冬季均用膏方预防治疗，未有发作。

赵某某，女，42岁，咳嗽8个月，于2011年4月初诊，在多家医

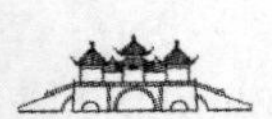

院诊断为咳嗽变异性哮喘，曾经使用过酮替芬、孟鲁斯特、信必可等药物，症状有所减轻，但始终未愈。支气管舒张实验可疑阳性。就诊时患者咳嗽频作，咯黄白痰，口干咽燥，舌红苔黄，脉滑。中医辨证为痰热郁肺，故予清肺化痰止咳治疗。予自拟止咳1号方加减，用中药颗粒剂（免煎颗粒）（江阴天江制药有限公司生产），处方：桑白皮10g，黄芩10g，蒲公英10g，杏仁10g，百部10g，陈皮10g，炙枇杷叶10g，白前10g，前胡10g，射干10g，桔梗10g，枳壳10g，全瓜蒌10g，大贝母10g，皂角刺10g，葶苈子10g，款冬花10g，炙麻黄6g，苏子10g积雪草15g，三桠苦15g，青天葵10g，救必应10g，生甘草每日一剂，加温开水200ml冲匀后分成两份，早晚（或上、下午）各一份。因其口干咽燥明显故加中药饮片木蝴蝶、银花、胖大海、麦冬、甘草各1g泡服（小包装饮片，安徽惠隆中药饮片有限公司提供），上方七剂后咳嗽减轻，予原方加减，继续使用十剂，咳嗽进一步缓解。此后服用补肺止咳膏，每日两次，每次20g（或1–2匙），连服三个月，随访一年未有发作。

（十二）扶正祛邪在肺系危重症中应用的体会

扶正祛邪是中医内科治疗原则之一。扶正即是补法，用于虚证。祛邪即是泻法，用于实证。从某种意义上说，疾病的过程就是正气与邪气相争的过程。邪胜于正则病进，正胜于邪则病退。因此，扶正祛邪就是改变邪正双方的力量对比，使之有利于疾病向痊愈。

肺系病急重症无论中西医，常常属疑难，特别是重症肺部感染、难治性感染、多重耐药菌感染，有时西医西药治疗效果不好，甚至完全无效，此时，使用中医中药，加上辨病治疗，很多时候能取得令人满意的疗效。

下面举例谈谈我们治疗的体会：

【典型病例一】

郑某某，女，80岁，因“食管鱼刺取出术后发热、呼吸困难半月余”于2018年11月1日11时40分由本市西医院转入我院ICU。患者半月前因误吞鱼刺于外院行“咽侧进路椎前间隙异物取出术”，术后继发肺部感染，反复发热，呼吸困难，后转至医院ICU行气管插管、机械通气，并予积极抗感染、化痰、抑酸及营养支持等治疗，病情继续恶化。住院期间痰培养到泛耐药鲍曼不动杆菌，曾因使用亚胺培南西司他汀引起药物性癫痫发作。既往有“肺恶性肿瘤”病史一年（未做进一步病理分型），曾服用中药及靶向药物，术后已停用。有“高血压病”病史十余年，长期服用“贝那普利”，血压控制良好；有“糖尿病”病史两年余，口服“二甲双胍”，血糖波动在正常范围。

入院时患者昏睡，呼之能应，呼吸急促，咳声无力，喉中痰鸣，保留导尿，大便失禁。T38.3℃，P95次/分，R33次/分，BP150/70mmHg。皮肤黏膜无黄染，颈部右侧缘切口已愈合，颈软，呼吸急促，两肺呼吸音粗，满布痰鸣音，心率95-105次/分，律不齐。腹膨隆、软，无压痛，未扪及包块，四肢无可凹性浮肿。NS：嗜睡，呼之能应，四肢肌力及感觉检查无法配合，肌张力稍减低，病理反射未引出。舌淡红少苔，脉滑。

辅助检查：WBC6.12×10^9/L，Neu% 88%，RBC2.87×10^{12}/L，Hb88g/L；降钙素原pCTO 0.59ng/ml；CK386mmol/L，BUN16.16mmol/L，TG6.38mmol/L；D-二聚体4.48mg/L。粪常规（-），尿常规（-）。胸部CT：1.左肺上叶异常影；2.右肺下叶小结节；3.两肺肺炎（2018.10.25，外院）。四肢彩超：右侧小腿肌间静脉血栓形成。血气分析：PH7.434，

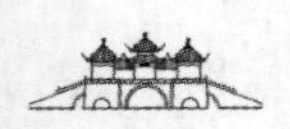

PO2：62.4mmHg，PCO2：37.6mmHg，GLU8.5mmol/L，Cl116.3mmol/L，Ca1.88mmol/L，乳酸 2.4mmol/L，氧合指数 181mmHg。

入院诊断：中医诊断：喘嗽症 - 痰湿蕴肺；西医诊断：1. 肺部感染；2. 肺恶性肿瘤；3. 右小腿肌间静脉血栓形成；4. 高血压病 3 级极高危；5. 2 型糖尿病；6. 高脂血症；7. 椎前间隙异物取出术后

入院后立即予吸氧、哌拉西林舒巴坦、替加环素、美罗培南联合抗感染，胰岛素持续泵入控制血糖，并立即予中药二陈汤合平胃散加减方一剂，颗粒剂冲服，分两次，鼻饲。入院后三小时病情无改善，与患者家属沟通后再次行气管插管术，术后继予呼吸机辅助通气。

入院第二天一大早上班，ICU 请我急会诊，患者仍嗜睡，呼吸机辅助通气，喉中痰鸣，大便失禁。两肺满布哮鸣音及湿啰音，腹膨软，肠鸣音活跃，双下肢轻度可凹性浮肿，舌不可视，脉滑（入院时舌淡红少苔，脉滑），根据以往经验结合患者病情，属正虚邪实之证。正虚为脾肾亏虚，气阴不足，邪实为痰湿蕴肺，肺失清肃，湿胜气脱。治疗原则当予扶正祛邪，具体治法为健脾益肾，清肺化痰，平喘止泻，宜大方重剂，故予香砂六君方合桑白皮汤加减：

党参 20g	炒白术 20g	茯苓 15g	陈皮 15g
法半夏 15g	砂仁 8g	生苡仁 20g	炙龟板 15g
鸡内金 15g	六曲 20g	谷芽 20g	焦山楂 20g
青蒿 15g	黄连 10g	藿香 10g	黄芩 10g
炒山栀 10g	桑白皮 20g	葶苈子 20g	川贝母 6g
猫爪草 30g	鱼腥草 30g	蒲公英 20g	泽泻 10g
射干 12g	款冬花 10g	丹参 10g	生甘草 6g

3 剂，颗粒剂，每剂加 200ml 温开水冲匀后分两次服，q8h 鼻饲，也就是每日服一剂半中药（三帖服两日）。

方中以香砂六君汤健脾益气、化湿和中，兼以止泻。加龟板益肾滋阴以扶正，加消导之鸡内金、六曲等以开胃助运，古有“无积不成痢”、“无湿不成泻”之说。合桑白皮、黄连、黄芩、山栀、青蒿以清肺热，川贝母、葶苈子、款冬花止咳平喘，结合现代药理加用清热解毒之猫爪草、鱼腥草、蒲公英以加强抗炎作用。泽泻消肿，丹参活血祛瘀以对症，生甘草调和诸药，全方合用，共奏扶正祛邪之效。补益药中党参健脾补肺、补血生津，现代药理研究不仅能调整胃肠功能，保护胃黏膜，还能增强机体免疫力及抗肿瘤作用。白术益气健脾、燥湿利水，现代药理也有抗肿瘤增殖及抗肿瘤转移的作用。陈皮、木香不仅能理气健脾、燥湿化痰，还有一定的抗炎、抗肿瘤、调节免疫的作用。砂仁、苡仁化湿行气止泻，除对胃肠有保护作用外，也有一定的抗炎作用，苡仁有明确的抗肿瘤作用。

经上述综合治疗，患者入院第 3 天（即 2018-11-04）神志转清，但仍发热气喘，能自主呼吸，大便稀薄，呈糊状，6-7 次 / 日。查体：神清，T38℃，P85 次 / 分，R24 次 / 分，BP130/70mmHg。两肺闻及少许哮鸣音及湿性啰音，腹膨软，无压痛，肠鸣音稍活跃，下肢水肿消退，NS（-），脉沉。

于 2018.11.04 12：20 脱机拔管，此时看舌，舌红无苔。血气分析：PH7.446，PO_2 105.4mmHg，PCO_2 39.4mmHg，氧合指数 189.03mmHg。降钙素原检测：pCT 0.68ng/ml，乳酸 2.6mmol/L。本院痰培养到鲍曼不动杆菌和肺炎克雷伯杆菌，胸部 CT 复查：两肺感染较前好转，左上肺仍有实变影。

继予上方中药及抗生素联合治疗，鼻导管吸氧，并注意纠正水电解质酸碱失衡，加强气道管理、翻身、拍背、雾化等。中药原方加蔻仁 6g，方药如下：

党参 20g	白术 20g	陈皮 15g	法半夏 15g
砂仁 8g	蔻仁 6g	苡仁 30g	龟板 15g
鸡内金 15g	六曲 20g	谷芽 20g	焦山楂 20g
黄连 10g	藿香 10g	黄芩 10g	猫爪草 30g
鱼腥草 30g	青蒿 15g	蒲公英 20g	桑白皮 20g
葶苈子 15g	款冬花 15g	川贝母 6g	金荞麦 30g
丹参 10g	泽泻 10g	生甘草 6g	

5 剂，每剂加 200ml 温开水冲匀后分两次内服，每日三次（q8h 给药）。

入院后第 6 天（2018-11-07），患者身热已退，体温正常，咳喘明显减轻，大便仍呈糊状，每日 3-4 次，舌红有紫气，苔薄白，脉滑。继予上方去青蒿 15g，黄连减为 6g。5 剂，每日一剂，冲服两次。

入院第 11 天（2018-11-12），患者症状逐渐改善，胸部 CT 复查两肺炎症较前进一步好转，故转入肺病科继续治疗。转入时患者咳嗽，咳白黏稠痰，活动后气喘，恶心欲吐，咳嗽时加重，解稀便 5-6 次，甚至达十次之多。查体：T36.9℃　P70 次 / 分　R24 次 / 分　BP130/70mmHg　神清，精神萎，口唇无紫绀，舌淡红少苔，脉滑。右颈部切口已愈合，颈静脉无怒张，两肺呼吸音粗，闻及少许湿啰音，腹膨软，无压痛，肠鸣音活跃。复查 WBC6.2×10^{9}/L，Neu%　77%，RBC2.89×10^{12}/L，Hb88g/L，GLU7.7mmol/L，Na133.5mmol/L；C 反应蛋白 7.5mg/L，CK-mb 5.6ng/ml。

四诊合参，中医诊断：1. 肺炎喘嗽症（气阴亏虚，痰热郁肺）；2. 泄泻（痰湿内阻，脾失健运），属本虚标实之证。西医诊断：1. 肺部感染；2. 真菌性肠炎；3. 肺恶性肿瘤；4. 右小腿肌间静脉血栓形成；5. 高血压病 3 级　极高危；6. 2 型糖尿病；7. 高脂血症；8. 椎前间隙异物取出术后。

中药继予扶正祛邪为原则，具体治法为益气养阴、清肺化痰、化湿和中，结合药敏联合哌拉西林、他唑巴坦、厄他培南，双歧杆菌三联活菌等综合治疗。

党参 15g	炒白术 15g	制黄精 15g	陈皮 10g
龟板 10g	法半夏 10g	砂蔻仁各 6g	鸡内金 10g
六曲 15g	谷麦芽各 10g	焦山楂 15g	黄连 10g
藿香 10g	葛根 10g	茯苓 15g	炒白芍 15g
丹参 10g	蒲公英 15g	鱼腥草 15g	猫爪草 15g
桑白皮 15g	射干 10g	川贝母 6g	款冬花 10g
旋覆花 10g	生甘草 6g		

3 剂，颗粒剂，每日一剂，冲服两次

转入本科第 3 天（2018-11-14）咳嗽气喘减少，咳痰减少，便次 5-6 次，仍有恶心欲吐，可以下床行走。痰培养到铜绿假单胞菌及肺炎克雷伯杆菌（连续三次），大便培养到真菌，停用厄比培南，加大扶康，停鼻饲。

中药原方去茯苓 15g，加苦参 15g、诃子 10g。3 剂，每日一剂，冲服两次。后又续用三天。

转入我科后第 8 天（2018-11-19）患者咳嗽咳痰进一步好转，便次减少，日行三次，成形。查体：BP130/70mmHg，心率 70 次 / 分，两肺呼吸音稍粗，可闻及少许痰鸣音，腹膨软，无压痛，肠鸣音不活跃，舌淡苔白根腻，脉滑。痰培养（－）。

中药继予上方去龟板 10g、款冬花 10g，加苍术 10g，每日一剂，煎服两次（改为普通饮片）

转入本科第 12 天（2018-11-24）患者咳嗽咳痰继续减轻，微咳少痰，大便成形，2-3 次。查体：神清，精神萎，口唇无紫绀，两肺呼吸音粗，未闻及干湿性啰音，腹膨软，无压痛，肠鸣音正常。舌淡有紫气，

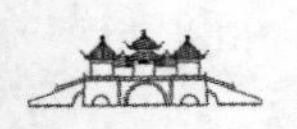

苔黄腻，脉细滑。查 WBC5.2×10^9/L，Neu% 68%，RBC3.01×10^{12}/L，Hb90g/L；C 反应蛋白 0.8mg/L。粪常规（－）

继续巩固治疗，并加用具有抗肿瘤作用的中药，停用所有抗生素。

党参 15g	炒白术 15g	制黄精 15g	怀山药 30g
陈皮 10g	法半夏 10g	砂蔻仁各 6g	鸡内金 10g
六曲 15g	焦山楂 15g	黄连 6g	苍术 10g
藿香 10g	厚朴 10g	炒白芍 15g	丹参 10g
桑白皮 15g	蒲公英 15g	猫爪草 15g	苦参 10g
七叶一枝花 15g	肿节风 30g	野葡萄根 15g	藤梨根 15g
生苡仁 15g	生甘草 6g		

5 剂，每日一剂，煎服两次

转入肺病科第 17 天（2018-11-29）痰再次培养到铜绿假单胞菌，粪培养（－），B 超检查下肢静脉血栓消失。根据药敏再次使用哌拉西林、他唑巴坦一周。中药原方加红藤 15g、败酱草 15g。7 剂，每日一剂，煎服两次。再一次痰培养、粪培养均（－），停用抗生素，继续单用中药治疗一周，患者病情稳定，微咳痰少，活动后稍喘，大便正常，于 2018.12.11 出院。出院时带上方一周继续服用。

2018-12-18 门诊复诊，患者病情稳定，一般情况良好，偶有咳嗽无痰，活动爬楼仍有气喘，大便正常。中药原方去红藤、败酱草继续服用 7 天改为扶正抗癌（即健脾补肺抗癌方）中药，带半月返回广东老家。目前每两周观察舌苔照片开方继续服用，生活状况良好。

【典型病例二】

谭某某，男，49 岁，因“反复咳嗽、咳脓痰 20 余年伴气喘五年，加重两个月。”于 2017 年 10 月 29 初诊，其间患者曾分别于 2015 年和

2017年两次住上海肺科医院，本次就诊前一周刚从上海肺科医院出院。诊断为支气管扩张合并感染（多重耐药菌），COPD急性加重期，痰培养到铜绿假单胞菌、结核杆菌及真菌，予大扶康、万古霉素、亚胺培南（即所谓的“大万能”）加口服莫西沙星治疗好转出院。出院前痰仍培养到上述三种病原菌，但都耐药，仅莫西沙星低敏，故让带“大万能”加莫西沙星10天的量及舒利迭、噻托溴铵、黄芩口服液等出院继续治疗（患者青霉素、头孢过敏）。

就诊时患者咳嗽气喘，活动后加重，咳大量黄脓痰，甚则如流水而出，间断痰中带血，纳差腹胀，夜间不能平卧入睡。查体：神清，气喘貌，口唇紫绀，两肺闻及干湿性啰音及痰鸣音，腹软无压痛，舌红苔黄腻，脉滑。中医诊断为：肺胀，证属痰热郁肺，肺脾两虚。西医诊断为：1. 支气管扩张合并感染；2. COPD急性加重期。治疗停用抗生素，继续使用舒利迭、噻托溴铵、氨茶碱，予中药汤剂加金荞麦片5片每日3次口服。中药汤剂予健脾补肺、清肺化痰、止咳平喘（即健脾补肺平喘方加减）：

党参 15g	炒白术 15g	陈皮 10g	法半夏 10g
木香 10g	砂仁 6g	黄精 15g	鸡内金 10g
六曲 15g	桑白皮 15g	炒黄芩 10g	蒲公英 30g
猫爪草 30g	地丁草 15g	金荞麦 15g	败酱草 15g
苦参 15g	射干 10g	百部 15g	炙麻黄 6g
葶苈子 10g	款冬花 10g	泽漆 10g	白茅根 15g
仙鹤草 15g	黄连 6g	山栀 10g	厚朴 10g
苍术 10g	生甘草 6g		

10剂，颗粒剂，每帖加温开水200ml冲匀后

分两次口服，每日3次，q8h给药

一周后复诊，咳嗽气喘好转，痰量减少，已无痰中带血，睡眠稍有改善，继予原方10剂，给药方法同前，巩固疗效。三诊时咳喘进一步改善，痰量进一步减少，精神转佳，纳谷势增。舌红，苔黄根腻、中有裂纹，脉滑，原方去苍术10g，加龟板10g。7剂，改为煎剂，每日一剂，每剂煎煮两次和匀后分三次服。

治疗一月后痰培养仍有铜绿假单胞菌，但未培养出结核分枝杆菌和真菌。继予中药健脾补肺益肾，化痰止咳平喘剂口服：

党参 15g	炒白术 15g	陈皮 10g	法半夏 10g
砂仁 6g	木香 10g	黄精 15g	黄芪 15g
鸡内金 10g	六曲 15g	龟板 10g	生地 10g
桑白皮 15g	炒黄芩 10g	鱼腥草 15g	蒲公英 15g
猫爪草 20g	百部 15g	射干 10g	炙枇杷叶 15g
葶苈子 15g	款冬花 10g	川贝母粉 3g	泽漆 10g
杏仁 10g	生甘草 6g		

14剂，每日一剂，每剂煎煮两次，和匀后分三次口服

此后以此方加减持续服用半年，改为每剂煎服两日（即每日服半剂）。病情稳定，并逐渐停用氨茶碱，继用舒利迭250/500u、噻托溴铵1喷qd，此后复查痰培养（－），生活质量较前提高。

今年2月，患者因为感寒后病情加重，曾收住我院，痰又培养到铜绿假单胞菌，但有敏感抗生素可用，且头孢、青霉素也无过敏反应，故予中药清肺化痰、止咳平喘、健脾补肺益肾中药，每日一剂口服，并根据药敏选择加用了头孢他啶及左氧氟沙星，住院治疗20天，好转出院。出院继续带中药巩固治疗。

个人粗浅认识和体会

上述两个典型病例在临床上并不少见。第一例为肺系病急重症，第

二例并不很急，但也很重，主要是多重耐药菌感染。通过这两个典型病例，我觉得有几个问题需要思考：

1. 关于诊断的思考

第一例我们医院ICU诊断为肺炎喘嗽症，这是根据目前病历首页编码选择的，属于《实用中医内科学》（上海科技出版社）中所列八个急症之一，其应该属喘促范畴（其他七个分别为高热、厥脱、神昏、出血、痧症、中毒）。喘促系高热内陷、久病气竭或外伤气脱所致的以气息喘促、张口抬肩、晕厥痰壅、唇肢青紫为特征，由高热内陷及外伤气脱而起者，发病急骤，病势凶险；由久病气竭而发者，证候复杂多变，较为难治。

《现代中医内科学》（中国医药科技出版社）直接采用了现代医学病名，反映了现代人的新认识、新经验，减少了西医的隔阂，有利于提高疗效。

按照中医内科学教材也可诊断为喘证，喘证的定义是以呼吸困难，甚则张口抬肩，鼻翼煽动，不能平卧为特征，严重者每至喘脱，可见于多种急慢性疾病的过程中。

本人认为，中医诊断什么不是重要的，而辨证更为重要。我们在临床上还是主张以辨证为主，结合辨病和现代药理治疗肺系病急重症，可提高临床治疗效果。

2. 关于治疗原则的思考

这里举例的临床上肺系急危重症和难治性感染为本虚标实之证，治疗当以扶正祛邪为原则。如前者高龄，合并糖尿病和肺癌；后者支扩伴感染20余年，反复感染，反复发作。本虚多为脾肺气虚或兼阴虚，病久及肾，常常表现为气阴亏虚。

所以扶正祛邪是肺系病急危重症治疗的一条重要法则，扶正与祛邪

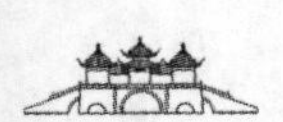

是相辅相成的。既能加强脏腑的功能活动，又能协助祛除邪气；祛邪一方面祛除了邪气，另一方面又能促使正气恢复，加快身体恢复健康的速度，所以在肺系病急重症治疗过程中应该有机地把扶正与祛邪结合起来。

在具体应用时，应该进一步区分邪正双方的消长盛衰，以决定扶正与祛邪的权重。以正虚为主，邪不盛时应以扶正为主，兼以祛邪。以邪气亢盛为主，邪正斗争剧烈时以祛邪为主，祛邪以达到复正的目的。如果邪气留恋，正气受限，应采用祛邪和扶正并重的方法，祛除邪气，扶助正气，达到邪气祛除、正气恢复的目的。正所谓“祛邪不伤正，扶正不留邪”。

多年的临床实践无数次证明，扶正祛邪的原则在解决涉及多病因、多系统的慢病和某些传染性、感染性疾病，包括一些急危重症，是可以大显身手的。

3. 急危重症多为本虚标实之证，而正虚多以脾虚为主。

临床实践经验，使我们体会到急危重症多为本虚标实之证，而正虚多以脾虚为主。脾虚是多种病症发生的根源，所以补虚应重在补脾。肺系急重症常常以本虚标实为主，以正气亏虚为根本，其中脾虚是多种病症发生的根源，“脾为后天之本”“气血生化之源”，脾和阳气的关系最为密切，脏腑百脉的滋养运行，都依赖脾胃运化水谷，提供精微的支持。如果脾胃不足，则不能化生气血，从而本脏自病，甚至也可以影响他脏发病。如果脾气不足，影响肺，肺气虚则少气懒言、神疲乏力，脾虚不能益气摄血，又会影响到心，病久又可及肾，肾病水泛而为水肿，或肾不纳气，喘促不足以息。就脾的本脏来说，则生湿、生痰、痞积、留瘀等，所以补益脾胃不仅能益气生血，祛湿化痰，而且也能治疗因脾虚而影响到其他脏腑的病证。

另一个要注意的就是补脾要注意开胃，“胃主受纳”“脾主运化”，脾之所以能运化，胃之受纳是关键，“人以胃气为本”，如果胃气衰败，则预后不良。开胃的方法最常用的是芳香开胃，即在补益药中加砂仁、蔻仁等芳香燥湿之品，一般用于舌白而腻或滑润者，但如有胃阴不足者则应当用养阴益胃之品，如石斛、麦冬、沙参等，但亦要加一两味芳香之品或消导的药物以养阴不碍胃，但临床上养阴开胃用的相对较少。

4. 肺系急重症的治疗要重视辨证施治，要重视辨证与辨病相结合，并结合现代药理可以提高疗效。

中医认为治疗疾病的基本方法是辨证施治，大量临床实践证明，辨证施治是科学的，符合辨证法的，不能忽视。我们在临床上还是应该通过望闻问切所得的临床资料进行综合、分析、归纳，然后立法处方。

当然在临床上也要注意辨证与辨病的关系，用中医的辨证和西医的辨病相结合，这是中西医结合的途径之一，有利于明确诊断，扩大思路和治疗方法，也是有效提高临床疗效的手段之一。如第一例患者辨证属本虚标实，患者有糖尿病、肺癌等基础病，起初病情加重的时候治疗以肺部感染为主，在健脾益肾扶正的基础上加清肺化痰、清热解毒、平喘止泻之品祛邪，后来舌红少苔变成黄腻苔，又有湿热内蕴的表现，故又加了苍术、厚朴等化湿和中之品，病情缓解后仍以健脾补肺、益肾扶正为主，但祛邪则用清热解毒、活血散结（抗癌）之品。

第二例患者也表现为正虚邪实，治疗以健脾补肺、清肺化痰、止咳平喘为法。痰培养到铜绿假单胞菌和真菌，结合现代药理加用有抗真菌作用的中药如苦参；另外还培养到结核杆菌，故又加用了猫爪草、蒲公英、百部等有抗结核作用的中药以提高疗效。

实践证明，相同的病在疾病的不同阶段会有不同的证，不同的疾病也可以见到相同的证，说明我们在临床上要注意重视辨证又要注意辨病，两者如能有机结合，再结合现代药理，一定可以进一步提高临床疗效。

（十三）冬病夏治

“冬病夏治”疗法是我国传统中医药疗法中的特色疗法，它是根据《素问·四气调神论》中“春夏养阳，秋冬养阴”的原则发展而来的。是指那些冬季易发病或病情易加重，到夏季病情缓解的慢性疾病（包括中医所说的虚寒性疾病），通过在夏季阳气旺盛的时期进行中医调理治疗，能够明显提高疗效，增强机体抗病能力，巩固远期疗效，预防和减少冬季发病的一种治疗方法。

1. 冬病夏治体现了中医的预防医学思想。

药王孙思邈说：“上医医未病之病，中医医将病之病，下医医已病之病”。所谓“将病之病”就是这种现在虽然未发，但却会在将来某个时候必发的疾病。那就要在未发之时，赶快去除其必发的条件——或主因，或诱因。消除主因就是要改变体质，去除诱因就是要改变环境。

在夏季治疗“冬病”，往往可以达到最好的效果。在缓解期服药治疗，也能够鼓舞正气，增强抗病能力，从而达到防病、治病的目的。

2. 冬病夏治的理论依据是什么？

根据《黄帝内经》中“春夏养阳”“未病先防”理论，运用“子午流注等时间医学”的理论，通过药物、针刺、艾灸作用于穴位或中药内服以调和五脏六腑之气，振阳祛邪，益气固表，利气豁痰，同时医生可根据病人的不同症状，辨证选穴，辨证选药，以鼓舞正气，增加抗病能力，从而达到防治疾病的目的。它不仅体现了“天人相应”的整体观，还反映出了“治未病”的预防医学理念。

“冬病夏治”的原理归结起来只有两条：一是针对寒邪；二是针对体质虚寒。自然界存在许多致病因子，古人将之概括为风、寒、暑、湿、燥、火，称为“六淫”，寒邪引发的病，多发病于冬季。

3. 冬病夏治适宜哪些人群？

呼吸系统疾病患者，如支气管哮喘、慢性支气管炎、肺气肿、反复呼吸道感染（咽炎、扁桃体炎、支气管炎、肺炎等）患者；风湿病患者，如类风湿关节炎、风湿寒性关节痛、骨关节炎患者；小儿患者，如小儿哮喘、变应性咳嗽、鼻炎患者；其他如过敏性鼻咽炎患者、慢性咽炎以及肩周炎患者、胃寒病患者、腰腿疼痛患者、中风后遗症患者等一些冬季易发病或病情容易加重的人群。

4. 冬病夏治适应症与禁忌症

冬病夏治效果最为理想的是呼吸系统疾病，其适应症主要有慢性支气管炎、支气管哮喘、肺气肿、慢性阻塞性肺疾病、过敏性鼻炎、变异性咳嗽等中医辨证属阳虚为主，或寒热错杂以寒为主的疾病；也适用于怕冷、怕风、平素易感冒或冬季反复感冒的虚寒体质的患者。

如哮喘病既是常见病也是难治病，又属心身性疾病，增加中医冬病夏治敷贴疗法，可以显著地提高临床疗效，延长缓解期，减轻医药费用，促进康复。

需要注意的是：

（1）支气管扩张、活动性肺结核咳血患者、孕妇禁用冬病夏治平喘乳膏。

（2）瘢痕体质者、皮肤过敏者要慎用冬病夏治，尤其是一些穴位贴敷疗法。

（3）各种疾病的急性发作期应慎用。

5. 冬病夏治的方法有哪些？

冬病夏治传统的治疗方法很多，常用的有中药穴位贴敷、艾灸、拔火罐、针刺、理疗、按摩、运用温养阳气的中药和食物（饮片煎服、颗粒剂冲服、膏方内服、中药泡足、食疗）等几种方法。经历代中医学家的反复实践和研究，证明于炎热夏季用中药穴位贴敷治疗冬天发作或容易发作的疾病疗效确切，特别是以穴位敷贴配合中药内服或食疗，冬病夏治的疗效较明显。

【中药穴位贴敷疗法】

（1）历史渊源

中医传统贴敷疗法历史悠久，源远流长。其临床应用有3000多年历史。远古时期，先民就已学会了用泥土、草根、树皮外敷伤口止血；早在中医经典《黄帝内经》中就有相关文字记载；长沙马王堆汉墓出土的《五十二病方》载有许多外敷方剂，用以治疗创伤等疾患；晋代的《肘后备急方》载用鸡子、白醋、猪脂、水、蜜、酒等作为外敷药与调和剂外敷；南北朝《刘涓子鬼遗方》用猪胆汁外敷治疗痈肿；唐《食疗本草》用胡桃研泥外敷治疗白发；宋《太平惠民和剂局方》以地龙粪研饼敷在小儿囟门，治疗小儿头热、鼻塞不通；明《普济方》用生附子和葱涎为泥敷涌泉穴治疗鼻渊等等，说明贴敷疗法相沿习用甚久；清代的《理瀹骈文》一书集贴敷疗法之大成，标志着本疗法的临床应用达到了相当完善的水准。

（2）贴敷时间和疗程

冬病夏治药物传统的贴敷时间一般为每年夏季农历三伏天时期（时间并不是刻板固定的，我们的实践证明只要是在夏季使用贴敷治疗，都是有效的。只是三伏天效果更为深入）；3次为一个疗程，每年贴1–2个疗程，连续3年；每次间隔7–10天左右。病史较长或病情较为顽固者可适当增加贴敷次数，贴敷时间一般不超过24小时。

冬病夏治是传统中医按照自然界变化对人体的影响，推算出气血运行在每个节气的变化，并依此制定出传统的治疗方法。根据“春夏养阳”的原则，夏季阳气旺盛，人体阳气也达到四季高峰，尤其是三伏天，肌肤腠理开泄，选取穴位敷贴，药物最容易由皮肤渗入穴位经络，能通过经络气血直达病处。

（3）三伏天说明

“伏”表示阴气受阳气所迫藏伏在地下的意思。有的年份有闰中伏，多十天。

三伏天介绍：三伏天是出现在小暑与立秋之间，是一年中气温最高且又潮湿、闷热的日子。伏即为潜伏的意思。“三伏天”的“伏”就是指“伏邪”。即所谓的“六邪”（指“风、寒、暑、湿、燥、火”）中的暑邪。所谓的“伏天”，就是指农历“三伏天”，即一年当中最热的一段时间。

“伏”就是天气太热了，宜伏不宜动。但是三伏天之所以称之为“伏”，是因为也有不少寒冷因素在内。三伏是中原地区在一年中最热的三、四十天，三伏是按农历计算的，大约处在阳历的 7 月中下旬至 8 月上旬间。

文言文讲，伏即为潜伏的意思。“三伏天”的“伏”就是指“伏邪”。即所谓的“六邪”（指“风、寒、暑、湿、燥、火”）中的暑邪。在夏日里暑邪会逐渐的深伏于体内，而不为人知。如暑邪不除，到了秋天，火邪克金，而伤肺气，导致人的免疫力下降，患感冒、咳嗽、发热等疾病。而进入冬季以后，这些病会反复发作，“……秋为痎疟，奉收者少，冬至重病。”

因此，黄帝内经明确指出要“使气得泄，若所爱在外”。不要因怕出汗而躲在空调房里。冷饮不但消不了暑气，反而会伤了脾胃。要知道茶是解暑的最佳饮品。一杯热茶喝下去虽会出一些汗，但随之而来的是一阵阵的清凉。凡事不能只看眼前，眼光放远些。

为什么要选择三伏天进行冬病夏治？

三伏天是指初伏、中伏、末伏三个庚日，庚日属金，与肺相合，为温煦阳气、驱散内伏寒邪的最好节气，用辛温祛痰、温经走窜、益气固表药物治疗，可以达到事半功倍的效果。

（4）如冬病夏治平喘乳膏穴位敷贴是我们近二十年来既继承了中国传统医学的特色，又在实际运用中得到发展和不断创新的一种有效的外治方法。此类患者常见有：咳、喘反复发作，流涕、痰液清稀而白，背部怕寒，冬季及受寒后症状明显加重，舌质淡红，苔薄白或薄黄，脉弦、紧或滑。

关节疼痛及肢体麻木如风湿性、类风湿性、外伤性之类的关节疼痛及感受风寒、湿气所致的肢体麻木，往往天气寒冷时发作，可以在夏季进行药物敷贴、艾灸、拔罐、针刺、中药内服。同时注意夜间不要在室外露宿，禁止睡水泥地，以免风寒湿气蓄积于体内。

头痛，头痛原因很多，其中有一种中医称作“头风病”，每遇风寒就头痛难忍。可以在夏季进行药物敷贴、艾灸、拔罐、针刺、中药内服。同时在夏季应忌用冷水洗头。此外，还应禁止直接对着电风扇长时间吹风。

【天灸疗法】

天灸疗法也称发泡疗法，是灸法中非火热灸法中的主要方法。天灸一词首见唐孙思邈的《千金要方》。

（1）作用机理

天灸疗法是中医传统的外治疗法，是借助药物对穴位的刺激，使局部皮肤发红充血，甚至起泡，以激发经络、调整气血而防治疾病的一种方法。通过将特殊调配的药物贴敷于特定的穴位，可使药物持续刺激穴位，通经入络，达到温经散寒，疏通经络，活血通脉，调节脏腑功能的效果，既可改善临床症状，又可提高机体免疫力。

（2）现代医学原理

现代实验室研究证实，穴位贴药后能增强机体非特异性免疫能力，血中嗜酸性粒细胞明显减少，皮质醇显著提高。穴位贴药通过刺激穴位以及药物的吸收、代谢，对肺部的有关物理、化学感受器产生影响，直接和间接地调整大脑皮层的自主神经系统功能，改善机体的反应性，改善神经内分泌功能，改善垂体—肾上腺皮质系统兴奋性使功能恢复平衡以增强机体免疫力，真正彻底改善体质。根据最新现代科学研究表明，夏季穴位贴敷能明显地提高机体免疫的各项指标，调节免疫蛋白的功能，减轻β受体的反应，改善机体的免疫状态。增强抗病能力。

（3）天灸治疗

夏季人体阳气充盛，气血流通旺盛，药物最容易吸收，而夏季三伏期间是一年中阳气最旺盛的时候，在三伏天进行贴敷治疗，最易恢复扶助人体得阳气，加强卫外功能，提高机体免疫的效果。

中医认为虚寒疾病与肺、脾、肾三脏关系密切。夏季治疗则以补肾、健脾、养肺为主要法则。

临床选用具有温通经络、温肺化痰、散寒去湿、通行气血、补养阳气、增强体质等作用的白芥子、元胡、甘遂、细辛等中药研成细末，取汁调成膏状，根据病情选取不同的穴位以治疗不同的疾病。如贴敷天突、膻中、肺俞等穴位治疗支气管炎、支气管哮喘；贴敷中脘、足三里等穴位治疗胃痛；贴敷颊车、风池等穴治疗面瘫等均获满意疗效。

6. 冬病夏治注意事项

治疗期间，更应注意夏季特点，从饮食、药物及起居方面进行综合调养。

（1）药物贴敷后，多数患者会出现麻木、温、热、痒、针刺、疼痛等感觉，也有部分患者无明显感觉，个别病人有时局部起小水泡，这些

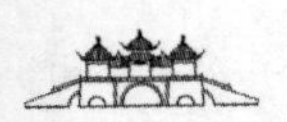

均属于药物吸收的正常反应。如果感觉特别剧烈、达到难以忍受的程度，请患者及时取下药物，用清水冲洗局部。切不要搓、抓、挠，也不要用洗浴用品及其他止痒药品，防止对局部皮肤的进一步刺激。必要时来医院随诊，不可自行处理。

（2）饮食：还有几点注意事项：一是慎用辛燥之品，以防伤阴。夏季气候炎热，易伤阴液，而辛温香燥之品容易导致燥热内盛，暗耗津精，所以应慎食肉桂、花椒、大茴香、小茴香、狗肉、羊肉和桂圆或荔枝等等。二是逢冬怕冷者不论何种原因引起，在夏季应注意少食生冷瓜果，忌大量服用寒凉之品。夏季炎热，往往易贪凉饮冷，若大量进食寒凉之品，则易致中阳受损，脾胃虚弱，甚至损及一身之阳气，轻则泄泻腹痛、恶心呕吐，重则造成阳虚宿疾。三是慎食大量肥甘滋腻之品，夏季易生暑湿，湿热之邪易侵袭人体，若服用大量肥甘之品，则易导致内外湿热之邪合击人体。

（3）起居：贴敷药物期间，应减少运动、避免出汗，尽量避免电扇、空调直吹，以利于药物吸收。最好在阴凉的地方或适当地用电扇微风吹。

注意防止药膏污损衣物；

四是忌过量运动以免汗出过多，导致气阴两虚。还要注意的是饮食，贴敷的当天最好不要吃冷饮以及冰镇的食品，其他饮食与平时一样。药饼取下后可以洗澡，但不要搓背，淋浴后用毛巾轻轻地吸干穴位上的水。如果贴敷部位出现水泡了，尽量不要揭皮，也不要包扎，可到治疗科室进行相应的治疗。穿干净、柔软、透气的全棉衣服，一般3–5天就会痊愈。

需要提醒的一点是，中医敷贴也不是万能的，它只是疾病治疗的一种手段，不能完全替代其他治疗，因此原本在服药的慢性病患者在进行中医敷贴期间也不要盲目减药、停药。另外冬病夏治是防治冬季易发疾病，在夏季症状不明显，或者根本没有症状，所以治疗后的效果要等到冬季才能显现。

7. 冬病夏治在呼吸系统疾病中的应用

我们的经验方平喘乳膏应用于冬病夏治，是近二十年来既继承了历代中国传统医学的特色，又在实际运用中得到发展和不断创新的一种有效方法。平喘乳膏由白芥子、细辛、麻黄、丁香、附子、甘遂等药物组成。具有温肺化痰，止咳平喘的作用。上方研极细末，过100目筛，加透皮附形剂而成。

肺俞和神阙穴位是慢性肺系疾患冬病夏治穴位贴敷的基本穴位，主要配伍穴位有膻中、大椎、定喘、膏肓等。临床运用中可以结合中医辨证论治选用心俞、膈俞、肾俞、脾俞。还可以加太渊、足三里、太溪。一般都取双穴。如果肺、脾、肾虚者，可以选用“虚贴方”：肺俞、心俞、肾俞、脾俞；肺虚为主者加用太渊穴，脾虚为主者加用足三里，肾虚为主者加用太溪穴。脾肾阳虚者还可以加膈俞、气海。以上选穴都取双穴。还有人提出肺肾阴虚甚至阴虚火旺的采用穴位贴敷，本人认为不太适合，因为“冬病夏治”归结起来一是针对寒邪；二是针对体质虚寒的人群。

穴位贴敷的实施时间，我们的临床实践证明，只要在夏季都可以（一般平均气温在25度以上即可）。并不局限于三伏天。

需要注意的是，支气管扩张、活动性肺结核咳血患者、孕妇禁用冬病夏治平喘乳膏；瘢痕体质者、皮肤过敏者也要慎用冬病夏治的贴敷疗法。

通过20多年的观察，发现通过平喘乳膏脐疗，在哮喘、慢性阻塞性肺疾病等慢性肺系疾病的缓解期可以起到预防和控制复发；即使是在发作期通过平喘乳膏脐疗也可以减少肾上腺素受体激动剂、氨茶碱及肾上腺皮质激素等药物的用量，减轻其毒副作用。所以穴位贴敷取穴这么多，

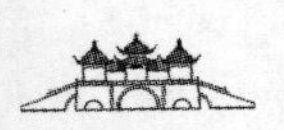

能更加显著的提高疗效。对于慢性肺系疾病冬病夏治要想取得的理想效果，应该内治和外治相结合、食疗和药疗相结合。并且要做到持续适度。

慢性肺系疾病最适合冬病夏治的有两个证型：痰浊阻肺和肺肾气虚型。

【痰浊阻肺】

（1）症状：咳嗽痰多，色白粘腻或呈泡沫，短气喘息，稍劳即著，怕风易汗，脘痞纳少，倦怠乏力，舌质偏淡，苔薄腻或浊腻，脉小滑。

（2）治法：化痰降气，健脾益肺。

（3）方药：苏子降气汤、三子养亲汤、六君子汤加减。

【肺肾气虚】

（1）症状：呼吸浅短难续，声低气怯，甚则张口抬肩，倚息不能平卧，咳嗽，痰白如沫，咯吐不利，胸闷，心慌，形寒两虚，舌淡或黯紫，脉沉细无力，或有结代。

（2）治法：补肺纳肾，降气平喘。

（3）方药：平喘固本汤，补肺汤加减。（也可以用本人的健脾补肺固本汤）

汤药有效后予膏方序贯治疗，可以用“补肺止咳膏”，也可以量身订制个体膏方。对于慢性肺系疾患，一般来讲，冬病夏治要连续进行三年，同时还要配合冬病冬治，可以进一步提高防病治病的效果。

（十四）膏方的处方原则与实践

1. 中医膏方的概念

中医膏方是中医理、法、方、药的集中体现，具有确切的疗效、明确的适用范围、应用禁忌与注意事项。膏方的中医特色明显，中医内涵丰富。

膏方，又名膏剂，是以剂型为名，属于丸、散、膏、丹、酒、露、汤、锭膏剂型之一。作为中药的一种剂型，自古就有，是将药物用水或植物油煎熬去渣而制成的剂型。其中膏剂包括外用的膏药和内服的膏方，现在通常所说的膏方是指内服的膏剂，又称“膏滋药”。

膏方具有浓度高、体积小、易保存、服用方便等优点。

2. 中医膏方的分类

历代的膏剂有外用和内服两种，外用膏剂是中医外治法中常用的药物剂型，有软膏、硬膏两种，软膏又称膏药，是将药物的细粉与适宜的基质制成具有适当稠度的半固体外用制剂。内服膏剂，多指煎膏（也就是我们现在说的膏方），是指将中药饮片加水多次煎煮，去渣取汁，经蒸发浓缩后，加阿胶等动物胶质及黄酒、炼蜜或炼糖制成的半流体状制剂。

外敷膏剂是中医外治法中常用药物剂型，除用于皮肤、疮疡等疾患以外，也在内科和妇科等病症中使用。

内服膏剂，后来又称为膏方，因其起到滋补作用，也有人称其为滋补药，广泛地使用于内、外、妇、儿、伤骨、眼耳口鼻等科疾患及大病后体虚者。

膏方一般性状好，色、香、味俱佳，口感好，性状稳定，体积小，服用方便，便于携带，具有高级营养滋补和治疗预防综合作用，成为冬

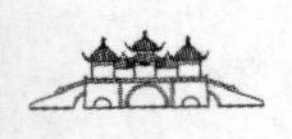

令滋补、治疗佳品。

现代膏方日益丰富多彩，吸收并发展了前人的经验，形成补虚疗疾、复方多味的膏滋药。

膏方既可以是一味单方，又可以是复方，单方是单独使用一味药物制成膏方，如用白术治疗脾气虚证，用熟地黄治疗肾阴虚证等。临诊医师根据患者的病情和体质等，将两种以上药物配伍合用，就是复方。复方可以利用药物之间的相互作用更好地发挥药物的协同作用而增进疗效、减轻和消除部分药物的峻烈之性，使膏方达到更好的治疗效果，并利于长期服用。在治疗效果上，单方药简功专，针对性强，复方药宏效广，对较复杂的疾病证候可以全面照顾，临床上应根据患者的具体病情辨证使用。

临床开具膏方，一般多在普通汤剂诊治有效之后，在辨证明确的基础上运用膏方。对于膏方的用药味数、每味药物的具体剂量以及膏方的总量没有明确规定，各医家根据自己的不同习惯可能有所差异。总的来说，膏方用量依普通方剂成比例增加，增加量通常是10−15倍左右。

3. 中医膏方的适宜人群与不适宜人群

（1）膏方的适宜人群

膏方可以应用于各类慢性病、手术后恢复期、亚健康人群以及体质偏颇需要调理的人群。

慢性疾病：各科、各个系统常见的疾病、如内科的冠心病、高血压、支气管哮喘、妇科的痛经、产后体虚等，通过膏方的应用，能控制疾病的发作，减轻相关症状，起到很好的的调制作用。

手术后恢复期患者：手术后患者体弱多虚，需要调理，恢复体力，使用膏方是一个很好的途径。

亚健康人群：亚健康是指出现疲劳、失眠、食欲不振、妇女月经不调，通过内、外、妇、儿各科及各种仪器设备的仔细检查，未曾发现明显的器质性疾病，遂归于亚健康。针对性的应用膏方调理，会起到较好疗效，可使其精力充沛，体力改善。

体质偏颇人群：目前的人体体质分为平和质、气郁质、痰湿质、特禀质、湿热质、气虚质、瘀血质、阴虚质、阳虚质。平和质一般不需要调理。其他体质均可以根据各自的病情进行膏方调治。

（2）膏方的不适宜人群

膏方有很多养生保健、防病治病作用，适宜面较广，但不是所有人都可以服用。各类疾病的发作期、孕妇、婴幼儿、肝炎、结核等传染病的活动期不适宜膏方调治。

4．中医膏方调理的基本思路（处方原则）

中医膏方必须以中医理论为指导，临床资料为依据，辨证论治层次清楚，治疗原则正确合理，中药选用有序精当，辅料投入具有针对性及合理性。膏方处方必须体现中医辨证论治和理、法、方、药的基本特色，体现中医理、法、方、药的一致性和完整性。体现中医整体观念的特点。

认真收集患者的临床信息，结合患者的舌象、脉象，四诊合参分析患者的疾病特征，找出各种病症之间的内在联系，精当地选方用药，这一过程完全是在中医理论指导下进行的。

处方原则：

（1）辨证与辨病相结合：望闻问切、四诊合参辨证，实验室等现代医学检查辨病（还要重视中医的辨病）；

（2）重视提高免疫力和促进微循环药物的作用，充分运用现代病理、生理和现代药理研究；

（3）组方与平时方剂的组方原则一样，膏方亦依君臣佐使组方，君药常以补益药为主（所谓补益药是指有强壮身体的作用而副作用极小的

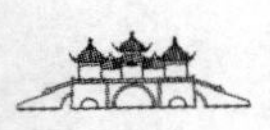

一类药物，从气血阴阳或脏腑辨证）；要注意补肾药不是万金油，要注意处方禁忌：十八反、十九畏。

（4）选药原则：① 优质中药饮片（膏方的主要组成部分，是形成疗效的前提，发挥主要治疗作用）② 胶类：补益并起赋形作用，是膏方的重要组成部分 3. 调味：赋形和矫味作用。上述选药原则，也是膏方的组成原则。上述品种适当选用，可使膏滋色泽、甜度、流动性、数量、美观等方面有一定提高。

（5）临床辨证时要注意特关注内科专科症状如呼吸、消化、内分泌、神经、心脑血管等全身症状：腹痛、过敏性鼻炎、荨麻疹、慢性疾病反复发作的情况，胃口、大小便情况、男性性功能、女性月经等等。

5. 膏方的组成（中药膏方处方的基本内容）

（1）一般组成

① 膏方的组成可分为三部分，即普通中药饮片、精细料（如人参、冬虫夏草等）、胶类糖类及其他相关食物。

② 膏方中的中药饮片应以优质材料为主，少用草药类、矿物类药，优先选用像黄精、玉竹、山药等膏滋析出量大的药物，以利于膏方的成型。

③ 处方药物的位数，一般在 30−40 味，相当于汤剂的 2 倍。

④ 处方药物总量以成年人每日药物总量计算，开具约 15 日的剂量，服用时间约 45 日。

⑤ 单味药总剂量一般掌握在 200 克左右，需要加大剂量的药物可以用到 400 克左右，磁石、牡蛎、石决明等金石贝壳类药物用量要大一点，也可用到 500 克左右。

⑥ 一些粉末类、有毛类、种子类等药物，如蒲黄、旋覆花、车前子、蚕沙等需要进行包煎、先煎、后下等药物按常规进行操作。

⑦ 人参、冬虫夏草、紫河车等精细料，不宜与其他药同煎，应该用文火另煎，浓缩取汁或碾成粉末后于收膏时调入膏中。

⑧ 精细料中生晒参、西洋参等每日用量为 3 克，一般不超过 5 克；野山参、冬虫夏草每日不超过 1 克；羚羊角粉每日不超过 0.3 克；藏红花每日不超过 0.5 克；珍珠粉每日不超过 1 克；蛤蚧粉、紫河车粉日不超过 2 克；灵芝孢子粉每日不超过 1 克。其他需用的精细料以《中华人民共和国药典》2010 版规范为准。

⑨ 痛风或血尿酸增高者，应少用阿胶、鹿角胶、龟板胶、鳖甲胶等熬膏滋药，以免病情加重；糖尿病或疑似糖尿病患者及肥胖者宜用木糖醇或元贞糖作调味药；膏滋药中胶类需用黄酒炖烊时，应尽量将酒精全部挥发，肝病患者尤应注意。

（2）按照药物的性质组成

① 按照药物的性质可分为三部分，即饮片、胶类及糖类。

饮片是起主要治疗作用的中药，需辨证施治，三因制宜。

胶类一方面供制作过程中收膏用，另一方面具有滋补作用，如阿胶养血止血，滋阴润肺；鹿角胶可温肾助阳，生精补髓，活血散结等。

糖类主要为了改善口感，另外可补中缓急

② 按照膏方中药物的作用可分为滋补药、对症药、健脾药和辅料四部分。

滋补药有益气、补血、养阴或温阳等功能，常用的有人参、黄芪、熟地、麦冬、虫草、紫河车等，同时配合使用理气化湿、清热、祛瘀等之剂，以增强滋补的效果。

对症药是针对患者当时主要病症的药物，兼顾祛病和滋补。

膏方内的滋补药多属黏腻呆滞之品，久服多影响脾胃运化，并易闭门留寇，故一般需加用陈皮、砂仁、焦山楂、炒麦芽、白术等健脾药，加强吸收，达到补而不滞的功效。

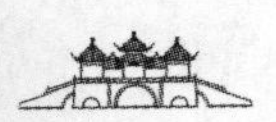

辅料主要包括调味的糖类以及收膏的胶类等。

6. 中医膏方的制备与加工

（1）审方、核价、登记

（2）配方、核对

（3）煎熬前期准备

① 煎熬前核对与标记

② 特殊中药饮片的处理：先煎、后下、包煎、烊化、研粉、单煎

③ 糖类的前处理：蜂蜜的处理、糖的处理

④ 中药饮片的浸泡

⑤ 中药饮片的煎煮

⑥ 中药药汁的浓缩

⑦ 收膏

⑧ 装膏

⑨ 凉膏

⑩ 成膏

7. 中医膏方的用法、保存方法及不良反应的处理

（1）中医膏方的用法

① 膏方服用剂量要根据病情或患者的身体情况及药物性质而定，尤其是与患者消化功能有密切关系者。一般每日 2 次，每次 20–30 克，以温开水调服，饭前为好。胃有疾病者，可以饭前 5 分钟左右服用。初次服用先以半量开始，饭后 15 分钟内服完，适应三天后，改为常规用法用量。

② 服膏方时，患者阳虚有寒者，忌食生冷饮食；属阴虚火旺者，忌燥热性食物。

③ 服膏方时不宜饮浓茶、咖啡，不宜吃辛辣刺激性食物，以免妨碍

脾胃消化功能，影响膏方的吸收。含人参的膏方忌食生萝卜；含何首乌的膏方忌猪、羊血及铁剂，且不能与牛奶同服，因其中含钙、磷、铁等，易与滋补药中有机物质发生化学反应，而生成较难溶解的化合物，致使牛奶与药物的有效成分均被破坏，甚至产生不良反应。

④ 感冒、腹泻、慢性疾病急性发作期暂停服用，待症状缓解后再续服。妇女月经期一般情况下可以使用，但月经量比较多的可暂停服用，等月经结束再继续使用。

⑤ 中医膏方的服用四季皆可，但一般认为季节以冬季最佳。

（2）中医膏方的保存方法

膏滋药应储存在瓷罐（锅、钵）中，亦可用搪瓷烧锅存放，但不宜用铝锅、铁锅作为容器。盛膏滋药的容器一定要洗净、干燥、消毒，不能留有水分。

膏滋药的容器要密封，如果盖子不密封，可以用密封条封好，或用两层塑料袋包好扎紧。

由于膏滋药服用时间较长，故应放在阴凉处。如能放置于冰箱里则更佳，可防变质。

首次服用膏方时，应先将汤勺洗净、干燥、消毒，并放一只固定的汤匙在罐里。不要每日更换汤匙取膏，避免反复将水分带进罐里，导致膏方发霉变质。

现在也有用小包装，袋装膏滋药，则放在冰箱里为宜，每次服用时提前取出 1 袋，可适当加热烊化后服用。

（3）中医膏方不良反应的处理

① 个别人服用膏方后可能会产生腹胀、纳呆、腹泻、口腔溃疡、口鼻少量出血、便秘、失眠、多梦、兴奋、多汗等，是由于用药不当引起。出现上述情况可与处方医师联系，获取指导。或由处方医师开具相关小复方与膏方同时服用。

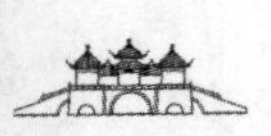

② 服某种膏方后，若出现皮肤瘙痒、荨麻疹、红斑、红疹，多由过敏所致，应停服膏方。

8. 中医膏方的实践——常见疾病的中药调治

传统膏方（膏滋药）药味不重，多以阿胶、龟板胶、鹿角胶等胶类收膏，黏腻难化，故补虚之品应与理气运脾健胃之药同用，使补中寓治，治中寓补，补治结合，消补并用，通补兼施。

【冠心病】

冠心病，全称为冠状动脉粥样硬化性心脏病，是因冠状动脉粥样硬化所致心肌缺血、缺氧而引起的心脏疾病。中医学虽无冠心病这一病名，但有关其临床症状、病因病机在历代文献中早有记载。冠心病中医多诊断为“胸痹”，病名最早见于汉代张仲景的《金匮要略》。

多数学者认为冠心病的发生多与寒邪内侵、饮食不当、情志失调、年老体虚等因素有关，病位主要涉及心肝脾肾，其主要病理机制为胸阳痹阻，本虚标实，虚实夹杂，本虚乃为气血阴阳亏虚，标实乃为气滞、寒凝、痰浊、血瘀。

中医膏方治疗冠心病适用于心肌缺血、阵发性心绞痛、心律失常、慢性心功能不全等。“形不足者，温之以气，精不足者，补之以味”，注重气血阴阳的调补，更要顾及瘀血、痰湿等标实之邪的祛除，适当加以祛邪之品，或活血化瘀，或祛痰化浊，或理气解郁，才能固本振元，气血流畅阴阳平衡。冠心病患者多伴有高血脂、高血糖、高血黏等症，若峻补、蛮补，可壅滞气血，留邪内闭，反遭其害。

（1）主方：瓜蒌薤白半夏汤合血府逐瘀汤加减

瓜蒌薤白半夏汤出自《金匮要略》，由瓜蒌薤白白酒汤加半夏而成，通阳散结，行气祛痰。

血府逐瘀汤出自《医林改错》，组成为：当归、生地、桃仁、红花、枳壳、赤芍、柴胡、桂枝、川芎、牛膝、甘草。

（2）膏方调治基本用药

瓜蒌皮、薤白、半夏、当归、生地、桃仁、红花、赤芍、枳壳、川芎、柴胡、牛膝、甘草、川楝子、延胡索、郁金、香附、檀香（减半量）、泽兰、党参、白术、茯苓、木香、砂仁、菖蒲、山药、鸡内金、六曲、焦山楂、谷麦芽、鳖甲胶、鹿角胶。

（3）加减

① 合并高血压者加天麻、钩藤、石决明、桑寄生、珍珠母、白蒺藜、甘枸杞、菊花、青葙子等有降压之功的药物；

② 兼有糖尿病者可辨证选用黄连、蚕茧壳、凤尾草、玉竹、天花粉等有降糖作用的药物；

③ 合并高脂血症者可辨证选用决明子、荷叶、泽泻、苦丁茶等有降血脂作用的药物；

④ 兼有心悸者加珍珠母、龙骨或者龙齿、牡蛎、柏子仁、黄连；

⑤ 形寒，手足不温者加干姜、肉桂、附子；

⑥ 刺痛隐隐发作者加炒赤芍、五灵脂、三七、降香；

⑦ 合并高脂血症时，应适当减少胶类药物的用量，可酌情增加黄精、玉竹、山茱萸、怀山药等药物剂量以便于收膏。

【高血压病】

高血压病属“眩晕”的范畴，其病理变化不外虚实两个方面。虚者为髓海不足、清窍失养；实者为风、火、痰、瘀扰乱清空。肝阳上亢是其主要发病机制，与情志失调、饮食不节、禀赋不足、年老肾亏密切相关。本病的病位在于头窍，其病变脏腑与肝、脾、肾三脏相关。

应用中医膏方治疗原发性高血压，可辅助控制血压，主要在于改善患者的临床症状，提高患者生活质量。一般适用于轻、中度高血压病，主要以平肝潜阳、滋补肝肾为主，辅以活血、祛浊、化湿等法。

对于高血压病合并心、脑、肾等并发症者，如左心室肥厚、心律失常、一过性脑缺血发作、脑梗死等，应坚持辨病与辨证相结合的原则，病情变化时，要及时就诊。

（1）主方：天麻钩藤饮合半夏白术天麻汤

天麻钩藤饮出自《杂病证治新义》，组成有天麻、钩藤、石决明、山栀、黄芩、川牛膝、杜仲、桑寄生、夜交藤、茯神，功能平肝熄风，清热活血，补益肝肾。

半夏白术天麻汤出自《医学心悟》，为二陈汤加白术、天麻，有化痰熄风，健脾祛湿的作用。

（2）膏方调治基本用药

天麻、钩藤、石决明、山栀、黄芩、桑寄生、夜交藤、杜仲、牛膝、陈皮、半夏、苦丁茶、茯神、炒白芍、龟板胶、枸杞子、决明子、菊花、制黄精、生地、熟地、党参、白术、泽泻、鸡内金、当归、六曲、砂仁、焦山楂、怀山药。

（3）加减

① 眩晕头痛者加珍珠母、龙齿、牡蛎以加强平肝息风潜阳的作用；

② 肝火盛，口苦目赤，心烦易怒者加龙胆草、夏枯草以加强清肝泻火之功；

③ 潮热盗汗者加地骨皮、青蒿、浮小麦、糯稻根、银柴胡、白薇以清虚热、止盗汗；

④ 兼心悸者加珍珠母、龙齿、柏子仁、黄连；

⑤ 兼失眠者加酸枣仁、柏子仁、合欢皮、秫米等；

⑥ 合并糖尿病、高脂血症应适当减少胶类药物的用量，可酌情增加黄连、黄精、玉竹、山茱萸、怀山药等药物剂量，以便于收膏。

【不寐（失眠）】

不寐即失眠，又称为睡眠障碍，临床表现以入睡困难、易醒、醒后不易入睡，醒后疲劳，白天困倦为主。又称“不得眠”“不得卧”“目不瞑”，临症轻者入睡困难，时睡时醒，醒后不能再睡，或睡而不憨；重者可彻夜不睡。其病理病机主要有虚实两个方面。形成不寐的原因很多，思虑劳倦、内伤心脾、阴阳不交、心肾不交、阴虚火旺、肝阳扰动、心胆气虚等原因，均可影响心神而导致不寐，但不管什么原因，临症以虚证为多，尤其是以心脾两虚多见。

合理服用膏方对失眠患者而言，可改善睡眠状态，提高生活质量。一方统领，随证加减，辨证和辨病相结合，辨病和对症相结合。不寐多参郁，膏方要加用疏肝解郁之品。

（1）主方：归脾汤合酸枣仁汤加减

归脾汤出自《济生方》，由白术、茯神、龙眼肉、酸枣仁、党参、木香、炙甘草、当归、远志组成，功可健脾养心，益气补血。

酸枣仁汤出自《金匮要略》，由酸枣仁、茯苓、川芎、知母、甘草组成，可养心安神，清热除烦。

（2）膏方调治基本用药

太子参、党参、黄芪、当归、白芍、鸡血藤、益母草、茯苓、白术、山药、薏苡仁、白扁豆、佛手、陈皮、夜交藤、酸枣仁、柏子仁、龙齿、珍珠母、黄连、秫米、阿胶、生晒参或西洋参、香附、佛手、小麦。

（3）加减

① 失眠重者加五味子、合欢皮、灵芝以加强养心安神之功，加琥珀粉、牡蛎、磁石以加强重镇安神作用；

② 血虚甚者加熟地、桑葚子；

③ 眩晕耳鸣者加龟板胶或鳖甲胶、磁石；

④ 肝火上炎，胸闷善太息者加龙胆草、郁金、香附、夏枯草、竹茹；

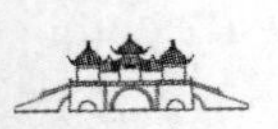

⑤ 胸闷嗳气，脘腹不适者加陈皮、半夏、佛手、莱菔子；

⑥ 心烦不寐，心惊不安者加山栀、黄连、莲子心、丹皮、赤芍、淡竹叶，重用珍珠母、龙齿；

⑦ 阴虚火旺，虚火上扰者加麦门冬、南沙参、北沙参、何首乌、龟板胶、鳖甲胶。

如伴有较为严重的抑郁或焦虑症状，服用膏方期间，原有的抗抑郁或抗焦虑药物必须按疗程继续服用，不可随意停用。注意调畅情志，适当地体育锻炼。

【慢性肺系疾患】

慢性肺系疾病为临床上常见病、多发病，包括现代医学所讲的慢性支气管炎、肺气肿、支气管哮喘、支气管扩张、肺间质纤维化等疾病，目前肺癌也可以包括在内，具有病程较长、反复发作、缠绵难愈的特点，临床主要表现为反复咳嗽、咳痰、气喘或气短不足以息、纳少、乏力等症，且常因感受外邪或劳累或寒暖失调、起居不慎等继发感染而发作或加重。且这些疾病多可相互关联、演变加重、不断发展。因此，采取措施积极预防就显得非常重要。

慢性肺系疾病多属于中医咳嗽、喘证、哮证、肺胀等范畴，肺脾气虚是慢性肺系疾患的主要病因。中医在健脾养肺、补肺护肺、益肾强肺等调养防治方面积累了丰富的经验，健脾益气补肺应贯穿治疗的始终。本人在临床上采用香砂六君子汤加减方，用于慢性肺系疾病缓解期的治疗，取得了较好的疗效，并形成了系列方剂。

本人通过学习和临床实践，并在实践中不断思考和研究，研制发明了补肺止咳膏，它已经在临床应用十余年，用于慢性肺系疾病缓解期患者的序贯治疗，取得了良好的疗效。目前，已作为我们肺病科的成品膏方一直应用于临床。没有发生过不良反应。

补肺止咳膏制备的原料组份重量百分比为：潞党参 8%–9%，炒白术 4%–5%，云茯苓 4%–5% 炙甘草 2%–3%，炙黄芪 5%–6%，怀山药 5%–6%，西当归 3%–4%，干地黄 4%–5%，炒白芍 4%–5%，南沙参 6%–7%，北沙参 6%–7%，天冬 4%–5%，麦冬 4%–5%，陈皮 4%–5%，光杏仁 4%–5%，川百部 4%–5%，炙枇杷叶 4%–5%，法半夏 4%–5%，大贝母 4%–5%，五味子（杵）4%–5%。每一料总量 6000 克左右。本发明服用方便、无副作用、疗效显著。

所述的补肺止咳膏制备方法：

将上方冷水浸泡，然后入锅煎煮两次，浓缩药汁，加蜜 1000g 或冰糖 500g（糖尿病患者可加入木糖醇）收膏。

功能：健脾补肺，化痰止咳。

在临床上根据患者的需求也可为慢性肺系疾病缓解期患者量身定制个体膏方。

【泄泻】

泄泻，是指排便次数增多，粪便稀薄，甚至泻出如水样便。大便稀而势缓者为泄，大便清稀，如水而直下者为泻。一年四季均可发生，但以夏秋两季为多见。这里膏方的治疗也包含腹泻型肠易激综合征，中医辨证也属泄泻范畴。

泄泻的主要病变在脾胃和大小肠，其致病因素有感受外邪、饮食所伤、七情不和及脏腑虚弱等。但主要的关键在于脾胃功能的障碍。主要病机特点是脾虚湿盛，病理性质为本虚标实。慢性泄泻更是正气内虚为主，治疗以健脾温中治本，清肠化湿治标。

（1）主方：参苓白术散合芍药甘草汤

参苓白术散出自《太平惠民和剂局方》，由人参、白术、茯苓、甘草、怀山药、白扁豆、莲子肉、薏苡仁、砂仁、桔梗组成，可健脾益气

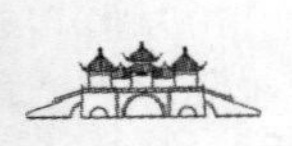

和胃。

芍药甘草汤出自《伤寒论》，由白芍、炙甘草组成，可调和肝脾，缓急止痛。

（2）膏方调理基本用药

党参、白术、茯苓、山药、炙甘草、白扁豆、莲子肉、薏苡仁、砂仁、蔻仁、桔梗、白芍、黄芪、猪苓、泽泻、煨葛根、石榴皮、赤石脂、木香、陈皮、焦山楂、六曲、鸡内金、炒谷芽、炒麦芽、芡实、生晒参、西洋参、龙眼肉、鹿角胶、饴糖、冰糖。

（3）加减

① 脾阳虚弱，阴寒内盛，症见腹中冷痛者，可加附子、吴茱萸、肉桂；

② 少腹脐旁疼痛者，可加小茴香、台乌药等温散止痛，亦可加补骨脂、淫羊藿、益智仁、赤石脂；

③ 久泄脱肛者加升麻、诃子、煨肉果、益智仁；

④ 夜寐不安，心烦焦虑者加酸枣仁、大枣、茯神、五味子、煅龙骨、煅牡蛎；

⑤ 久泄伤阴者可加熟地、龟板。

注意饮食调摄，避受寒凉。

【慢性颈肩腰腿痛】

慢性颈肩腰腿痛主要包括脊柱、骨与关节退行性疾病及其继发性损伤，多属于中医痹证范畴，还可能包括“骨萎”“骨枯”“骨极”“骨痹”“颈肩痛”或“腰背痛”，属“筋骨病”。主要表现为人体局部关节疼痛、肿胀、麻木、活动受限、畏冷、乏力，甚者有炎性病变、骨质增生、关节变形等症状和体征。这些疾病已严重影响病人的健康及生活质量。

慢性颈肩腰腿痛，是由于风寒湿热等外邪侵袭人体，经络闭阻，气血运行不畅所致，以肌肉、筋骨、关节发生酸痛、麻木、重着、屈伸不利，甚或关节肿大灼热等为主要临床表现的病症。在临床上以寒闭多见，常常又是痿痹并存、先痹后痿或先萎后痹，所以治疗时要以整体观念出发辨证论治。

总的病理机制是肝脾肾亏虚为发病之本，风寒湿外邪侵袭，痰阻经络是发病的重要因素，气血失和，瘀阻经脉贯穿痹证始终。

慢性颈肩腰腿痛，症状较多，在运用膏方时，应首先明确主病、主证，确定主方，并兼顾其他的病证进行加减，做到证病结合，主兼相参，气血为纲，标本兼顾：慢性颈肩腰腿痛。多因气血亏虚，外邪乘虚而入，所以防治关键是扶正祛邪为大法，调和气血以固本，祛风除湿、化痰通络以治标。治疗时还要注意调理患者的精神、情志、睡眠。

（1）主方：圣愈汤加身痛逐瘀汤加减或用独活寄生汤加减

圣愈汤（李东垣《兰室秘藏》）黄芪、人参、当归、川芎、生地、熟地。

朱丹溪（《脉固证治》）熟地易为白芍“此六味皆淳厚和平而滋润，服之则气血疏通，内外调和”吴谦（《医宗金鉴》）加柴胡。身痛逐瘀汤（《医林改错》）：秦艽、川芎、桃仁、红花、甘草、羌活、没药、五灵脂、香附、牛膝、地龙、当归，功效活血行气、祛湿通络、痛痹治痛，主治气血痹阻经络所致的肩痛、腰痛、腿痛，或周身疼痛经久不愈者。独活寄生汤（孙思邈《备急千金要方》）：独活、桑寄生、杜仲、牛膝、细辛、秦艽、茯苓、桂心、防风、川芎、人参、甘草、当归、芍药、干地黄，具有祛风湿，止痹痛，益肝肾，补气血之功效；主治痹证日久，肝肾两虚，气血不足证。临床常见有腰膝疼痛、痿软，肢节屈伸不利，或麻木不仁，畏寒喜温，心悸气短，舌淡苔白，脉细弱等症状。临床常用于治疗慢性关节炎、类风湿性关节炎、风湿性坐骨神经痛、腰肌劳损、骨质增生症、小儿麻痹等属风寒湿痹日久，正气不足者。

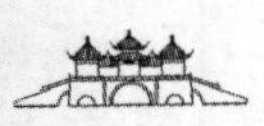

（2）膏方调理基本用药

炙黄芪、党参、当归、白芍、川芎、熟地、柴胡、桃仁、红花、乳香、五灵脂、羌活、秦艽、独活、香附、牛膝、地龙、炙甘草、桑寄生、杜仲，补气血、益肝肾、祛风湿、止痹痛。用于慢性颈肩腰腿痛，气血亏虚，肝肾不足，风湿痹阻，主症表现为肌肉、筋骨、关节等酸痛、麻木、重着、屈伸不利等，可广泛应用于慢性筋骨病酸痛不适，迁延不愈者，诸如腰椎间盘突出症、颈肩腰椎痛、膝骨关节炎缓解期、腰肌劳损、骨质疏松等。

（3）加减

① 慢性颈肩腰腿痛出现心烦意乱、失眠多梦者加酸枣仁、夜交藤、远志、龙齿；

② 疼痛甚者加没药、五灵脂、蒲黄、延胡索、地龙、川乌、草乌、川芎、乌药、莪术；

③ 兼有头晕头痛目眩者加天麻、钩藤、石决明、密蒙花、白蒺藜、磁石；

④ 兼有酸痛麻木迁延难愈者加鸡血藤、青风藤、络石藤（三藤汤）；

⑤ 脊椎型颈椎病腰膝酸软、四肢不举、弛缓，甚则肌肉萎缩者加巴戟天、肉苁蓉、山萸肉、石菖蒲；

⑥ 脊椎型颈椎病表现为肢体拘紧，胸肋裹束者加穿山甲、桃仁、红花；

⑦ 关节乏力重者可加二仙汤：仙茅、淫羊藿、巴戟天、黄柏、当归，温补填精；

⑧ 局部肿胀甚者加五苓散利水通络消肿。

风湿类疾病后期也可以参考慢性颈肩腰腿痛进行膏方调理。

【围绝经期综合征】

围绝经期综合征又称更年期综合征，指妇女绝经前后出现性激素波动或减少所致的一系列以自主神经系统功能紊乱为主，伴有神经心理症状的一组证候群。临床主要表现为月经紊乱、潮热阵汗、头痛头晕、心悸不寐、烦躁易怒、耳鸣健忘、手指麻木、关节酸痛、皮肤有蚁走感、面浮肢肿、口舌干燥、小便频急、甚至情志异常等，称为更年期综合征或围绝经期综合征。

中医古籍中无此病名记载，但有类似症状的描述，散见于“年老血崩”“老年经断复行”“脏燥”“百合病”等病症中。近代中医称之为“绝经期前后诸症”或“经断前后诸症”。是妇科常见病之一，但常常在内科就医。

本病肾虚为本，影响到心、肝、脾诸脏，从而发生一系列的病理变化，出现诸多证候。因妇女一生经、带、胎、产，多伤于血，易处于“阴常不足，阳常有余”的状态，所以临床以肾阴虚居多，亦可由肾阴损及肾阳或肾阳损及肾阴，从而出现阴阳俱虚之证。故本病的病机以肾阴阳失调为本，痰湿、血瘀、火郁等为其标。

目前临床上围绝经期综合征（更年期综合征），治疗以补肾为主，重在调补肾阴肾阳，肾阴虚者滋阴益肾，肾阳虚者温肾扶阳，肾阴阳俱虚者阴阳双补，使其在新的基础上达到相对的平衡。兼顾肝脾，缓急扶正，挟痰挟瘀的情况予以对证调治。

围绝经期综合征（更年期综合征）开具膏方时，应注意细料的选择，合并高血压、高血脂、高血糖者应注意做适当调整，慎用或忌用红糖、冰糖、蜂蜜收膏，可用木糖醇、元贞糖等代替。

（1）主方：杞菊地黄汤合甘麦大枣汤加减

杞菊地黄汤（董西园《医级宝鉴》）：枸杞子、菊花、熟地、山茱萸、粉丹皮、山药、茯苓、泽泻，滋肾益肝。

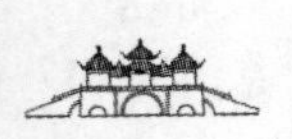

甘麦大枣汤（《金匮要略》）：甘草、小麦、大枣，养心安神，和中缓急。

（2）膏方调理基本用药

枸杞子、菊花、熟地、山萸肉、粉丹皮、山药、茯苓（亦可用茯神）、泽泻、甘草、小麦、大枣、女贞子、旱莲草、何首乌、天门冬、桑葚子、白芍、党参、白术、夜交藤、酸枣仁、远志、五味子、黄连、阿胶、山栀、灵芝、陈皮、半夏。

加减：

① 头晕头痛明显者加天麻、钩藤、川芎、石决明；

② 失眠心悸者加龙齿、珍珠母、秫米、磁石、合欢皮、五味子、柏子仁；

③ 烘热盗汗者加龟板、鳖甲、浮小麦、地骨皮、青蒿、糯稻根、桃奴；

④ 腰膝酸软，五心烦热，小便短赤者加知母、黄柏、山栀、莲子心、淡竹叶；

⑤ 经行不畅，经色紫暗夹有血块者，加益母草、泽兰、桃仁、赤芍、丹参、五味子以清热活血；

⑥ 兼有腰背酸冷者，加补骨脂、菟丝子、淫羊藿、杜仲、车前子、附子、肉桂；

⑦ 口苦口干，郁火较甚者，加龙胆草、黄连、山栀、生地。

使用膏方时要注意，痰湿盛而舌苔厚腻者，应先给予化痰祛湿开路方；感冒、泄泻时暂停服用。服用膏方期间，若有月经过多甚至崩漏等情况发生，应停服并询问医生。

【小儿体质虚弱】

小儿体质虚弱是小儿常见的基础疾病，与中医“虚劳”的范畴较为相似。患儿多反复呼吸道感染、哮喘，罹患感冒不易痊愈，面色不荣、容易疲倦、冬天怕冷、夏天没精神，易腹泻、食量小、身材矮小、营养不良、夜间尿床，伴贫血貌、神经质、易过敏等。

多种原因均可导致小儿体质虚弱。《理虚元鉴》“虚证有六因”云“有先天之因，有后天之因，有痘疹及病后之因，有外感之因，有境遇之因，有医药之因。”多种病因作用于人体，引起脏腑气血阴阳的亏虚，日久不愈而成为体质虚弱，往往首先导致某一脏气血阴阳的亏损，一脏受病，累及他脏，继而损伤五脏，尤以脾肾重损常见。

小儿膏方拟定，尤应注意生理特点及病理特点。小儿“形气未充，脏腑未坚，腠理疏松，表卫不固”“小儿肺脾肾三脏不足”，任何内外环境的刺激或生活起居的改变均可导致小儿患病。小儿体质虚弱的治疗要针对小儿禀赋不足、脏腑娇嫩、稚阳未充、稚阴未长等诸种薄弱环节。其中脾胃不足、健运失职是其主要病理环节。临床常用四君子汤、参苓白术散、玉屏风散等作为小儿体质虚弱病的膏方基本方，这些方剂药性平和，配伍精当，既可食用，又可药用，且重在调理脾胃。用药温而不燥，凉而不偏，补而不滞，滋而不腻。避免使用攻伐、耗散、毒烈之品，以减少不良反应，毒副作用。

虚劳证候虽多，但总不离乎五脏，而五脏之伤又不外乎阴阳气血，应以阴阳气血损伤为纲，五脏虚损为目。膏方治疗五脏损伤，尤以补益脾肾为主。脾为后天之本，是气血生化之源，肾为先天之本，寓元阴元阳，是生命的本元，所以补益脾肾具有重要意义。

（1）气虚证

① 临床表现：面色萎黄，气短懒言，语声低微，体倦乏力，动则汗出，易感冒，腹胀，纳差，便溏，舌质淡胖，苔薄白，脉虚大无力。

② 治法：益气健脾

③ 方药：补中益气汤、玉屏风散加减

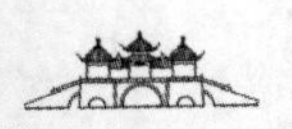

补中益气汤（李东垣《脾胃论》）：黄芪、炙甘草、人参、当归、升麻、柴胡、白术，益气升阳，调补脾胃。

玉屏风散（李东垣《脾胃论》）：白术、黄芪、防风，益气固表止汗。

④ 膏方调治基本用药

补益肺气：太子参、黄芪、白术、五味子、熟地黄、紫菀、桑白皮等；

补益脾气：党参、茯苓、白术、甘草、莲子肉、山药、薏苡仁、白扁豆等；

补益心气：人参、白术、茯苓、炙甘草、熟地黄、当归、酸枣仁、远志等；

补益肾气：熟地黄、山药、芡实、菟丝子、杜仲、续断、附子等；

精细料及其他：生晒参、灵芝、大枣、蜂蜜、冰糖等；

随症加减：易感冒，鼻塞流涕，反复湿疹者，加用黄芪、白术、苍术、防风、辛夷、蝉蜕、白鲜皮等；气虚自汗者，加用黄芪、桂枝、白术、牡蛎、龙骨、糯稻根、浮小麦等。

（2）血虚证

① 临床表现：面色唇甲淡白，头晕视糊，心悸心慌，形体消瘦，指甲不华，舌质淡，脉细弱。或心悸，怔忡，健忘，夜寐梦呓易惊，面色萎黄，舌质淡，脉细或结代。

② 治法：养血益气

③ 方药：归脾汤加减

归脾汤（《济生方》）：白术、茯苓、黄芪、龙眼肉、酸枣仁、人参、木香、炙甘草、当归、远志（后两味是《校注妇人良方》补入的），益气补血，健脾养心。

④ 膏方调治基本用药

养血安神：当归、茯苓、茯神、川芎、半夏、柏子仁、酸枣仁、远志、五味子、肉桂等；

养血补虚：熟地黄、黄精、芍药、当归、川芎等；

精细料及其他：生晒参、龙眼肉、大枣、蜂蜜、冰糖等；

随症加减：头晕明显者，加黄芪、升麻等；心悸明显者，加琥珀粉、煅龙骨、煅牡蛎等；血虚者，配伍四物汤，或加何首乌、桑葚子、黑芝麻等；

（3）阴虚证

① 临床表现：两颧潮红，唇红口干，午后低热，手足烦热，夜寐不宁，盗汗，舌质苔少，脉细数。或干咳，咽燥，潮热，盗汗，舌红少津，脉细数。

② 治法：滋阴清热

③ 方药：左归丸加减

左归丸（张景岳《景岳全书》）：熟地、山药、枸杞、山萸肉、鹿角片、龟板，滋补肝肾，为六味地黄丸去泽泻、丹皮、茯苓（三泻）加入菟丝子、枸杞等滋补肝肾药所组成，为纯甘壮水之剂，有补无泻。

④ 膏方调治基本用药

滋阴潜阳：熟地黄、枸杞子、山药、女贞子、旱莲草、龟甲胶、山茱萸、菟丝子、石斛、鹿角胶等。其中二至丸（女贞子、旱莲草二药）补而不滞，滋而不腻，可谓小儿调补阴阳之佳品；

滋阴止咳：沙参、麦门冬、桑叶、黄芩、甘草等；

精细料及其他：西洋参、灵芝、蜂蜜、冰糖等；

随症加减：阴虚盗汗者，加玄参、黄精、百合、麦门冬、五味子、黄连、黄芩、糯稻根等；阴虚干咳者，加百合、麦门冬、五味子、款冬花、紫菀、川贝母、北沙参、百部等。

（4）阳虚证

① 临床表现：面色苍白，畏寒肢冷，自汗便溏，喜卧懒动，口淡吐

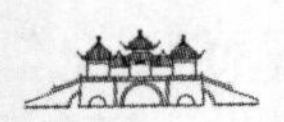

清涎，五迟五软，舌质淡胖嫩，苔白润，脉沉细。

② 治法：温补阳气

③ 方药：右归丸加减

右归丸（张景岳《景岳全书》）：熟地、山药、山萸肉、枸杞子、杜仲、菟丝子、肉桂、当归（便溏者不用）、鹿角胶，温补肾阳，填充精血，本方与肾气丸都有温补肾阳的作用，但肾气丸兼能化气行水，即所谓“益火之源，以消阴翳”，右归丸纯补无泻。

④ 膏方调治基本用药

滋补肝肾：山茱萸、菟丝子、熟地黄、山药、枸杞子、当归、益智仁、黄芪；

温补肾阳：熟附子、肉桂、杜仲、巴戟天、紫河车、补骨脂、鹿茸等；

精细料及其他：红参、核桃仁、蜂蜜、冰糖等；

随症加减：阳虚饮停，症见水肿者，加桂枝、茯苓、白术、干姜、细辛、半夏、防已等。中药膏方中的辅料多为食品，如莲子肉、红枣、山药、核桃肉、梨、阿胶、薏苡仁、蜂蜜、冰糖等，适当选用，香甜可口，对人体有益，小儿也喜服，可达到药补、食补相结合。

注意事项：

（1）首先要配合食疗，在此基础上有针对性地服用膏方有利于改善体质，增强抗过敏能力，改善肺气虚的状况，预防感冒哮喘发作。

（2）服药时忌口：服用膏方时要忌生冷、油腻、辛辣、不易消化及有较强刺激的食物，也就是要忌中医所讲的发物，以免妨碍脾胃消化功能，影响膏剂的吸收。膏方服用期间不能与牛奶同服，因其所含的钙磷铁等物质与滋补药中的有机物质易发生化学反应，生成难以溶解的化合物。

（3）序贯治疗效果佳：膏方一般在冬至开始服用，一年服用 2–3 个月，通常连续服用膏方 3 年以上效果更佳。

（4）用药禁忌：儿童膏方的特点有异于成人，以稚阴稚阳之体，不能滥补，慎用温肾壮阳药，避免性早熟发生。主张调补，用药以平为贵，通常选用党参、太子参、白术等，少用滋腻碍胃之品；在补益药中，适当加入陈皮、木香、佛手等理气调中，消导灵动的药物，做到补中有消、消中有补。

以上给大家简单的介绍了中医膏方的处方原则和中医膏方的实践——常见疾病的膏方调治。包括冠心病、高血压病、不寐（失眠）、慢性肺系疾病、泄泻、慢性颈肩腰腿痛（慢性筋骨病）、围绝经期综合征（更年期综合征）、小儿体质虚弱等常见疾病，希望对大家今后开据和使用膏方有所帮助。

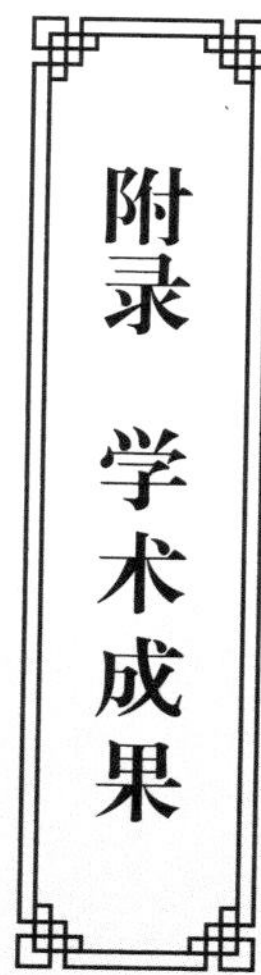

附录　学术成果

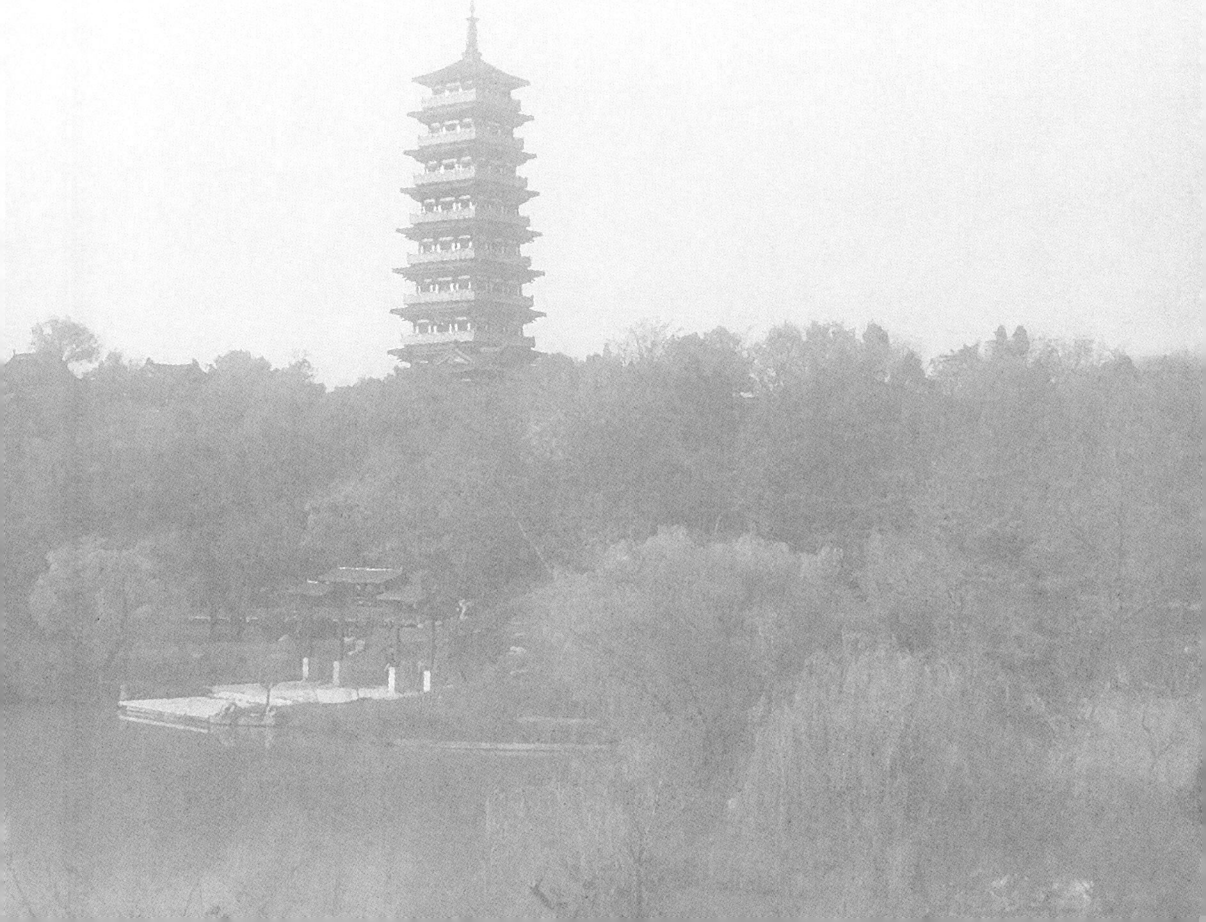

（一）发表的论文论著

1. 温病“逆传心包”刍议

四川中医 1998 年第 16 卷第 3 期 12

2. 辨证施治加云南白药治疗支气管扩张咯血 55 例

中原医刊 1998 年 7 月第 25 卷第 7 期 29-30

3. 颗粒剂加生脉注射液治疗肺心病心衰 32 例临床观察

天津中医 1998 年 4 月第 15 卷第 4 期 164-165

4. 急性脑血管辨证分型及心理健康状况分析

中国中医急症 2003 年 8 月第 12 卷第 4 期 343-344

5. 颗粒剂加氧气驱动雾化吸入治疗 COPD 急性加重期 45 例

中医杂志 2004 年 11 月第 45 卷第 1 期 P848

6. 正压机械通气加中药在急性肺水肿抢救中的应用

中国中医急症 2005 年 10 月第 14 卷第 10 期 P1008

7. 麻黄碱逆转 K562/A02 细胞耐药性的研究

中国医院药学杂志 2007 年 2 月第 27 卷第二期 P156-158

8. 中药逆转白血多药耐药的研究进展

江苏中医 2007 年总第 39 卷第 10 期 P60-63

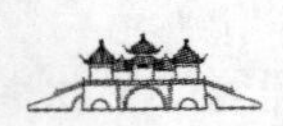

9. 16 层螺旋 CT 血管造影在肺动脉栓塞诊断中的应用

疑难病杂志 2008 年第 7 卷第 1 期 P21-23

10. 米非司酮和白血病多药耐药

江西医学院学报，2009,4: 365

11. 麻黄碱对 K562/A02 细胞 MDR1、MRP、TOPO II 和 GST 表达的影响

中药药理与临床，2009,2: 60

12.《常见肺病防治 365 问》湖南科技出版社出版发行，2007 年。入选国家《农家书屋》工程。

13. 汪中强，张育，茆俊卿，高娜，周玮，沈维干，顾健．复方当归注射液逆 K562/A02 细胞多药耐药的研究．2010 年 1 期，中国药房，205-208.

14. 沈维干，茆俊卿，张育，高娜，顾健．麻黄碱逆转 K562/A02 细胞 MDR1、MRP、Topo II 和 GST 表达的影响．中国药理与临床，1-4.

15. 梁虹，茆俊卿，张育，高娜，沈维干，顾健．马钱子碱对白血病 K562/A02 细胞多药耐药性的逆转作用．2010 年 7 期，肿瘤防治研究，739-74.

16. 张传名，茆俊卿．中西医结合治疗 COPD 急性加重期痰热郁肺型的疗效观察．2012 年 11 期，中国民康医学，24-25.

17. 茆俊卿．中药颗粒剂（止咳 1 号）治疗慢性咳嗽的临床研究．中医临床研究，2013 年 9 月第 5 卷第 17 期，6-7.

18. 茆俊卿．中西医结合治疗痰菌阳性的咳嗽变异性哮喘 30 例临床研究．江苏中医药，2014 年总 46 卷第 4 期，131-132.

19. 张蕾，张传名，陈永昶，杨青海．补肺膏联合舒利迭治疗支气管哮喘非急性发作期的疗效观察．中医临床研究，2015 年第 7 卷第 4 期，62-63.

20. 茆俊卿．补肺止咳膏在肺系疾病稳定期中的临床应用．中医临床研究，2016 年第 8 卷第 28 期，23–24.

21. 张传名，茆俊卿，陈永昶，杨青海，张蕾，陈静．平纤宁肺颗粒剂治疗肺间质纤维化的临床疗效评析．中医药信息，2017 年 3 月第 34 卷第 2 期，105–107.

22. 张传名，茆俊卿，朱琴梅，陈静．平纤宁肺颗粒剂对肺纤维化大鼠肺组织中转化生长因子 β1 和 I、III 型胶原表达的影响．世界中医药，2017 年 4 月第 12 卷第 4 期，870–874.

23. 张传名，茆俊卿，陈永昶，杨青海，张蕾，陈静，王燕．补肺止咳膏联合舒利迭治疗稳定期慢性阻塞性肺疾病临床研究．中医学报，2017 年 12 月第 32 卷总第 235 期，2323–2325.

24. 周婷婷，茆俊卿，张传名，陈永昶，张蕾，陈静．扶正抗癌方对 Lewis 肺癌荷瘤小鼠肺癌基因 Bcl–2、抑癌基因 Bax 及血管内皮生长因子、表皮生长因子受体、金属蛋白酶表达的影响．世界中医药，2019 年 1 月第 14 卷第 1 期，77–84.

25. 黄定飞，骆亮生，李竜臣，刘倩，张传名．补肺止咳膏治疗肺脾气虚型慢性阻塞性肺疾病疗效观察．中医药临床杂志，2019 年 6 月第 31 卷第 6 期，1096–1098.

26. 陈静，茆俊卿，张传名，陈永昶，杨青海，张蕾，郑鑫．扶正抗癌方维持治疗晚期非小细胞肺癌的疗效研究．中医临床研究，2019 年第 11 卷第 6 期，84–86.

27. 张蕾，张传名，陈永昶．平喘乳膏穴位贴敷治疗慢性阻塞性肺疾病稳定期的疗效观察．实用中医内科杂志．2019 年第 33 卷第 12 期，105–107.

28. 陈永昶，陈静，张蕾，张传名，茆俊卿．止咳一号方联合常规西医治疗慢性阻塞性肺疾病急性加重期的临床效果．中外医学研究，2020

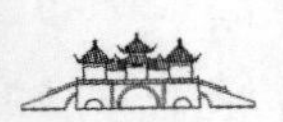

年 12 月第 18 卷第 35 期（总第 475 期），25−27.

29. 刘倩，张传名．止咳 1 号方治疗支气管扩张症痰热壅肺证临床研究．光明中医，2021 年 6 月第 36 卷第 12 期，1961−1963.

30. 金子怡，黄辉，张传名．茆俊卿运用补母法治疗缓解期慢性支气管炎临床经验．陕西中医，2021 年 12 月第 42 卷第 12 期，1766−1768.

31.《老中医教你如何养好哮喘病》湖南科技出版社出版发行，2022 年。

（二）获奖成果

1. 优秀论文论著

① 中药加量子血疗治疗脑血管病 32 例

扬州市自然科学优秀学术论文三等奖

② 颗粒剂加氧气驱动雾化吸入治疗慢性阻塞性肺病加重期 45 例

扬州市政府优秀学术论文一等奖

③《常见肺病防治 365 问》湖南科技出版社出版发行。入选国家《农家书屋》工程。获 2009 年新中国成立 60 周年全国中医药科普著作二等奖。

④ 中西医结合治疗痰菌阳性的咳嗽变异性哮喘 30 例临床研究

扬州市自然科学学术论文优秀奖

2. 科技成果奖

① 颗粒剂加生脉注射液治疗肺心病心衰 32 例临床观察

扬州市科技进步三等奖　排名第一

② 平脂合剂对糖尿病脂代谢紊乱及血液流变学的影响

扬州市科技进步三等奖　排名第三

③ 扶正消瘤液对中晚期恶性肿瘤患者治疗作用的临床研究

扬州市科技进步三等奖　排名第三

④ 急性脑血管病中医证候分类及心理健康状况分析

扬州市科技进步三等奖　排名第一

⑤ 健心合剂早期治疗无症状心力衰竭的临床研究

扬州市科技进步三等奖　排名第三

⑥ 非细胞毒浓度的四种中药多途径逆转白血病细胞多药耐药的实验研究

2013 年扬州市科学技术奖二等奖　排名第三

3. 科技进步引进奖

① 正压通气加中药在急性肺水肿抢救中的应用

2006 年获江苏省卫生厅科技进步引进二等奖　排名第一

② 正压通气加中药在急性肺水肿抢救中的应用

2007 年扬州市政府科技进步引进一等奖　排名第一

③ 补肺止咳膏在哮喘中的应用

扬州市 2015 年度医学新技术引进二等奖　排名第三

④ 扶正抗癌方在肺癌中的应用

扬州市 2016 年度医学新技术引进二等奖　排名第一

⑤ 平纤宁肺颗粒剂防治肺间质纤维化

扬州市 2017 年度医学新技术引进二等奖　排名第二